Pflege PRAXIS

Monika Hammerla Claassen | Rainer Klein

Qualitätsmerkmal Beziehung

Pflege und Betreuung von Menschen mit Demenz

Experten-standard, interne Qualität und MDK-Prüfung

Mit Beiträgen von
Prof. Dr. med. Johannes W. Kraft
Silvia Herzog
Annerose Nitsche
Annette Kirchner
Sebastian Raasch

schlütersche

Monika Hammerla Claassen ist Fachpflegekraft für Gerontopsychiatrie und Geriatrische Rehabilitation, Fachtherapeutin für Gedächtnistraining (Stengel Akademie Stuttgart), Fachkraft für Palliative Care und Fachbuchautorin.

Rainer Klein ist Diplom-Verwaltungswirt (FH) und seit vielen Jahren in der Heimaufsicht tätig.

»Ein würdevolles Leben
am Ende kann nur gelingen,
wenn Menschen aus
Pflege- und Betreuung eine
person-zentrierte Haltung
annehmen und leben.«

MONIKA HAMMERLA CLAASSEN

Bibliografische Information der Deutschen Nationalbibliothek
Die Deutsche Nationalbibliothek verzeichnet diese Publikation in der Deutschen Nationalbibliografie; detaillierte bibliografische Daten sind im Internet über http://dnb.de abrufbar.

ISBN 978-3-8426-0850-4 (Print)
ISBN 978-3-8426-9090-5 (PDF)
ISBN 978-3-8426-9091-2 (EPUB)

Titelbild: pikselstock – stock.adobe.com
Covergestaltung und Reihenlayout: Lichten, Hamburg
Satz: Sandra Knauer Satz · Layout · Service, Garbsen
Druck: Salzland Druck GmbH & Co. KG, Staßfurt

Inhalt

Danksagung

Der Plan, für das Pflege-und Betreuungspersonal und für Angehörigen von Menschen mit Demenz ein Buch zu schreiben kam mit dem Expertenstandard »Beziehungsgestaltung« für Menschen mit Demenz. Dieses Buch entstand auch auf Basis meiner jahrzehntelangen Erfahrung in Pflege und Betreuung, Beratung pflegender Angehöriger und dem Unterricht von Fachkräften für Gerontopsychiatrie und Betreuungskräften.

Bei der Vorbereitung dieses Buches ist mir von vielen Seiten Hilfe zuteil geworden. Prof. Dr.med. Johannes Kraft danke ich für den großen Beitrag »Diagnostik und Medikamente« sowie seine kompetente Beratung bei medizinischen Fragen. Rainer Klein, Diplom-Verwaltungswirt bei der Fachstelle für Pflege-und Behinderteneinrichtungen Qualitätsentwicklung und Aufsicht – FQA Bayern, danke ich für die Übernahme der rechtlichen Fragen.

Heike Schwabe, Vorsitzende der Deutschen Expertengruppe für Demenzbetreuung, gilt mein Dank für das Vorwort. Edi Sander Böhm sage ich ein herzliches Dankeschön für die vielen Stunden des Korrekturlesens.

Großen Dank sage ich Annette Kirchner, Pflegedienstleitung bei der Diakonie Weitramsdorf-Sesslach, der Pflegedienstleitung Silvia Herzig, Annerose Nitsche, ehemalige Pflegedienstleitung aus Helmbrechts, und Sebastian Raasch, Leiter der Tagespflege ASB Hamburg Langenhorn, für die guten Anregungen des Konzeptes. Karlheinz Pastoors und Dr. Anne Berniger für die Unterstützung bei den Tipps für Leitungskräfte. Dank an Sabine Gillde, die in Kunstfragen zur Seite stand. Claudia Flöer und Petra Heyde vom Lektorat Pflege der Schlüterschen Verlagsgesellschaft danke ich für die vertrauensvolle Zusammenarbeit, das großzügige Eingehen auf Wünsche bei der Bearbeitung des Manuskriptes und der Drucklegung des Buches.

Meinem Mann, Prof. Dr. Horst Claassen, ein herzliches Dank für seine Geduld und allen Hilfen bei medizinischen Fragen.

Monika Hammerla Claassen

Vorwort

Noch ein Buch, welches sich in die mittlerweile die lange Reihe der Fachbücher zum Thema »Demenz« einreiht!

Brauchen wir das wirklich? Wissen wir nicht schon genug?

Ja, so könnte man denken, aber wird unser Wissen denn auch in der Praxis umgesetzt? Sind die Strukturen vorhanden, um dann mit gelungenen Prozessen gewünschte Ergebnisse zu erreichen?

Monika Hammerla Claassen hat genau an dieser Stelle angesetzt und ein Buch aus der Praxis für die Praxis geschrieben. Ihre vielseitigen Erfahrungen verknüpfen theoretische Grundlagen, ethische Wertedefinitionen und praktische Handlungsoptionen miteinander. Und dieses alles unter dem Aspekt der Beziehungsgestaltung in der Begleitung von Menschen mit Demenz.

Beziehung ist wesentliches Element jeglicher Interaktion und beeinflusst die Lebensqualität demenzerkrankter Menschen in besonders sensibler Weise. Sie kann positiv und öffnend gestaltet werden, aber auch negativ und störend. Beziehung kann stabilisieren und schwächen. Diese Effekte sind gerade im Rahmen der teilweise sehr restriktiven Schutzmaßnahmen (bedingt durch die Corona-Pandemie) in stationären Einrichtungen erlebbar.

Beziehung betrifft alle Ebenen eines Menschen, ganzheitlich. Sie stellt die Person in den Mittelpunkt des Handelns und zwar seine Perspektive, seine Identität und seine Autonomie.

Je mehr das Krankheitsgeschehen fortschreitet, desto mehr bedarf es kompensierender Unterstützungsangebote mit dieser Grundhaltung. Dann kann diese personenzentrierte Lebensbegleitung zu mehr Lebensqualität führen.

Das Deutsche Netzwerk für Qualitätsentwicklung in der Pflege veröffentlichte 2019 den Expertenstandard »Beziehungsgestaltung in der Pflege von Menschen mit Demenz«. Er ist Grundlage vieler Qualitätsprüfungskriterien und in der nationalen Demenzstrategie als akzeptiertes Wissen (state of the art) mehrfach benannt.

Dieses Buch unterstützt die Implementierung und Umsetzung in die Praxis auf sehr anschauliche Weise!

Noch ein Buch in der Reihe? Ja!

Ich wünsche allen Leserinnen und Lesern viele gute Impulse und Anregungen für ihren anspruchsvollen Arbeitsalltag sowie viele bereichernde Beziehungen und Begegnungen.

Heike Schwabe

1. Vorsitzende der
Deutschen Expertengruppe
Dementenbetreuung

1 Einleitung

1.1 Die Ist-Situation in Pflege und Betreuung

Bei einer immer knapper werdenden Personaldecke in der Pflege und im Betreuungsbereich steigt der Druck zeitlich und anforderungstechnisch. Das Personal kann vielerorts nur selten auf Menschen mit Demenz eingehen. Die tägliche Hast, oft verbunden mit mangelnden Fachkenntnissen hinsichtlich des Umgangs mit demenzerkrankten Menschen hat im Bereich der Altenhilfe harte Konsequenzen: Abwehr und Konflikte sind auf beiden Seiten. Das betrifft viele stationäre Einrichtungen, aber auch Tages- und Kurzzeitpflegen.

In den stationären Einrichtungen dominiert immer noch die Pflege, während die soziale Betreuung sich unterordnen muss. Der Alltag ist vielerorts institutionalisiert. Da wird um 6:15 Uhr geweckt, pünktlich um 12:00 Uhr gibt es Mittagessen und selbstverständlich auch feste Schlafzeiten, etc.

Aktivierungen oder die Teilhabe am Leben finden weder systematisch noch individuell zugeschnitten statt. Die Auswahl der Angebote ist oft nicht zielgerichtet, weil die Gruppen zu groß und inhomogen sind. Es gehört in vielen Einrichtungen zum Alltag, dass Betreuungskräfte ohne fachliche Begleitung durch eine Gerontopsychiatrische Fachkraft (GFK) losgeschickt werden.

Die genutzten Räumlichkeiten sind oft ungeeignet (zu groß, schlechte Akustik, mangelnde Ausstattung), es ist laut und unpersönlich. Unpassende Angebote führen zu Überforderungen – der Betreuungskräfte genauso wie der Betreuten.

Bei Menschen mit Demenz rufen solche Rahmenbedingungen eine Vielzahl von Reaktionen hervor:

- Angst,
- Hilflosigkeit,
- Panik,
- Rückzug,
- herausforderndes Verhalten,
- Hinlauftendenz,
- Rückzug,
- Regredieren.

Die Corona-Pandemie 2020 wirkte hier noch verstärkend: Statt Gemeinsamkeit wurde isoliert, manchmal sogar hinter geschlossene Türen »weggesperrt«. Aber die Menschen mit Demenz reagieren mit einer Fülle von u. a. Verhaltensäußerungen auf eine unangenehme Umgebung. Das wirkt zurück: Das Personal ist gestresst, hilflos, überfordert, sucht oft die Lösung in einer Erhöhung der Medikamentendosis. Das ist nicht in jeder Einrichtung so, aber *»die Zahl der Antipsychotika-Verordnungen ... in vielen Pflegeheimen [ist] zu hoch. ... 41 Prozent der Demenzkranken im Pflegeheim erhalten mindestens einmal pro Quartal ein Antipsychotikum. Dabei verstößt die dauerhafte Gabe von Antipsychotika an Demenzkranke gegen medizinische Leitlinien.«*[1]

[1] »Pflege-Report 2018: Zu viele Antipsychotika-Verschreibungen, Dekubitus-Fälle und Krankenhauseinweisungen in deutschen Pflegeheimen«. https://aok-bv.de/presse/pressemitteilungen/2018/index_20548.html

1.2 Beziehungsgestaltung – einfach unverzichtbar

Für Menschen mit Demenz ist es von außerordentlicher Bedeutsamkeit, dass und wie man ihnen begegnet. Eine Demenz zerstört nicht den Zugriff des Menschen auf seine Gefühle oder auf sein »Leibgedächtnis«, von dem Udo Baer[2] so eindrücklich erzählt.

Der 2019 veröffentlichte Expertenstandard »Beziehungsgestaltung in der Pflege von Menschen mit Demenz« kann und muss helfen, die unglückliche Situation, in der sich viele Menschen mit Demenz befinden, zu ändern.

Das Ziel ist ganz klar: Wenn es Ihnen gelingt, Ihre Wahrnehmung und Haltung zu schulen, die Bedürfnisse eines Menschen mit Demenz zu erkennen, dann werden Sie sein Leben verbessern – und zugleich Ihren beruflichen Alltag als Pflege- oder Betreuungskraft! Dies bedeutet: Sie müssen den Menschen mit Demenz als Mensch mit seinen gelebten Erfahrungen sehen und annehmen. *»Wer krankheitsbedingt die Fähigkeit verliert, sich seiner selbst bewusst zu sein, braucht umso mehr den anderen Menschen, der ihn als Person/Persönlichkeit wahrnimmt und achtet.«*[3]

Ein würdevolles Leben mit Demenz kann in unseren Pflegeeinrichtungen nur dann gelingen, wenn Sie als Pflege- und Betreuungskraft aus Ihrer rein funktionalen Rolle heraustreten und eine person-zentrierte Haltung annehmen und leben. Viele Pflege- und Betreuungsmitarbeiter haben sich bereits auf diesen Weg gemacht und erleben täglich, wie entspannt ihre Arbeit dadurch geworden ist. Mit der person-zentrierten Haltung gelingt eine befriedigende Beziehungsgestaltung. Wer von uns möchte dies nicht an seinem Lebensende! Und es gibt selbstverständlich eine Fülle von Unterstützungsmöglichkeiten für alle jene Profis in Pflege und Betreuung, z. B. die Deutsche Expertengruppe Dementenbetreuung e. V.

---

2 Baer U (2017): Das Herz wird nicht dement. Beltz Verlag, Weinheim.

3 Hametner I (2020): Demenz, Delir, Depression. Schlütersche Verlagsgesellschaft, Hannover, S. 30

Info

Die Deutsche Expertengruppe Dementenbetreuung e.V. (DED) versteht sich als Interessenvertretung von Menschen mit Demenz demenzkranker Menchen und derer, die sich in dieser Arbeit beruflich engagieren. Sie ist eine Vereinigung aus vielen Professionen, die seit 1995 neue Wege in der Versorgung von Menschen mit Demenz suchen.

1997 haben sich mit der Vereinsgründung erstmalig bundesweit Menschen aus Einrichtungen mit Modellcharakter in der Betreuung von Menschen mit Demenz zusammengeschlossen, um das vorhandene Expertenwissen um die Versorgung der Betroffenen und die Verbreitung dieses Wissens voranzutreiben.

Seit dieser Zeit richtet die DED in halbjährlichem Abstand Tagungen für Mitglieder und Interessierte aus. Der Austausch von Erkenntnissen und Erfahrungen steht dabei im Vordergrund (www.demenz-ded.de).

1.3 Wie Bindung entsteht

1.3.1 Bindungen

Mit der sog. »Bindungstheorie« werden die bahnbrechenden Arbeiten von John Bowlby (britischer Psychoanalytiker und Kinderpsychiater), Mary Ainsworth (US-amerikanisch-kanadische Psychologin) und James Robertson (schottischer Psychoanalytiker) zusammengefasst. Sie stellten sich die Frage, wie Menschen während ihres Lebens Beziehungen aufbauen und entwickeln.

Bowlby entdeckte dabei Zusammenhänge zwischen dem Bindungsverhalten und der Persönlichkeitsentwicklung eines Menschen. 1944 stellte er die These auf, dass eine Störung der frühen Mutter-Kind-Beziehung ein wichtiger Faktor für die Entstehung psychischer Störungen sei.

So beschrieb Bowlby das »inner working model«, das sich in den ersten Lebensjahren durch die Interaktion zwischen Eltern und Kind bildet. Die Erfahrungen, die ein Kind in seinen frühen Lebensmonaten/-jahren macht, wirken sich auf sein späteres Verhalten aus.

Die Sensibilität der Bindungsperson, d. h. das richtige, angepasste, sofortige Reagieren der Bezugsperson auf die Bedürfnisse des Kleinstkindes, spielt dabei eine sehr wichtige Rolle und ist ausschlaggebend für die Entstehung des inneren Modells und den Stil der Bindung, den ein Kind in seinem Leben entwickeln wird.

Folgende Bindungsstile werden heute unterschieden:
a) »Sicherer Bindungsstil,
b) unsicher-vermeidende Bindung,
c) ambivalent-unsichere Bindung,
d) desorganisiert-unsichere Bindung.«[4]

Bei sicher gebundenen Kleinstkindern, die immer wieder eine Antwort, ein Spiegeln ihrer Bezugsperson erfahren, entsteht ein Urvertrauen. Durch diese feste Bindung kann das Kind in seiner Entwicklung entspannt und flexibel auf die Emotionen anderer reagieren. Es wird ermuntert, seine Umgebung zu erkunden, mit anderen Menschen in Kontakt zu treten. Dies wirkt sich wiederum positiv auf das Verhalten und auf die Entwicklung der emotionalen Intelligenz aus.[5]

Dagegen wirkt sich eine Trennung zwischen Mutter und Kind in den ersten Lebensjahren negativ auf die emotionale Entwicklung aus. Kinder ohne sichere Bindung lernen nicht, angemessen auf ihre eigenen Bedürfnisse zu achten, d. h. zu reagieren. Sie tun sich schwer damit, Emotionen bei anderen Menschen zu erkennen. Je weniger aber ein Mensch die Handlungen, Gefühle und Antworten anderer versteht, desto weniger angemessen sind seine Interaktionen.

---

4 Vgl. Sulzbacher MK (2015): Emotionale Intelligenz und Autobiografisches Gedächtnis. Akademiker Verlag, Riga, S. 46–47

5 Vgl. ebd.

2 Bindung, Beziehung Haltung

2.1 Aus Bindung entsteht Beziehung und – Haltung

Wenn wir den Bogen zur Biografie der Pflegebedürftigen (▶ Kap. 2.9) spannen, erkennen wir schnell, wie frühere Erfahrungen wirken und welchen Einfluss sie auf jeden einzelnen Menschen ausüben. Denken Sie nur an die Kriegs- und Nachkriegsgeneration. Beim Expertenstandard zur Beziehungsgestaltung können Sie, als Mitarbeiterinnen in der Pflege und Betreuung, diese Erkenntnisse aufnehmen. Zudem haben natürlich auch Sie als Pflege- oder Betreuungsperson Ihre eigene Biografie, die in die Interaktion mit hineinspielt.

Der Expertenstandard »Beziehungsgestaltung in der Pflege von Menschen mit Demenz« ist wohl »eine der größten Revolutionen in der Geschichte der Pflege. Ein komplettes Umdenken in Haltung und im Handeln.«*

Das große Ziel des Expertenstandards: Jeder pflegebedürftige Mensch mit Demenz erhält Angebote zur Beziehungsgestaltung, die seine Gefühlswelt erhalten oder fördern. Er wird gehört, verstanden und angenommen und fühlt sich mit anderen Personen verbunden.

Das bedeutet für Beziehung und Bindung: Wenn mit der Demenz die Fähigkeit nachlässt, zu kommunizieren, sich an Dinge oder Personen zu erinnern, können vertraute Personen den Betroffenen helfen, die Brücken ins Gestern aufrecht zu erhalten, die ihr Leben bestimmten. Gute Freunde und enge Verwandte werden auch dann noch erkannt, wenn der Name schon lange nicht mehr erinnert wird.

* König J (2020): Beziehungsgestaltung mit Menschen mit Demenz. 50 Tipps für die Pflege und Betreuung. Schlütersche Verlagsgesellschaft Hannover, S. 8

Haben Sie sich freiwillig dafür entschieden, mit Menschen mit Demenz zu arbeiten? Das ist wunderbar, wird aber sicherlich nicht auf jede von Ihnen zutreffen. Aber jede von Ihnen braucht bestimmte Kenntnisse und Fähigkeiten für diese Arbeit:

- Die Kommunikation mit Menschen mit Demenz ist einer Fremdsprache vergleichbar.
- In Beziehung treten heißt: Achtsames Handeln zwischen den Pflege- und Betreuungskräften und dem Menschen mit Demenz. Im Arbeitsbereich bedeutet das: Nicht, **was** Sie machen, sondern **wie** Sie die Stunden im Arbeitsfeld verbringen, ist ausschlaggebend für die Beziehungsqualität.
- Sie brauchen eine professionelle Herangehensweise. Die Pflege- und Betreuungskräfte müssen authentisch sein (▶ Kap. 2.10).

Beziehung und Bindung beginnt zu Hause in der Familie. Alle Menschen gehen unterschiedliche Bindungen ein. Da sind die festen, verbindlichen Beziehungen zu einem Menschen oder einer Gruppe. Im Umfeld pflegen viele Menschen Bindungen zur Arbeitsstelle, zur Nachbarschaft. Bindungen in der Freizeit sind häufig von langer Dauer, z. B. im Sportverein, im Chor, in der Wandergruppe etc. Viele Menschen entwickeln auch Beziehungen zu dem Umfeld, in dem sie leben, zu ihrer Heimat.

Mit dem Umzug in ein Heim vollziehen sich hier einschneidende Veränderungen, die weitreichende Folgen für die Betroffenen haben.

Tipp
Erhalten Sie Bindungen, wenn Sie neue Bewohner oder Gäste bekommen! Benachrichtigen Sie Freunde und Angehörige (natürlich in Abstimmung mit den Angehörigen) schriftlich und teilen Sie die neue Adresse mit. Für Menschen mit Demenz ist es sehr lange wohltuend, Post zu bekommen. Im Langzeitgedächtnis sind die Namen der alten Freunde noch lange bekannt.
Im Arbeitsbereich heißt in Beziehung treten: Sie kennen den Menschen. Bezugspflege und -betreuung haben sich bewährt. Durch den Bezug entsteht ein Gefühl der Zusammengehörigkeit. Ein familiäres Miteinander trägt zur Entspannung bei.

2.2 Die Haltung im Umgang mit Menschen mit Demenz

2.2.1 Die person-zentrierte Haltung nach Tom Kitwood

Tom Kitwood (1937–1998) war britischer Sozialpsychologe und Dozent in den Bereichen Beratung, Tiefenpsychologie und Psychotherapie. Auf ihn geht das Centre for Applied Dementia Studies an der Universität von Bradford (Großbritannien) zurück. Kitwood entwickelte die sog. person-zentrierte Pflege (Person-Centred Care – PPC), zu deren Zielen es u. a. gehört, die Lebenssituation und -bedingungen von Menschen mit Demenz und deren Angehörigen zu verbessern.[6]

Kitwoods Ansatz ist ein zutiefst menschlicher. Er verweigerte sich dem herkömmlichen Paradigma, dass eine Demenz eine »organisch bedingte

[6] Möllering N (2012): Umgang mit herausforderndem Verhalten bei Menschen mit Demenz. Der person-zentrierte Ansatz von Tom Kitwood. Handout. FH Münster, S. 2 ff. https://www.dgpalliativmedizin.de/pflege/weitere-downloads.html

psychische Erkrankung«[7] ist, die zum Stoppen gebracht werden müsste. Kitwood verweist demgegenüber auf die Neuroplastizität des Gehirns und sieht es als ein Organ, »das zu einer kontinuierlichen strukturellen Adaptation« fähig ist.[8]

Info
Mit dem person-zentrierten Ansatz erarbeitete Tom Kitwood ein neues Verständnis von Demenz. Er sah die rein medizinisch-naturwissenschaftlichen Sicht- und Herangehensweisen bezüglich der Demenzerkrankung kritisch. Stattdessen hob er den wichtigen Stellenwert der Pflege- und Betreuungskräfte hervor, die für das Wohlbefinden der Menschen mit Demenz sorgen bzw. dieses fördern können.

2.2.2 Personsein und Depersonalisierung[9]

Im Mittelpunkt von Kitwoods Ansatz steht die »Person« bzw. das »Personsein«: *»Es ist ein Stand oder Status, der dem einzelnen Menschen im Kontext von Beziehung und sozialem Sein von anderen verliehen wird. Er impliziert Anerkennung, Respekt und Vertrauen.«*[10]

Damit erweitert Kitwood das Personsein erheblich. Person ist nicht nur jemand, der autonom und individuell lebt und handelt, denn da wären ja Menschen mit Demenz ausgeschlossen, wären keine »Person« mehr. Kitwoods neuer Bezugsrahmen lautet »**Person** mit Demenz«, nicht »Person mit **Demenz**«.

---

7 Kitwood 2008, S. 20
8 Ebd.
9 Vgl. zu diesem Abschnitt Möllering 2012
10 Kitwood 2008, S. 227 f.

Eine Basis dafür sieht Kitwood bei Martin Buber, der von zwei Beziehungsarten spricht, wenn es um die Interaktion zwischen Menschen geht[11]:

1. Eine Ich-Es-Beziehung ist eine zweckgerichtete manipulative Form, die nicht über Banales oder Triviales hinausgeht.
2. Eine Ich-Du-Beziehung zeichnet sich durch Offenheit, Präsenz und Da-Sein aus. Im Vordergrund steht die Begegnung.

Wer nach Kitwood eine Person auf ihre Demenz reduziert, kommt über eine Ich-Es-Beziehung nicht hinaus. Die Beziehung, jede Interaktion, bleibt an der Oberfläche, eben banal oder trivial.

Wobei, so deutlich wird Kitwood hier, nicht jede Beziehung zwischen Pflege- bzw. Betreuungskraft gleich eine Ich-Du-Beziehung ist!

Erst wer einen Pflegebedürftigen als Person wirklich ernst nimmt, sieht ihn auch als Du an.

Eine Ich-Du-Beziehung ist – so sieht es Kitwood – auch bei schweren kognitiven Beeinträchtigungen möglich. Doch das kostet mehr Mühe, als vielen Menschen bewusst ist. *»Menschen mit Demenz sind oft einer Diskriminierung ... in ihrer schärfsten Form ausgesetzt.«*[12] Für Kitwood steht hinter Diskriminierung oft Angst. Die Angst davor, selbst einmal demenzkrank zu werden, hilflos und verwirrt zu sein. Eine Angst, die nach Kitwood nicht nur Laien aufweisen, sondern auch Experten. So spricht Kitwood davon, dass es eine maligne, bösartige Form der Sozialpsychologie gibt, die die Demenzerkrankung eher noch verschärft und den Menschen mit Demenz in seinem Personsein verletzt.

---

[11] Vgl. Buber M (1999): Das dialogische Prinzip. 10. Aufl. Gütersloher Verlagshaus, Gütersloh
[12] Kitwood 2008, S. 32

Kitwoods Sozialpsychologie ist dementsprechend völlig anders aufgestellt. Er entwickelte von 1987 bis 1995 eine neue Sozialpsychologie und stellte während seiner Beobachtungsstudien 17 unterschiedliche personelle Detraktionen (Lächerlich machen, Infantilisieren) im Alltag der Pflege fest, die sich negativ auf das Personsein der Menschen mit Demenz auswirken. Auch Kitwood war zu dem Zeitpunkt schon klar, dass hinter diesen Detraktionen nicht immer böser Wille stand, manches war sogar gut gemeint, aber dennoch maligne, also bösartig:

1. Betrug (Da wird der Mensch mit Demenz getäuscht, abgelenkt oder manipuliert, um ihn zu einer Aktion, zum Mitmachen zu bewegen. »Kommen Sie, Herr X., der Bus fährt gleich.« Dabei soll Herr X. nur endlich aufstehen und aus dem Speisesaal gehen.)
2. Machtlosigkeit (Dem Betroffenen wird untersagt, seine Fähigkeiten zu nutzen. »Frau Y., das Messer geben Sie mir aber.« Obwohl Frau Y. damit nur Kartoffeln schälen wollte.)
3. Infantilisieren (Der Betroffene wird wie ein Kind behandelt. »Na, Frau Z., haben wir schön Heia gemacht?«)
4. Einschüchterung (Ängstigen oder mit körperlicher Gewalt drohen. »Wenn Sie nicht stillhalten, sage ich es dem Doktor!«)
5. Etikettieren (Der Mensch mit Demenz wird über seine Krankheit oder Verhalten einordnen. »Ja, so sind sie halt, die Menschen mit Demenz...«).
6. Stigmatisieren (jemanden wie einen Gegenstand oder Aussätzigen behandeln. »Sie verschütten doch immer den Kaffee!«)
7. Überholen (Handlungen oder Anweisungen erfolgen so schnell durchzuführen, dass die Person mit Demenz gar nicht verstehen kann, was gemeint ist).
8. Entwerten (Die Gefühle oder subjektive Realität des Menschen werden ignoriert. »Da ist kein Hund im Zimmer, nun stellen Sie sich doch nicht so an.«)
9. Verbannen (Jemanden körperlich oder seelisch ausschließen. »Sie gehören nicht in diese Gruppe. Gehen Sie raus!«)
10. Zum Objekt erklären (Die Person wird wie ein lebloser Gegenstand behandelt. »Hier, zieh Frau X. mal die Jacke über. Die steht da schon wieder nur halb angezogen herum.«)
11. Ignorieren (Die Person wird missachtet).
12. Zwang (Eine Person wird zu Handlungen gezwungen).

13. Vorenthalten (Einer Person werden Informationen vorenthalten, ihre Bedürfnisse werden weder erkannt noch erfüllt).
14. Anklage (Einer Person werden trotz fehlender Fähigkeiten Vorwürfe gemacht. »Herrgott, Herr Meyer, Sie sollen doch Ordnung halten!«)
15. Unterbrechen (Eine Person wird in ihrer Handlung unterbrochen, bei Überlegungen gestört, bei Mitteilungen unterbrochen).
16. Lästern (Eine Person wird gehänselt, es wird über sie gelacht).
17. Herabwürdigen (Einer Person wird vermittelt, sie könne nichts mehr, sei unnütz).

So furchtbar dies alles klingt und so oft es auch im Alltag vorkommt: Kitwood war der Meinung, dass das Pflegepersonal eine andere Sichtweise erlernen kann. Vorausgesetzt: Die Erkrankten werden als Person gesehen, nicht als Träger einer Erkrankung.

Beeinträchtigungen wie Angst und herausforderndes Verhalten lassen sich auffangen, sodass Person sich wohler fühlt. Ein respektvolles, kooperatives und offenes Miteinander ist nötig, um eine gute Arbeitsatmosphäre herzustellen. Außerdem brauchen gute Arbeitsbedingungen eine faire Entlohnung, Kommunikation auf Augenhöhe und Wertschätzung.

Doch auch jede Pflegende zeigt in ihrer Arbeit ihre ganz persönliche Handschrift, oder in Kitwoods Welt: ihr Lebenskonzept.

Kitwood beschrieb drei Typen von Pflegenden mit unterschiedlichen Lebenskonzepten:

1. Der fürsorglich Pflegende: Sein Lebenskonzept ist das des Retters. Er hat die Neigung, Bedürftige anzuziehen, ist besorgt und emotional.
2. Der einfühlsam Pflegende: Er kann erahnen, was andere denken und fühlen, ist fähig, sein Mitgefühl ausdrücken.
3. Der selbstaufopfernd Pflegende: Er verfolgt das Konzept des Märtyrers, befriedigt vor allem die Bedürfnisse anderer und erträgt sehr hohe Arbeitsbelastungen.

Jede Pflege- und Betreuungskraft bringt also ihr eigenes Lebenskonzept mit in den Arbeitsalltag. Das hat für Sie und Ihre Arbeit Konsequenzen:

- Wichtig für Ihre Entwicklungsarbeit ist, dass Sie sich Ihrer eigenen Lage/ Ihres Lebenskonzeptes bewusst werden.
- Sie brauchen eine tolerante Haltung sich selbst gegenüber, Selbstliebe und Selbstpflege.
- Sie sollten Ihre eigenen Bedürfnisse kennen. Wer sich nur aufopfert, verliert seine Lebenskraft. Hier hilft es, wenn Sie Ihre Bedürfnisse äußern und auch Hilfe holen.
- Sie müssen realistisch bleiben. Ihre Arbeit in der Pflege und Betreuung ist herausfordernd. Sie brauchen Phasen der Regeneration.

Wenn Sie sich dann in die Pflege und Betreuung von Menschen mit Demenz begeben, finden Sie jene sieben Zugangswege, um sich in die Person mit Demenz einzufühlen können, von denen Kitwood spricht:

- **Biografische Daten** einholen, anfangs können Sie bei Menschen in der Frühdemenz noch viel von seiner Welt erfahren.
- Durch ungeteiltes Zuhören aus **Geschichten der Kindheit oder Jugendjahren** erfahren Sie auch viel von den Ängsten und Sorgen des Betroffenen.
- Aufmerksames Zuhören in **alltäglichen Situationen, Erleben** verrät Ihnen in Metaphern viel über den Menschen.
- Beobachten Sie das **Verhalten** gut, die meisten Verhaltensweisen und Handlungen lassen sich interpretieren.
- Nutzen Sie Ihre **Kreativität und Fantasie**, um das Erleben von Demenz ansatzweise zu verstehen.
- Bei Rollenspielen können Sie versuchen, sich in die Lage des Menschen mit Demenz hineinzuversetzen.

Je genauer Sie hinschauen, hinhören und mit allen Sinnen die Ihnen anvertrauten Menschen erspüren, umso schneller werden Sie die sechs Bedürfnisse nach Kitwood bei Menschen mit Demenz feststellen:

1. Liebe: Ein emotionales, bedingungsloses Geben. Menschen mit Demenz bringen ihre Gefühle offen und ehrlich hervor.
2. Trost: Aufgrund vielfältiger Verluste im Leben ist der Wunsch nach Trost bei Menschen mit Demenz besonders stark ausgeprägt.

3. Bindung: Der Wunsch ist bei zunehmendem Vergessen immer wichtiger. Bezugspersonen geben Halt.
4. Einbeziehung: Jeder Mensch fühlt sich in seiner Gruppe, in der er Wertschätzung erfährt, wohl, sie gibt ihm Sicherheit.
5. Beschäftigung: Durch die Biografie bekannte Vorlieben lassen das Selbstwertgefühl wachsen, das Gefühl »ich kann noch etwas« erfüllt mit Stolz.
6. Identität: Das ist die Lebensgeschichte, der rote Faden, wer war ich, wird dieses Erinnern brüchig, brauche ich Hilfs-Ichs die meine Lebensgeschichte kennen und diese im Alltag aufrechterhalten. Zitat Ende.

Kitwoods Blickrichtung zielt auf das Wohlbefinden und eine gelungene Beziehung zum Betroffenen, bei dem das Ergebnis auf Pflegende, Betreuende und Menschen mit Demenz positiv wirkt. In dieser aufmerksamen, wertfreien Begegnung können Pflege- und Betreuungskräfte den Menschen mit Demenz mit all ihren Facetten wahrnehmen. Diese Begegnungen sind neu, schön und ehrlich, vermitteln eine andere Sichtweise. Sie folgen damit den Forderungen Kitwoods:

- Jeder Mensch bedarf der Anerkennung seines Wertes. Mit Respekt wird seine Würde gewahrt.
- Jeder Mensch möchte tätig sein und braucht dafür individuelle Angebote.
- Jeder Mensch möchte mit anderen in Kontakt treten und seine Kompetenzen werden je nach Möglichkeit gefördert.
- Jeder Mensch braucht Hoffnung und Vertrauen. Alle Interaktionen müssen behutsam und fachgerecht ausgewählt werden.

Im Expertenstandard zur Beziehungsgestaltung ist Kitwoods Konzept integriert. Die Experten sind der Meinung, »dass mangelnde Bedürfnis- und Beziehungsorientierung bei Menschen mit Demenz herausfordernd erlebtes Verhalten hervorrufen oder zumindest befördern kann. Daher bilden person-zentrierte, beziehungsgestaltende und -fördernde Maßnahmen eine notwendige Grundlage …«*

* DNQP (2018): Expertenstandard Beziehungsgestaltung in der Pflege von Menschen mit Demenz. Osnabrück, S. 12

2.2.3 Person-zentrierte Haltung

Als Pflege- und Betreuungskraft nehmen Sie dann eine person-zentrierte Haltung ein, wenn Sie den Menschen mit Demenz – trotz aller Defizite – als Person sehen und wahrnehmen, mit allem Respekt für seine Einzigartigkeit. So fördern Sie die Aufrechterhaltung seiner Persönlichkeit. Die betroffene Person erlebt ihr Umfeld vertraut, das alltägliche, empathische Miteinander von Pflege, Betreuung, Angehörigen usw. wirkt sich positiv auf sie aus. Dadurch kommt es ganz allgemein zu weniger Abwehr, weniger Medikamenteneinsatz, weniger Angst – und einem deutlichen Mehr an Vertrauen und ein Gefühl des Angenommenseins.

2.2.4 Die zwölf Aktivitäten nach Kitwood

In vielen Häusern ist der Tagesablauf für Menschen mit Demenz noch vom »Warten« geprägt. Für Menschen mit Demenz, die auf Impulse von außen angewiesen sind, um vergnügt aktiv zu werden, müssen Pflege- und Betreuungskräfte auf alle Möglichkeiten zugreifen, die es gibt. Neben den Aspekten der Lebensweltorientierung (▸ Kap. 5.1.3) sollten die zwölf Aktivitäten nach Kitwood beherrscht und gelebt werden sowie im Alltag immer mit einfließen.

1. Anerkennen der Person
2. Verhandeln oder aushandeln
3. Zusammenarbeiten
4. Spielen
5. Timalation
6. Feiern
7. Entspannen
8. Validation
9. Halten
10. Erleichtern
11. Interaktion und Symbole
12. Geben

Anerkennen der Person

Jeder Mensch ist einzigartig und braucht Anerkennung. Dies gilt auch für die Realität oder die Wahrnehmung, in der sich der Mensch gerade befindet. Die Anforderung an Sie heißt: Sie lassen diese Wahrnehmungen gelten. Anerkennen der Person findet auf allen drei Ebenen der Kommunikation statt: verbal/sprachlich, nonverbal/körpersprachlich, paraverbal/sprachmelodisch.

Anerkennen heißt: Sie alle – Pflege-, Betreuungskräfte und Angehörige – sind empathisch im Alltagsgeschehen. Sie wissen um Bedeutung des Blickkontaktes. Sie hören freundlich zu, Ihnen ist bewusst, dass die Person mit Demenz Ihre innere Haltung erspürt. Gefühle werden nicht dement.

Verhandeln oder aushandeln

Der Wille des Menschen mit Demenz ist täglich neu zu respektieren, solange er sich verbal oder nonverbal ausdrücken kann. Die tägliche Interaktion beginnt früh mit dem Wunsch danach, wann er aufstehen möchte, was er essen möchte, wann er zu Bett gehen möchte, die Art und Weise, wie er sich beschäftigen oder nicht beschäftigen möchte.

Zusammenarbeiten

Sie unterstützen den Bewohner wohlwollend, geben sanfte Anleitung und zwängen ihn nicht in die Tagesschemata der Einrichtung. Je nach Fähigkeiten und Neigungen wird die Zusammenarbeit zu Beginn einer Demenz anders sein als in der mittleren und Spätphase.

Spielen

Als Pflegekraft sind Sie es gewohnt, Ihre Arbeit am Bewohner zu verrichten (Grundpflege, Nahrungsdarreichung, Toilettengänge, etc.). Hier ist ein Umdenken nötig! Pflegekräfte dürfen auch in Ruhe bei einem Bewohner sitzen! Ob Sie dabei etwas sagen oder einfach den Körperkontakt aufnehmen, ist egal. Kurze Aktionen, wie das Werfen eines Luftballons werfen oder das Zuprosten, nehmen dem Alltag die Gehetztheit.

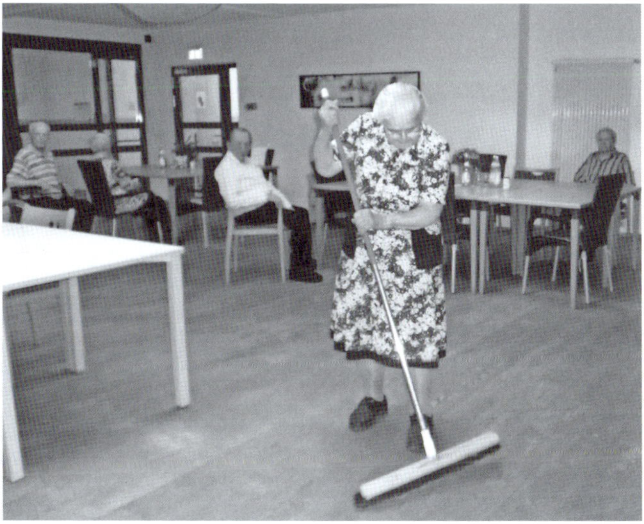

Abb. 1: Frau J. kehrt den Speisesaal. Eine Tätigkeit, der sie jeden Abend mit großer Freude nachgeht.

Gesellschaftsspiele, die anfangs noch möglich sind, sollten, sobald eine Überforderung sichtbar wird, durch angemessene Angebote ersetzt werden (▸ Kap. 5.4). Die Freude am Spielen wird oft nonverbal ausgedrückt. Im späten Stadium einer Demenz wird bei Frauen das Spielen mit Nahrung oft beschrieben. Neutral betrachtet kann es eine sinnliche Erfahrung sein. Die Toleranz der Pflege und Betreuung muss vorhanden sein. Der Ausspruch »mit Essen spielt man nicht« wird Kindern eingeprägt. Verschwinden die Kontrollmechanismen, stellt das Befühlen von Nahrung kein Tabu mehr dar.

Timalation

Das Wort »Timalation« kommt aus dem Griechischen und bedeutet so viel wie »Ich ehre Dich«. Über sensorische Reize, bekannt auch aus der »Basalen Stimulation®«, können Sie damit alle Sinne einen Menschen gut erreichen. Sinnvoll ist diese Art der Kontaktaufnahme z. B. bei Menschen mit starken Wortfindungsstörungen. Bei allen Anwendungen, z. B. sanftes Ausstreichen am Körper, Kontakt mit taktilen Reizen, Streicheln eines Hundes, Riechen an bekannten Düften, Baden im Vollbad, entspanntes Liegen auf einer Vibrationsliege, wird Entspannung ausgelöst (▸ Kap. 5.5).

Feste und Feiern

Feste und Feiern sind Ausdruck unserer Kultur. Das ist für Menschen in der letzten Lebensphase nicht anders. Feste zu feiern stärkt ihre kulturelle Identität und damit auch das Selbstwertgefühl der Bewohner und Gäste in Seniorenheimen.

Feste haben vielschichtige Bedeutungen für alle Menschen, also auch für Senioren. Feste dienen der Erholung, geben Sicherheit und Ablenkung, stimmen fröhlich, erhalten soziale Kontakte, heben das Wohlbefinden, fördern die Zugehörigkeit und Vertrautheit, vermitteln sinnlichen Genuss und Freude über Tage hinweg!

Person-zentriert (im Sinne Kitwoods) bedeutet hier ein passendes Angebot zu finden, das Wünsche und Bedürfnisse erfüllt. Große Feste sollten für die Personen veranstaltet werden, die es genießen können. Eine Festveranstaltung für alle, sei sie auch noch so gut gemeint, kann bei Menschen mit Demenz im fortgeschrittenen Stadium das Gegenteil von Wohlfühlen bewirken.

Menschen mit fortgeschrittener Demenz feiern gern in einer passenden Umgebung mit einer ruhigen Atmosphäre mit weniger Reizen. Mit Angehörigen, Torte und dem wohldosierten Einsatz von Musik (▶ Kap. 3.9 ▶ Kap. 5.6.1) umgesetzt, kann ein kleines Fest sehr wohltuend sein.

Entspannen

Menschen mit Demenz sind nach Aktivitäten häufig schneller müde. Entspannen sollte daher zum Tagesablauf gehören. Bei einer gelungenen Milieugestaltung wird der Bewohner z. B. sein Sofa genießen. Langsame, angepasste Handlungen tragen ebenfalls zur Entspannung bei (▶ Kap. 5.1.3).

Validation

Validation bedeutet so viel, wie das Gesagte für gültig erklären, weder werten noch überreden. Es geht darum, das Lebensthema eines Menschen mit Demenz zu kennen und freundlich und zugewandt sein (▶ Kap. 2.5).

Halten

Oft haben Menschen mit Demenz den Wunsch, umarmt zu werden. Es gehört zu Ihrer Professionalität als Pflege- oder Betreuungskraft, diesen Wunsch zu erkennen und zu gewähren. Die Arbeit im Schutzraum einer Demenzabteilung erfordert von Ihnen, neben Fachwissen, auch Energie und Kraft. Halten ist auch Aushalten einer Situation, die nicht in die Norm passt. Dazu gehört es auch, dass Sie Angst und Wut aushalten und ruhig reagieren.

Beispiel **Pflege- und Betreuungskräfte als Bezugspersonen**

Pflege- und Betreuungskräfte sind für Menschen mit Demenz immer auch Bezugspersonen. Die Betroffenen laufen Ihnen nach, wollen immer dabei sein. Und: Sie dürfen das zulassen! Wann immer es Ihre Arbeit erlaubt, können Bewohner bei Ihnen verweilen. Sie können dabeisitzen, etwas basteln, eine Tasse Kaffee trinken, wenn die Pflegekraft die Dokumentation schreibt. Solange Betroffene nicht allein sind, Nähe und Geborgenheit spüren, sind sie ohne Angst.

Endet die Arbeitszeit, kann der Betroffene persönlich an die Pflegekraft für den Abenddienst übergeben werden, z. B. mit den Worten: »Schauen Sie, hier ist meine Freundin, sie möchte jetzt bei Ihnen sein.« Sie können den Menschen beim Verabschieden verbal und nonverbal in den Arm nehmen, wenn dies gewünscht wird. Der Abschied ist für den Betroffenen immer schwer, weil er kein Zeitgefühl mehr hat.

Tatsächlich ist gerade vielen Pflegekräften diese Nähe oft unangenehm. Doch machen Sie sich eines bewusst: Für die Menschen mit Demenz zählt nur das Jetzt und Hier. Dabeisein und Dazugehören sind Grundbedürfnisse eines jeden Menschen.

Wenn Zeit und Orientierung verschwimmen, sind Menschen, die liebevoll mit dem Betroffenen reden, sie in den Arm nehmen, wenn dieser Wunsch signalisiert wird, seine Heimat.

Erleichtern

Bei allen Verlusten, die bei einer Demenzerkrankung entstehen, können Sie den Menschen mit Demenz bei allen Handlungen helfen, die er vermutlich anstrebt. So vermitteln Sie Lebensqualität.

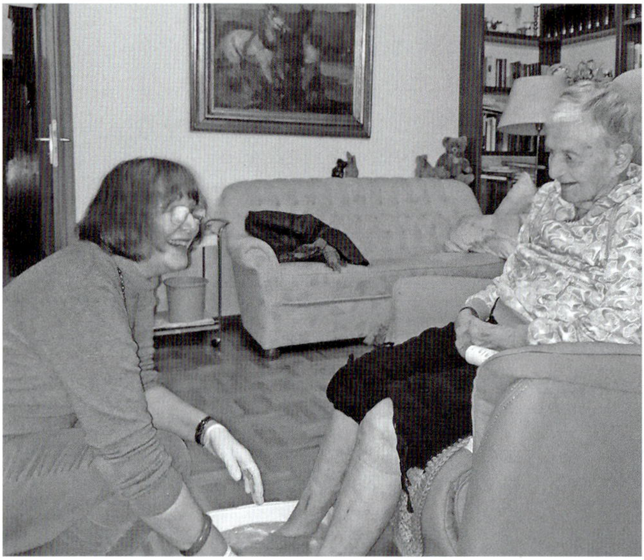

Abb. 2: Ein warmes Fußbad vor dem Zubettgehen tut gut.

Und das ist Ihr Aufgabenportfolio: Informationen für die pflegebedürftige Person, die Angehörigen und Bezugspersonen über die demenzielle Erkrankung, die Ausprägung und die schwankenden Verläufe der Erkrankung. Informationen über mögliche beziehungsfördernde Unterstützungsmaßnahmen.

Allen Mitarbeitern muss bewusst sein, dass Menschen mit Demenz ein »Hilfs-Ich« annehmen. Pflegende, Angehörige können z. B. durch ein Fußbad Erleichterung schaffen.

Interaktion und Symbole

Eine stets gleiche Tagesstruktur und Rituale wirken sich sehr positiv auf Menschen mit Demenz aus. Für diese Gleichförmigkeit, gerade bei den Angeboten der Aktivierung (Singen, Bewegung, Redewendungen), müssen Sie als Pflege- und Betreuungskräfte ihr Fachwissen umsetzen. »Abstrakte Übungen« sind kontraindiziert. Stattdessen gibt es ein geschultes Team und Standards für alle Gruppen Das Team ist geschult, es gibt Standards zu allen Gruppen (▸ Kap. 5).

Geben

Wenn wir mit etwas zufrieden sind, bedanken wir uns oder überreichen kleine Geschenke. Genauso empfinden Menschen mit Demenz. Ob es ein Bonbon oder ein Stück Schokolade ist: Geben ist ihnen ein Bedürfnis. Als kompetente Pflege- oder Betreuungskraft kennen Sie diesen Sachverhalt und nehmen die Gabe freundlich dankend an.

Beispiel **Ein Streicheln zwischendurch**

Marta M. ist hochbetagt und demenzerkrankt. Als ihr von der Pflegekraft ein Eis auf die Terrasse gebracht wird, nickt Marta M. lächelnd und streicht der Pflegekraft sanft über den Kopf.
Marta M. kann zwar nicht mehr sprechen, aber sie ist in diesem Moment voller Freude und Dankbarkeit. Und: Sie teilt sich mit!

2.3 Wohlbefinden erkennen

Beim Wohlbefinden spielen vielfältige Faktoren eine Rolle. Das körperliche Wohlbefinden entsteht, wenn z. B. keine Schmerzen, Durst, Hunger, Obstipation, Infekte oder Nebenwirkungen von Medikamenten störend wirken. Psychisches Wohlbefinden entsteht etwa, wenn Menschen mit ihrer Umgebung im Einklang leben, Wertschätzung erfahren. Die Art und Weise, wie Mitarbeiter mit Bewohnern umgehen, wirkt sich ebenfalls auf das Wohlbefinden aus. Ein ruhiger, freundlicher Umgangston wirkt positiv auf die Bewohner. Ein stabiles, wohlwollendes Umfeld vermittelt Sicherheit.

Wohlbefinden hängt auch von äußeren Faktoren wie der Milieugestaltung (▶ Kap. 5.1.3) ab. Menschen mit fortgeschrittener Demenz reagieren auf fremde Umgebungen eher ängstlich. Ist es im Wohnraum zu laut, bemerken Sie dies sofort an den Reaktionen des Betroffenen.

2.3.1 Dementia Care mapping (DCM)[13]

Dementia care mapping (DCM) wurde von Tom Kitwood und Kathleen Bredin entwickelt. DCM dient als Evaluations- und Beobachtungsverfahren, das die person-zentrierte Pflege (und Betreuung) bei Menschen, die an Demenz erkrankt sind, verbessert. DCM soll als Instrument helfen, sich in den Menschen mit Demenz hineinzuversetzen. DCM ist geeignet, um die Teamentwicklung zu fördern, eine person-zentrierte Haltung einzunehmen. Daraus entwickelt sich für Menschen mit Demenz eine Lebensqualität. Die Mitarbeiter erfahren eine große Zufriedenheit und Sicherheit im Arbeitsbereich. Die Vorgehensweise bei DCM ist schnell erklärt: Bis zu acht Personen werden über mindestens sechs Stunden pro Evaluationseinheit beobachtet. Alle fünf Minuten erfolgt zu jeder Person eine Beobachtung hinsichtlich einer von 23 bestimmten Verhaltensweisen, z. B.:

- »Hat Spaß und Muße.«
- »Ist tätig, arbeitet.«
- »Ist dabei und schaut zu.«
- »Trinkt oder isst.«
- »Zeigt Freude und Vergnügen.«
- »Findet etwas spaßig.«
- »Teilt sich mit, auch nonverbal.«
- »Ist anschmiegsam.«
- »Ist ablehnend.«
- »Ist traurig.«
- »Zeigt Stolz auf eigene Handlung.«
- »Ist wach und beobachtet.«
- »Ist entspannt und genießt.«
- »Geht oder steht ohne Hilfe.«

Aus all diesen Daten wird erkennbar, wie ereignisreich oder ereignisarm der Tag war. Jeder Verhaltensweise wird ein Wert beigemessen, der sich aus affektbezogener Befindlichkeit und aus dem Kontakt, dem Anteilnehmen, ergibt. Die Punktezahl der Person wird aufgeschrieben. So zeigt sich, welcher

[13] Vgl. Riesner C (Hrsg.) (2014): Dementia Care Mapping (DCM): Evaluation und Anwendung im deutschsprachigen Raum. Huber Verlag, Bern.

Kontakt entstand, welche Tätigkeiten interessant waren, ob sich die Person zurückzog und wie die Person gewirkt hat (traurig, heiter).

Zu beachten ist grundsätzlich:

- Alle erkennbaren Handlungen des Menschen mit Demenz haben einen Sinn und Zweck.
- Die Pflege- oder Betreuungskraft muss den Wechsel zwischen Arbeit (aktiv) und Beobachten (passiv) erkennen.
- Um die Zuverlässigkeit der Aussagen zu gewährleisten, werden die sog. Mapper (Beobachter) durch Regeln und Disziplin zur Objektivität geschult.
- Der Mapper steht dem Team loyal und wertschätzend gegenüber, wenn er seine gesammelten Daten übergibt. Grundkenntnisse in Gruppendynamik sind vorhanden, der Mapper kann ein Gespräch moderieren.
- Dem Beobachteten gegenüber hat der Mapper eine empathische Grundhaltung.

Info
Natürlich hat auch ein Verfahren wie DCM seine Probleme: Um verlässliche Angaben zu erhalten, muss die Fachkraft (der Mapper) neben der Empathie und Sensibilität auch über Reflexionsfähigkeit verfügen.

2.3.2 Heidelberger Instrument zur Erfassung von Lebensqualität bei Menschen mit Demenz (H.I.L.D.E.)

H.I.L.D.E. wurde am Heidelberger Institut für Gerontologie aus einem Forschungsauftrag für das Bundesministerium für Familie, Senioren, Frauen und Jugend entwickelt. Das Ziel war die Entwicklung eines praxistauglichen Instruments zur Erfassung der Lebensqualität von Menschen mit Demenz in der stationären Altenpflege. Die Forscher gingen davon aus, *»dass vielfach die kognitiven, alltagspraktischen und psychischen Ressourcen demenzkranker*

Menschen unterschätzt werden. ... Dagegen zeigen neuere Forschungsarbeiten, dass Demenzkranke auch im fortgeschrittenen Stadium in der Lage sind, emotional differenziert auf Situationen zu reagieren.«[14]

Im Projekt wurden fünf zentrale Dimensionen[15] identifiziert, die das Wohlbefinden von Menschen mit Demenz ausmachen:

1. Wird auf Botschaften geantwortet? (Kommunikation)
2. Wie können und werden Traurigkeit, Ärger, Angst ausgedrückt? (negative Affekte)
3. Sucht der Betroffene Nähe und meidet er sie? (Körperkontakt)
4. Wie wird Wut, Ärger ausgedrückt? – Wird das zugelassen? (Aggression)
5. Wie weit kann sich der Betroffene frei bewegen und darf das auch? (Mobilität)

Das Projekt wurde in Zusammenarbeit mit elf Pflegeeinrichtungen verschiedener Trägerschaften durchgeführt. Zur Anwendung kam dabei ein Instrument, das die Pflegenden (die selbstverständlich geschult wurden) in die Lage versetzte, jeden Bewohner zu beurteilen (z. B. hinsichtlich seiner Erkrankung, evtl. Schmerzen, subjektivem Befinden/emotionalen Erleben etc.).

Am Projektende stand H.I.L.D.E. mit insgesamt sechs inhaltlichen Bereichen:

1. Kompetenzgruppeneinschätzung
2. Schmerzerleben und medizinische Versorgung
3. Objektive und subjektive Umwelt
4. Aktivitäten
5. Soziales Bezugssystem
6. Emotionalität[16]

---

[14] Institut für Gerontologie der Universität Heidelberg & Sektion Gerontopsychiatrie an der Psychiatrischen Universitätsklinik Heidelberg (2006): Projekt »Identifizierung bzw. Entwicklung von Instrumenten zur Erfassung von Lebensqualität gerontopsychiatrisch erkrankter Menschen in stationären Einrichtungen der Altenhilfe« – H.I.L.D.E. Abschlussbericht, S. 10

[15] Ebd., S. 18

[16] Ebd., S. 58

»Das HILDE-Instrument liegt zurzeit in einer an den Ergebnissen der Praxisevaluation optimierten Version vor. Diese hat gezeigt, dass das Instrument gut in die alltägliche Pflegepraxis integrierbar ist und sich der mit durchschnittlich ca. 1,5 Stunden nicht unerhebliche Aufwand sowohl für die Bewohner als auch die beteiligten Pflegenden lohnt.«[17]

2.3.3 Assessment Lebensqualität und Wohlbefinden (ALeWo)

Das Assessmentinstrument ALeWO für Pflege- und Betreuungskräfte hilft, »das Wohlbefinden des einzelnen Kunden zielgerichtet zu erkennen.«[18] »Wohlbefinden« wird dabei verstanden als subjektiv. Es *»umfasst sowohl kognitive als auch emotionale Aspekte. … Für Pflegende und Betreuende bedeutet das, dass sie genau beobachten müssen, was Betroffene äußern bzw. durch ihr Verhalten zum Ausdruck bringen.«*[19]

Für ALeWo wurde ein Formular zum Erfassen von Wohlbefinden entworfen. Ein Formular, das alle Pflege- und Betreuungskräfte einsetzen können. *»Das Wohlbefinden der Demenzbetroffenen muss von der Pflegefachkraft bis hin zur der gering qualifizierten Betreuungskraft ermittelt werden können – das macht ALeWo möglich.«*[20]

Die Aufgabe der Pflege und Betreuung (im stationären wie im ambulanten Setting) ist die genaue Beobachtung des Bewohners, sein Verhalten im Tagesablauf in verschiedenen Situationen. Die Beobachtenden werden vor dem Einsatz geschult, um ein genaues wertfreies Beobachten zu ermöglichen. Eigene Empfindungen und Interpretationen von Verhaltensweisen der Bewohner dürfen nicht mit in die Beobachtungen mit einfließen, um das Ergebnis nicht zu verfälschen. Sinnvoll ist zu Beginn der Implementierung

17 Vgl. »H.I.L.DE. – Heidelberger Instrument zur Erfassung der Lebensqualität Demenzkranker« (2003–2009), https://www.gero.uni-heidelberg.de/forschung/hilde.html

18 Kirchhof-Rode E (2013): Wohlbefinden und Lebensqualität bei Demenzbetroffenen. ALeWo – das praxisnahe Assessmentinstrument für Pflegekräfte. Brigitte Kunz Verlag, Hannover, S. 11

19 Ebd., S. 17

20 Ebd., S. 21

die Befragung aller Mitarbeiter zum Thema Lebensqualität, dieses ist die Basis für die Erarbeitung der Formulare. Durch Einbeziehen und Schulungen gelingt die Umsetzung besser, die Mitarbeiter haben einen Bezug zur Arbeit.

»Der Nutzen von ALeWo lässt sich auf drei Ebenen fixieren:

1. *Die Auswertung des ALeWo geht bestenfalls für den einzelnen Kunden mit einer Verbesserung seines Wohlbefindens einher.*
2. *Die MDK-Prüfkriterien werden mit einem geringeren Aufwand erfüllt, als es mit anderen Assessments der Fall ist. Somit kann mit dieser fachkompetenten Arbeit eine gute MDK-Note erzielt werden.*
3. *Über die Auswertung im Qualitätsmanagement kann es zu einer weiteren Steigerung der Lebensqualität der Kunden kommen. Dafür müssen die Ergebnisse zu Veränderungen auf der Strukturebene führen.«*[21]

Beispiel **Das richtige Zimmer für Frau X.**

Beim Einzug in das Pflegeheim bekam Frau X. ein Zimmer zur Straße. Dass ihr das nicht gefiel, blieb zunächst unerkannt, denn verbal konnte sich Frau X. nicht mehr gut äußern. Aber eine Betreuungskraft entdeckte zufällig, dass Frau X. gern an einem Fenster zur Hofseite stand. Dort hörte Frau X. Gänse schnattern, Ziegen meckern und Hühner gackern. Ihre gesamte Körperhaltung entspannte sich, Frau X. lächelte. Hier war sie zu Hause, hier entspannte sie sich. Im Team wurde das Thema besprochen und der Umzug wurde durchgeführt.

[21] Ebd., S. 19

2.4 Die Kontaktaufnahme mit Menschen mit Demenz

Bei allen Kontaktaufnahmen sollten Pflege- und Betreuungskräfte ihr Gegenüber freundlich ansehen. Hilfsmittel wie Hörgeräte, Brillen, Prothesen etc., werden benutzt, solange sie akzeptiert werden. Weiterhin ist darauf zu achten, dass die Reize der Umgebung minimiert sind. Ein plärrender Fernseher oder das dudelnde Radio mit moderner Musik verunsichern viele Menschen mit Demenz.

Neben den Besonderheiten der Kommunikation aus Sicht der Betroffenen ist es wichtig, dass auch die Pflege- und Betreuungskräfte angemessen mit dem Betroffenen kommunizieren. Gut gemeinte Ratschläge wie »Jetzt streng dich doch an«, sollten unterlassen werden – der Betroffene bemüht sich meist ohnehin, sein Bestes zu geben. Sinnvoller ist es stattdessen, beruhigend auf ihn einzuwirken.

Druck erzeugt Gegendruck! Je mehr Maßregelungen, Korrekturen, offene, laute Kritik auf Menschen mit Demenz ausgeübt werden, desto mehr reagiert er mit Gegenwehr. Er kann sich nicht anders helfen, dies ist bitte immer zu bedenken! Versuchen Sie, ruhig zu bleiben, Geduld zu haben. Fragen Sie ihm Gespräch nach, suchen Sie nach möglichst klaren Formulierungen und warten Sie auch mal einfach ab.

2.4.1 Die Kommunikation mit Menschen mit Demenz

Im Verlauf der demenziellen Erkrankung tritt ein zunehmender Verlust bisher gewohnter kommunikativer Fähigkeiten ein. In den Phasen der Demenzerkrankung bedeutet dies:

- Zunächst vereinzelte, später häufige Wortfindungsschwierigkeiten, die die Fähigkeit zu formulieren mindern und damit das Ausdrucks- und Argumentationsvermögen beeinträchtigen,
- Verminderung der Fähigkeit zur Herstellung logischer Zusammenhänge,

- zunehmender Verlust von Kontrollmechanismen und in der Folge Neigung zu Kraftausdrücken,
- Verlust des Vermögens, ganze Sätze sinnvoll zu bilden,
- am Ende völliger Sprachverlust.

Wichtig **Der zunehmende Verlust der Kommunikationsmöglichkeiten**

Für eine angemessene Pflege und Betreuung ist es unerlässlich, dass Pflege- und Betreuungskräfte sich dieser Tatsache bewusst sind. Aus diesem Bewusstsein folgt zwangsläufig die Erkenntnis, dass es für die Pflege- und Betreuungsperson erforderlich ist, ihre Kommunikation mit dem Erkrankten an dessen Fähigkeiten bzw. Defizite anzupassen. Die Erwartung, eine vom Umgang mit Gesunden gewohnte Kommunikation führen zu können, führt bei Erkrankten nach und nach zur Überforderung mit entsprechender Aggression oder Resignation und bei Pflege- und Betreuungspersonen zu Frustration.

2.4.2 Wichtige Merkmale der Kommunikation mit Menschen mit Demenz

Sprachlicher Umgang

- Anstreben eines funktionierenden Austausches,
- Gute Verständlichkeit durch
  - langsames Sprechen und
  - ausreichende Lautstärke.
- Bilden kurzer Sätze,
- Verwenden von konkreten Begriffen, genaues Benennen von Personen und Dingen, Vermeiden von Pronomen wie »er, sie ,es, wir, ihr, sie«
- dem Erkrankten Zeit zum Verstehen einräumen,
- Überprüfen des Verständnisses beim Erkrankten,
- Bereitschaft zum (mehrmaligem) Wiederholen des Gesagten,

- Eingehen auf Äußerungen des Erkrankten und Hilfen bei der Formulierung,
- Widersprüche in den Aussagen des Betroffenen möglichst übergehen,
- Ernstnehmen von subjektiver Wortbedeutungsverwendung,
- Themenwechsel mit langsamem Übergang vollziehen.

Außerdem ist zur Förderung der Konzentration der Betroffenen zu beachten:
- Vermeidung von akustischen Störquellen, z. B. andere Gespräche im Raum (TV, Radio, sonstige Geräuschquellen).
- Vermeidung von optischen Ablenkungsquellen, z. B. sich bewegende Personen, Tiere oder Fahrzeuge.

2.4.3 Nichtsprachlicher Umgang

- Unterstützung des Austausches durch nonverbale Elemente, z. B. bei Ansprache, Berührung und Blickkontakt,
- Erreichen des Kranken auf möglichst vielen sensorischen Ebenen (akustisch, optisch, taktil),
- Ermöglichen angenehmer Sinneserfahrungen, z. B. Duft, Helligkeit, Wärme,
- Bedachtsamkeit im körperlichen Umgang (vorsichtige Berührung mit langsamem Verstärken),
- Angenehme, lebendige und fürsorgliche Gesprächsatmosphäre durch
  - beruhigendes Sprechen,
  - Sprechposition auf gleicher Augenhöhe,
  - Augenkontakt,
  - zugewandte Haltung und Gestik,
  - freundliche Mimik,
- Bereitschaft zum Herstellen der Gemeinsamkeit, z. B. gemeinsame Heiterkeit, Lachen.

2.5 Die Integrative Validation nach Richard® (IVA)

Die integrative Validation® (IVA) nach Nicole Richard[22] steht auf vier Säulen[23]:

1. Wertschätzende Grundhaltung
2. Unterstützung der Wahrnehmungskompetenz der Pflegenden
3. Umgangs- und Kommunikationsweise
4. Verflechtung der IVA mit Disziplinen und Themenbereichen wie z. B. Hospiz- und Biografiearbeit, Körpersprache, Milieutherapie, Basale Stimulation® etc.

Dahinter steht ein Verständnis der Demenzerkrankung, dass geprägt ist vom Verlust des Bezugs zur Gegenwart, der fragmentierten Erinnerung an die Vergangenheit, aber dem Erhalt von Gefühlen und Antrieben als wesentlichen Ressourcen des Menschen. Die Integrative Validation nach Richard® ist eine Weiterentwicklung der Validation nach Feil. *»Den Menschen soll das Gefühl vermittelt werden, dass ihre Gefühle wahrgenommen und angenommen werden, dass ihre persönlichen und lebenstragenden Antriebe akzeptiert werden und nach wie vor Gültigkeit besitzen.«*[24]

Eine Demenz bedeutet eine zum Teil dramatische Veränderungen des Charakters eines Menschen, die in der Begegnung augenfällig werden und die auch nicht verharmlost, beschönigt oder ins Positive gewendet werden können. Eine Demenz ist auf der klinischen Ebene charakterisiert durch Verluste, durch Störung des Gedächtnisses, des Denkens, der Sprache oder des Urteilsvermögens.

Hinzu kommen Veränderungen bzw. Einschränkungen der emotionalen Kontrolle, der Fähigkeiten zur Alltagsbewältigung und der sozialen Fertigkeiten. Aus diesen Veränderungen erfolgen viele der Schwierigkeiten, die Angehörige, Pflege- und Betreuungskräfte im Umgang mit den Betroffenen haben können.

---

[22] Vgl. Richard N (2016): Die Integrative Validation nach Richard@. 2. Aufl. Eigenverlag Institut für Integrative Validation GBR, Bollendorf

[23] Vgl. »Definition Integrative Validation (IVA)«, https://www.integrative-validation.de/literatur/

[24] Richard N (2004): Kommunikation und Körpersprache mit Menschen mit Demenz – die Integrative Validation (IVA). Pflege 5/2004, https://www.integrative-validation.de/literatur/

Die bei Feil wichtige Frage nach den unerledigten Lebensaufgaben hat bei Richard jedoch keine zentrale Bedeutung. Bestandteile der IVA sind auch bereits vorher entwickelte Konzepte im Umgang mit verwirrten Personen wie der person-zentrierte Ansatz nach Kitwood, das Konzept der emotionalen Bindungssicherheit nach Bowlby etc.

Im Mittelpunkt der integrativen Validation nach Richard® (IVA) steht die Beziehung zwischen der pflegenden/betreuenden Person und dem Menschen mit Demenz. Hierbei werden die subjektive Erlebenswelt und die Gefühle des Betroffenen als valide, als gültig anerkannt und nicht infrage gestellt, wenn sie für die Pflegenden bzw. Betreuenden auch manchmal fremd und schwer verständlich erscheinen mögen.

Der erkrankte Mensch wird so angenommen, wie er ist, ihm wird Wertschätzung entgegengebracht, das Bemühen um Einfühlung und Verständnis steht im Vordergrund.

Im Mittelpunkt der IVA steht der Mensch mit seiner Würde, seinen Gefühlen, seiner Lebensgeschichte mit ihren wichtigen Aspekten und den daraus resultierenden Antrieben, seiner Sinnlichkeit und Wahrnehmungsfähigkeit.

Nur wenn es gelingt, den Menschen mit Demenz nicht (nur) durch den Filter seiner Erkrankung zu sehen, sondern seine (noch) vorhandenen Ressourcen wahrzunehmen und ein Verständnis für seine lebendige Innenwelt zu entwickeln, sein Verhalten zu verstehen und seine Gefühle nachzuempfinden, kann eine die Würde des Erkrankten wahrende, annehmende und partnerschaftliche Begegnung von Betreuungsperson und von Demenz betroffener Person gelingen.

Da der Mensch mit Demenz seine Fähigkeiten zur Kontaktaufnahme verändert bzw. verliert, er, wie Arno Geiger schreibt »nicht mehr über die Brücke in meine Welt gelangen kann«[25], muss von der pflegenden bzw. betreuen-

[25] Geiger A (2011): Der alte König in seinem Exil. Carl Hanser Verlag, München, S. 11

den Person die notwendige und geeignete Brücke gebaut werden, um den betroffenen Menschen in seiner Identität anzusprechen.

Diese »Brücke« kann häufig und zunehmend nicht mehr auf verstandesmäßiger Basis errichtet werden, es kommt zur Überforderung (▸ Tab. 1). Stattdessen rückt die emotionale Bindung zwischen unterstützender und erkrankter Person ins Zentrum der Interaktion.

Tab. 1: Alltagsüberforderungen, die bei Demenz auftreten können

Situation	Verlust der Fähigkeit	Mögliche Konsequenz
Ansprache einer Heimbewohnerin mit: »Einen kleinen Moment, Frau Marten, ich komme gleich zurück, dann gehen wir spazieren.«	Die Fähigkeit, sich aktuelle Information für eine bestimmte Zeit, auch kurzfristig, einzuprägen, geht verloren.	Frau Marten kann sich nicht merken, dass Sie gleich wieder kommen und dass Sie etwas gemeinsam vorhaben; sie steht auf und läuft ziellos umher.
Sie wollen Herrn Beyer aus dem Aufenthaltsraum abholen und sagen zu ihm: »Na, Herr Beyer, jetzt wird's aber Zeit, dass ich Sie in Ihr Zimmer bringe. Sie müssen ja müde sein nach so einem langen Tag.«	Der Mensch mit Demenz verliert die zeitliche, örtliche, personen- und situationsbezogene Orientierung.	Herr Beyer weist Sie empört ab, fühlt sich belästigt, weigert sich, mitzukommen und ruft laut: »Lassen Sie mich in Ruhe. Sie haben mir gar nichts zu sagen. Ich geh' jetzt nach Hause!« Als Sie ihn am Arm berühren, schlägt er nach Ihnen.
Sie setzen sich im Aufenthaltsraum neben Frau Dübner, die mittelgradig demenziell erkrankt ist, und beginnen ein Gespräch mit ihr.	Die Fähigkeit, die Aufmerksamkeit auf einen bestimmten Aspekt zu richten und länger darauf zu halten, geht verloren. Die Ablenkbarkeit und Störbarkeit durch andere Reize nimmt zu.	Frau Dübner weicht häufig vom Gesprächsthema ab, reagiert nicht darauf, was Sie sagen, verliert den roten Faden und nimmt zeitweise gar nicht mehr am Gespräch teil, weil jemand am Tisch vorbeiläuft, dem sie hinterher sieht. Das Gespräch wird zunehmend unzusammenhängend.

2.6 Herausforderndes Verhalten (HV) bei Menschen mit Demenz

Auch wenn im täglichen Umgang mit Menschen mit Demenz ein verständnisvolles und geduldiges Umgehen mit den Einschränkungen der Betroffenen gelingt, wird dies bei herausforderndem Verhalten der Betroffenen zunehmend schwierig. Hierzu zählen Aggressivität, ständiges Fragen, lautes Rufen, starke Unruhe wie auch Passivität und Zurückgezogenheit.

Herausforderndes Verhalten kann eine Reaktion sein auf eine nicht angemessene Kommunikation (z. B. Ausdruck von Zwang: »Sie müssen jetzt …«), auf eine belastende soziale Umgebung (Missachtung der Bedürfnisse durch andere Menschen, Einschränkung der Selbstbestimmung), auf eine unpassende räumliche Umgebung (Lärm, Einengung) sowie auf kognitive Überforderung.

Hier sollten Sie Ihren Blick ohne Wertung (»böse«, »aggressiv«, »nicht kooperativ«, »apathisch«) auf dieses Verhalten richten und versuchen, es aus der Sicht des Menschen mit Demenz nachzuvollziehen.

Dabei müssen Sie berücksichtigen, dass der Mensch mit Demenz durch sein Verhalten nicht mutwillig stört, sondern er den Eindruck hat, durch die Umgebung in seinem persönlichen Leben behindert zu werden und sich dagegen wehren zu müssen.

Wird das Verhalten, mit dem sich der Mensch mit Demenz ausdrücken kann und will, nicht verstanden, sondern zurückgewiesen und eingedämmt, so wird sich dieser Mensch als gescheitert und/oder als Person nicht angenommen, als zurückgewiesen empfinden.

2.6.1 Rahmenempfehlungen bei herausforderndem Verhalten[26]

Weil die Pflege und Betreuung von Menschen mit Demenz höchst komplex und anspruchsvoll ist, v. a. bei sog. »Verhaltensauffälligkeiten«, wurde sog. Rahmenempfehlungen erarbeitet, die schlussendlich konsentiert wurden.

1. Verstehende Diagnostik:
   - Bemühen um ein Verstehen des Verhaltens (NDB-Modell),
   - Regelmäßige Fallbesprechungen.
2. Assessmentinstrumente zur Erfassung des herausfordernden Verhaltens.
3. Validieren
   - Einfühlungsvermögen in die Situation des Betroffenen,
   - Akzeptanz der Demenz und der daraus entstehenden Lebensweise,
   - Orientierung an den Gefühlen und Beweggründen des Betroffenen.
4. Erinnerungspflege,
5. Berührung, Basale Stimulation® und Snoezelen,
6. Bewegungsförderung,
7. Pflegerisches Handeln in akuten psychiatrischen Krisen von Betroffenen.

Die Autorin versteht die Rahmenempfehlungen ausdrücklich nicht als konkrete Handlungsanweisungen oder überprüfbare Kriterien, sondern als »einen Rahmen, in dem das konkrete Handeln stattfinden soll.«[27]

2.7 Den Kontakt herstellen

Um den Kontakt zu einem Menschen mit Demenz herzustellen, ist es die Art und Weise der Kontaktaufnahme entscheidet. Die Kommunikation ist dabei auf drei unterschiedlichen Ebenen herzustellen:

1. Verbal: Die sprachliche Ebene, die bewusst und vertraut ist.
2. Nonverbal: Über Körpersprache, Mimik, Gestik (»mit Händen und Füßen«)
3. Paraverbal: Über Betonung, Stimmmelodie, Unterton

---

[26] Bartholomeyczik S (2006): Rahmenempfehlungen zum Umgang mit herausforderndem Verhalten bei Menschen mit Demenz in der stationären Altenhilfe. Bundesministerium für Familie, Senioren, Frauen und Jugend (2006): Aktuelle Forschung und Projekte zum Thema Demenz. S. 33 ff.

[27] Ebd., S. 34

Kommunikation, also die Kontaktaufnahme mit Menschen mit Demenz, ist dann stimmig und glaubhaft, wenn alle drei Ebenen übereinstimmen und die gleiche Aussage machen. Dies ist in der Begleitung von Menschen mit Demenz besonders wichtig, da diese Menschen spüren, wenn Aussagen nicht stimmig, nicht echt sind. Durch die besondere Form der Kommunikation in der Integrativen Validation nach Richard®

- wird dem Menschen mit Demenz vermittelt, dass er in seiner Einzigartigkeit angenommen, verstanden und wertgeschätzt wird,
- kann eine zuverlässige Beziehung hergestellt werden, die Kommunikation vermittelt Zugehörigkeit, der Mensch mit Demenz fühlt sich wahrgenommen und nicht alleingelassen,
- wird die »brüchig« gewordene Identität des Menschen mit Demenz gestärkt, indem die aktuellen Gefühle und Antriebe angesprochen, benannt, bestätigt und für gültig erklärt werden, so dass der Mensch mit Demenz sich darin wiederfinden kann.[28]

2.8 Die Lebensthemen erkennen und berücksichtigen

Lebensthemen sind Teil der Grund- und Leitidee eines Menschen. Sie geben dem Leben Sinn und beantworten grundlegende Fragen des Menschseins: Wer bin ich? Wie sah meine Vergangenheit aus? Welche Zukunft habe ich?

Lebensthemen zeigen sich in den persönlichen Wünschen, Bedürfnissen, Hoffnungen und Sorgen, sie sind der Stoff, aus dem die Persönlichkeit beschaffen ist. Lebensthemen sind in ihrer Bedeutung so wichtig für die menschliche Persönlichkeit, dass selbst der Einfluss einer demenziellen Erkrankung diesen roten Faden des Lebens nicht völlig zum Verschwinden bringen kann. Deshalb spielen Lebensthemen auch bei Menschen mit Demenz eine bedeutende Rolle, auch wenn sie nur noch in Fragmenten erkennbar sind.

[28] Vgl. Richard 2016, S. 5–19

Symptome einer Demenz wie Angst oder Aggressivität können vermindert werden, wenn der Mensch mit Demenz in einfühlsamer Weise mit seinen persönlichen Lebensthemen (▶ Tab. 2) angesprochen wird.

Das bedeutet für Sie als Pflege- oder Betreuungskraft: Stellen Sie bei massiven Wortfindungsstörungen keine Fragen mehr, sondern sprechen Sie konkret einzelne Themen an: »Sie sehen heute gut aus!« – »Sie sind heute wütend.« – »Sie haben eine schöne Wohnung.« – »Sie kennen sich mit Tieren aus« usw.

Tab. 2: Beispiele für Lebensthemen

Lebensthema	Schlüsselwörter	Antriebe	Individuelle validierende Sätze	Verallgemeinerungen
FriseurmeisterIn	Salon, Trockenhaube, Haare waschen, Dauerwelle, Schere und Kamm, Stammkunden	Fachliches Wissen und Können, Genauigkeit, Ordnungssinn, Sinn für Form und Stil, Selbstständigkeit	»Waschen und Legen – Sie wissen, wie das geht.« »Bei Ihnen ist die Kundschaft und guten und kundigen Händen.«	»Gutes Aussehen macht ein gutes Gefühl.«
Schreiner	Holz, Werkbank, Säge, Hobel, Schrauben, Nägel, Scharniere, Kundenwünsche, Termine, Lehrlingszeit	Fachliches Wissen und Können, Genauigkeit, Liebe zum Material Holz, Freude an schöner Einrichtung, räumliches Vorstellungsvermögen	»Aus einem Stück Holz entsteht in Ihren Händen ein Schmuckstück.« »Sie sind ein guter Berater bei allen Möbelfragen.«	»Gekonnt ist gekonnt.« »Der Schreiner macht eine Einrichtung nach Maß.« »Sie haben ein gutes Augenmaß.«

Lebensthema	Schlüsselwörter	Antriebe	Individuelle validierende Sätze	Verallgemeinerungen
Landwirt	Stall, Scheune, Traktor, Kühe, Melken, Schweine, Hühner, Aussaat, Grasmähen, Heu-, Getreide- und Kartoffelernte	Naturverbundenheit, Tierliebe, Arbeiten bei Wind und Wetter, Interesse an der Wetterbeobachtung	»Sie kennen das bäuerliche Leben in- und auswendig.« »Sie hatten auf Ihrem Hof jeden Tag andere Herausforderungen zu meistern.«	»Wäre nicht der Bauer, so hättest Du kein Brot.«
Lokführer	Stahlräder mit Radreifen, große Verantwortung für Fahrgäste und Güter, Fahrpläne, Reparaturen, Schichtdienste, auswärtige Übernachtungen, Lehrzeit und Heizerzeit vor dem Lokführersein	Freude an der Technik, Faszination der Geschwindigkeit	»Sie hatten den Traumberuf jedes Jungen.« »Sie kennen sicher die Eisenbahnstrecken im ganzen Land.«	»Pünktlichkeit ist wichtig, Sicherheit ist oberstes Gebot.«
Lehrerin	Klassenzimmer, Kinder, Jugendliche, Lehrerzimmer, Schulhaus, Kinderfest, Schuljahresanfang, Klassenlehrerin, Abfragen, Schulaufgaben, Korrigieren, Zeugnisse schreiben, Abschlussfeier	Begeisterung für das Fach, Interesse an der Wissensvermittlung Freude am Umgang mit Kindern, Jugendlichen und jungen Erwachsenen	»Viele Schüler haben bei Ihnen ihr Rüstzeug fürs Leben erhalten.« »Sie haben sich geduldig besonders auch um die schlechteren Schüler gekümmert.«	»Wissen ist Macht.« »Was Hänschen nicht lernt, lernt Hans nimmermehr.«

2.9 Die Biografie als Schlüssel zur Person

Bei der Biografiearbeit handelt es sich um eine strukturierte Methode, Lebensdaten einer Person zu erfahren. Die Biografie eines Menschen zeigt seine Lebensgeschichte. Jede Person entwickelt aufgrund ihrer persönlichen Lebenshintergründe seine ganz individuelle Eigenschaft und Eigenart, im Leben zu reagieren. Alle diese Erfahrungen sind eingeprägt und nicht mehr löschbar.

Gerade bei der Demenz vom Typ Alzheimer wird das »Zurückgehen im Leben« beschrieben. Da sind die Mütter, die nach Hause wollen, die Männer, die mit der Arbeit beginnen wollen, je nach Lebensgeschichte immer individuell. In den stationären Pflegeeinrichtungen finden sich zunehmend »Kriegskinder«. Sie, die als Kinder mit auf der Flucht waren, reagieren in einer Demenzerkrankung auf eine individuelle Not. »Nahrungsmittel suchen, viel essen, fleißig, brav und tüchtig sein« – das sind nur einige Anforderungen, die an Kriegskinder immer wieder gestellt wurden. Durch biografisches Arbeiten gelingt es Pflege- und Betreuungskräften, die Bedürfnisse einer solchen »Kriegskindes« zu erkennen, zu verstehen und entsprechend zu reagieren.

Aber auch ansonsten helfen biografische Kenntnisse, den Menschen mit Demenz Sicherheit zu geben und Erleichterung zu verschaffen. Das wiederum wirkt sich positiv auf die Lebensqualität aus.

Bis zum Lebensende greifen biografische Daten einer Person. Selbst wenn eine Person völlig verstummt, wird sie auf die direkte Ansprache (evtl. mit ihrem Vornahmen) reagieren.

Doch nicht Erlebtes wird erinnert, auch Gegenstände haben Erinnerungswert und lösen häufig starke Gefühle aus. Umso wichtiger ist es, dass liebgewordene Erinnerungsstücke nicht mit dem Einzug in eine stationäre

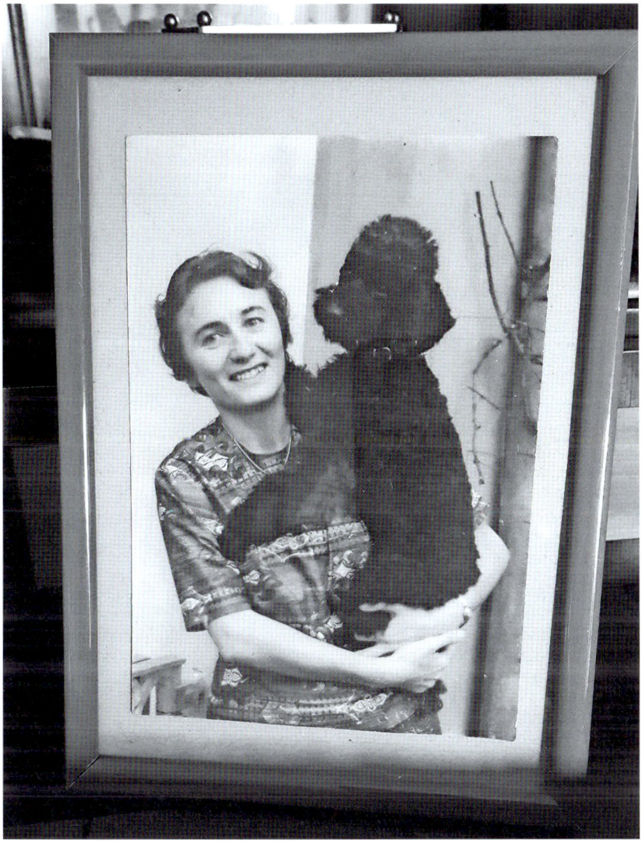

Abb. 3: Frau U. hatte immer Hunde, die Freude in ihr Leben brachten.

Einrichtung verlorengehen, sondern bewahrt werden. *»Wir sollten den Verwandten klar machen, dass bei Übersiedlung in Altersheime oder bei allfälligen Entrümplungsaktionen durch die Jungen, alte Kästen, etc. möglichst mitgenommen beziehungsweise aufbewahrt werden sollten. Erstens besitzt das alte Zeug einen hohen Erinnerungswert, jedes Ding ist erfüllt mit dem Leben der Mutter bis an den Rand und kann so die Erinnerung besser aufleben lassen, als ein Bild der Mutter in der Schublade und zweitens hebt es das Selbstwertgefühl.«*[29]

[29] Böhm E (2011): Verwirrt nicht die Verwirrten. Neue Ansätze geriatrischer Krankenpflege. Psychiatrie Verlag, Köln, S. 202

Im Pflege- und Betreuungsalltag sind biografische Kenntnisse – auch Geschichtswissen – eine große Ressource bei Männern, die sich Geschichtsdaten sehr gut merken, um Gesprächsthemen aufzugreifen und Erinnerungsarbeit zu leisten (▶ Kap. 6.7).

Die Bedeutung der Biografiearbeit muss allen Mitarbeitern aus Pflege und Betreuung bekannt sein. Die Informationssammlung ist von einer Fachkraft sensibel zu erfragen und unterliegt dem Datenschutz. Die Befragungen sollten in einem angenehmen Rahmen zugewandt und empathisch umgesetzt werden.

Prägenden Einfluss auf die Befindlichkeit eines Menschen hat immer seine Stellung in der Geschwisterkonstellation. Ein Einzelkind wird sich anders erleben als ein Kind unter vielen Geschwistern, ein Erstgeborenes hat oft weniger Schwierigkeiten, Verantwortung zu übernehmen, als ein drittes oder viertes Kind. Ein behütetes Nesthäkchen tut sich später leichter damit, Zuwendung anzunehmen, als sein älteres Geschwister.

Früher mussten Mädchen häufig ihre kleinen Geschwister hüten und dies hatte für viele Frauen bis in ihr Erwachsenenleben prägenden Einfluss. Viele alte Frauen erzählten in einer Befragung[30], sie wollten nie viele Kinder haben, so wie sie das von Zuhause kannten, immer wurde Verzicht von ihnen verlangt. Einige alte Rotkreuz-Schwestern wählten ihren Beruf, um sich nicht mit Kindern und Haushalt herumplagen zu müssen. Bei Menschen mit Demenz muss Ihnen als Pflege- oder Betreuungskraft bewusst sein, wie Kindheit, Erwachsenenalter des Betroffenen verliefen. Alle markanten Lebensabschnitte sind wichtige Türöffner!

Hierzu einige Beispiele, die Ihnen ein wenig näherbringen, wie die heute alte Generation ihre Kindheit bzw. Jugend verbrachte.

---

[30] Hammerla M (2003): Häusliche Pflege von dementen Angehörigen und Möglichkeiten der Entlastung in der Stadt Rödental für pflegende Angehörige, Facharbeit.

Die **Hygienevorstellungen älterer Menschen**, die vor 50 oder 60 Jahren erworben wurden, weichen oft von unseren modernen Vorstellungen ab. Bis in die 1960er Jahre wurde in Familien lediglich am Sonnabend gebadet. Unter der Woche wusch man sich in der Küche. Regelmäßige Zahn- und Mundhygiene waren nicht verbreitet. Erst seit den 1960er Jahren kann man von einer Körper- und Pflegekultur sprechen. Die jetzige Generation der Heimbewohner hatte bis auf wenige Ausnahmen nicht viel Kontakt mit der Freikörperkultur. Kinder sahen ihre Eltern nie nackt, auch in den Massenmedien gab es selten Darstellungen von nackten Menschen.

In der **Beziehung zwischen Mann und Frau** hat sich in den letzten 50 Jahren ein starker Wandel vollzogen. Heute hochbetagte Ehefrauen lebten früher überwiegend ein anderes Rollenbild, das wir heute als Frauen nur noch schwer nachvollziehen können. Durch viele Schwangerschaften und Geburten mussten Frauen oft mit Entbehrungen leben. Sie ordneten sich ihren Männern unter, lebten als Hausfrau und Mutter in einem engen Rahmen. Ein eigener Beruf war eher die Ausnahme als die Regel. Dieses Rollenbild ist fest eingeprägt. Bei fortschreitender Demenz wollen diese Frauen zu ihren Kindern und diese versorgen.

Bei Männern betrifft dies häufig ihre Rolle als Ernährer der Familie, die Tätigkeit in der Arbeitswelt, während der häusliche Bereich einschließlich der Kindererziehung meist zum überwiegenden Teil Aufgabe der Frau war.

Partnerwahl und Eheleben unterlagen bis in die 1950er Jahre strengeren Regeln als heute. Sexualität war meist ein tabuisierter und damit geheimnisvoller, angst- und schambesetzter Bereich. Aufklärung über die männliche und weibliche Sexualität und die damit verbundenen Körperfunktionen gab es kaum.

Haushalt und Mode waren im Leben der Frauen zentrale Punkte. Die Gründung eines eigenen Haustandes stand ganz oben auf der Liste. Mit der Hochzeit wurde eine Wohnung bezogen und die Frauen übernahmen die Verantwortung für die Familie. Schaut man 70 Jahre zurück, werden Sie als Pflege- und Betreuungskraft sicherlich verstehen, warum ein alter Mensch auf keinen Fall Brot wegwirft. Die heute 80- bis 85-Jährigen litten – in der

Kriegs- und Nachkriegszeit – oft unter Hunger. »Carepakete haben mit das Leben gerettet« – diesen Satz werden Sie bei biografischen Gesprächen wahrscheinlich häufiger hören.

Überhaupt war die Ernährung vor 60 oder 70 Jahren eine völlig andere als heute. Es wurde vielleicht noch selbst geschlachtet. Gekocht wurde nach Rezept oder unter Anleitung der Großmutter oder (Schwieger-)mutter. Töchter aus gut situierten Familien besuchten Haushaltsschulen und erhielten alles, was sie für das Führen eines Haushaltes brauchten. Es gab keine Tiefkühlkost, alle Reste wurden verwertet, Kuchenteig wurde mit der Hand gerührt, auf dem Land buken die Bauersfrauen noch bis 1960 ihr eigenes Brot.

Es gab weder Waschmaschine noch Spülmaschine. Teppiche wurden auf der Stange ausgeklopft statt gesaugt. Der Garten war keine »Freizeitoase«, sondern diente dem Anbau von Gemüse und Anbau. Hühner oder gar ein eigenes Schwein wurden im Stall direkt am Haus gehalten.

Viele ältere Frauen erzählen von ihren schönen Kleidern, die sie auf der Flucht zurücklassen mussten oder vom Kleid aus Fallschirmseide, weil es nach dem Krieg keine Stoffe gab. Kleidung wurde vererbt, geflickt und aufgetragen.

Die **Jahreszeiten** strukturieren selbst heute noch unser Jahr, trotz Klimawandel sind sie deutlich spürbar. Gehen wir einige Jahre zurück, dann lag im Winter noch Schnee und es wurde anders gegessen: Kohl, Fleisch und Kartoffeln – was der Vorratskeller hergab (und was während des übrigen Jahres mühevoll angebaut, verarbeitet und eingelagert wurde). Im Herbst und Winter wurden Handarbeiten hergestellt, man hatte Zeit die Verwandtschaft zu besuchen. An die Festtagsessen in ihren Familien können sich Menschen mit Demenz noch gut erinnern. Das Essen im Frühjahr mit den ersten frischen Salaten, die beginnende Gartenarbeit ist vielen heutigen Bewohnern in Erinnerung.
Der Sommer war für viele Menschen die Erntezeit und später, ab den 1960er Jahren auch die Urlaubszeit. Beliebtes Reiseziel war Italien. Mit dem »Käfer« ging es über den Brenner, Spaghetti und Pizza galten als sehr exotisch.

Im Herbst begann in den Städten die Theatersaison, auch an diese Erlebnisse erinnern sich gut situierte Damen oft noch sehr gut.

Musik und Lieder werden im Kindesalter gelernt und sind lange abrufbar. Diese Vorlieben in der Musik sind den Angehörigen von Menschen mit Demenz oft gut bekannt. Falls keine Auskunft möglich ist, sollten Sie die Reaktionen der Bewohner beachten. Singen oder schunkeln sie mit, können Sie davon ausgehen, dass die Lieder und die Musik bekannt sind und gute Erinnerungen auslösen.

Tipp

Auch in der Pflege darf gesungen werden, denn bekannte Lieder können Aufmunterungen sein: Vielleicht stimmen Sie einmal nach der Begrüßung ein Lied an, wenn Sie wissen, dass der Bewohner es kennt und mag. So können Sie dafür sorgen, dass er wesentlich entspannter zur nächsten Aufgabe des Tages übergeht, z. B. der Körperpflege im Bad.

Musik ist in der Demenzbetreuung ein fördernder, tröstender und aktivierender Bereich. Sie

- erleichtert die Kontaktaufnahme zum Menschen mit Demenz,
- erschließt die Gefühlswelt positiv,
- kann unruhige Erkrankte beruhigen,
- kann heiter und fröhlich stimmen,
- wirkt sich positiv auf den Kreislauf, den Puls aus,
- vermittelt in der Gruppe das Gefühl der Geborgenheit, Schutz und Freude in der Gemeinschaft.[31]

[31] Vgl. Sträßer E (1997): Mensch sein. Mensch bleiben. Alzheimergesellschaft Mittelhessen e. V. Wetzlar

Fazit **Die Biografiearbeit**

Erfassen Sie die wichtigsten Daten:
- Namen der Eltern (bzw. Bezugspersonen),
- Geburtsort (damit können Zusammenhänge wie Städte, Flüsse etc. hergestellt werden),
- Beruf der Eltern
- Geschwister, Lieblingsgeschwister (damit kann lange gut motiviert werden),
- Schulausbildung, Beruf, Wehrdienst,
- Eheschließung und Kinder mit Namen
- Hobbys, Tiere, Technik, Sport
- Bei Heimeinzug ist die Information der Angehörigen wichtig.

2.10 Die Verstehenshypothese

Ein angemessener, wertschätzender Umgang mit Menschen mit Demenz wird nur möglich, wenn Sie als Pflege- oder Betreuungskraft versuchen, das Verhalten einer Person zu verstehen. Erst so wird seine innere Motivation erklärbar. Um den Bedarf an Unterstützung und die Gestaltung der Beziehung angemessen zu gestalten, sollten Sie folgende Fragen stellen:
- Kenne ich die Biografie des Bewohners?
- Kenne ich seine Antriebe aus seinen Lebensthemen?
- Was will der Mensch mit Demenz durch bestimmte Handlungen vermitteln?
- Wie reagiert diese Person auf andere Menschen?
- Wie könnte er sich selbst erleben?
- Was wird mit einem bestimmten Verhalten kompensiert?

- Gab es Copingstrategien[32], die im Leben des Menschen mit Demenz erfolgreich waren?[33]

Durch die Einbeziehung der Betroffenen und der Angehörigen wird auf der Grundlage einer Verstehenshypothese (= Zusammenführung und Reflexion, Information und Beobachtung aus Sicht der Pflege, Betreuung und Angehöriger) eine angepasste individuelle beziehungsfördernde und gestaltende Maßnahmenplanung für den Tagesablauf erstellt. Bei den zu planenden Maßnahmen geht es mehr um das **Wie** als um das **Was**.

Definition **Verstehenshypothese**

Eine Verstehenshypothese »beruht auf der Entwicklung einer Hypothese [einer Annahme] über Erleben, Sinngebung und Verhaltensweisen des Menschen mit Demenz.«

* DNQP 2018, S. 29

Das Ziel der Verstehenshypothese ist es, den inneren Antrieb einer Person zu erkunden und die Frage zu klären, welche Problemlösung der Bewohner mit einem Verhalten erreichen will. Ist das Team nach Schulungen und regelmäßigen Besprechungen in der Lage, Verhalten individuell zu deuten, fallen vorgefertigte Meinungen weg (»Das macht Herr Maier immer so«). Verhaltensweisen werden differenzierter gesehen, nicht persönlich genommen oder auf sich bezogen (»Herr M. will mich ärgern«). Im täglichen Umgang entsteht eine entspanntere Atmosphäre.

---

[32] Copingstrategien heißt, im Laufe des Lebens lerne ich mit einem bestimmten Verhalten Anerkennung zu erfahren, ich bin brav, ich bin humorvoll, ich bin fleißig, ich bin trotzig usw. Wenn diese Verhaltensweisen bei meinen Eltern eine positive Reaktion verursachten, werde ich diese Strategien mein Leben lang verfolgen.

[33] Vgl. DNQP 2018

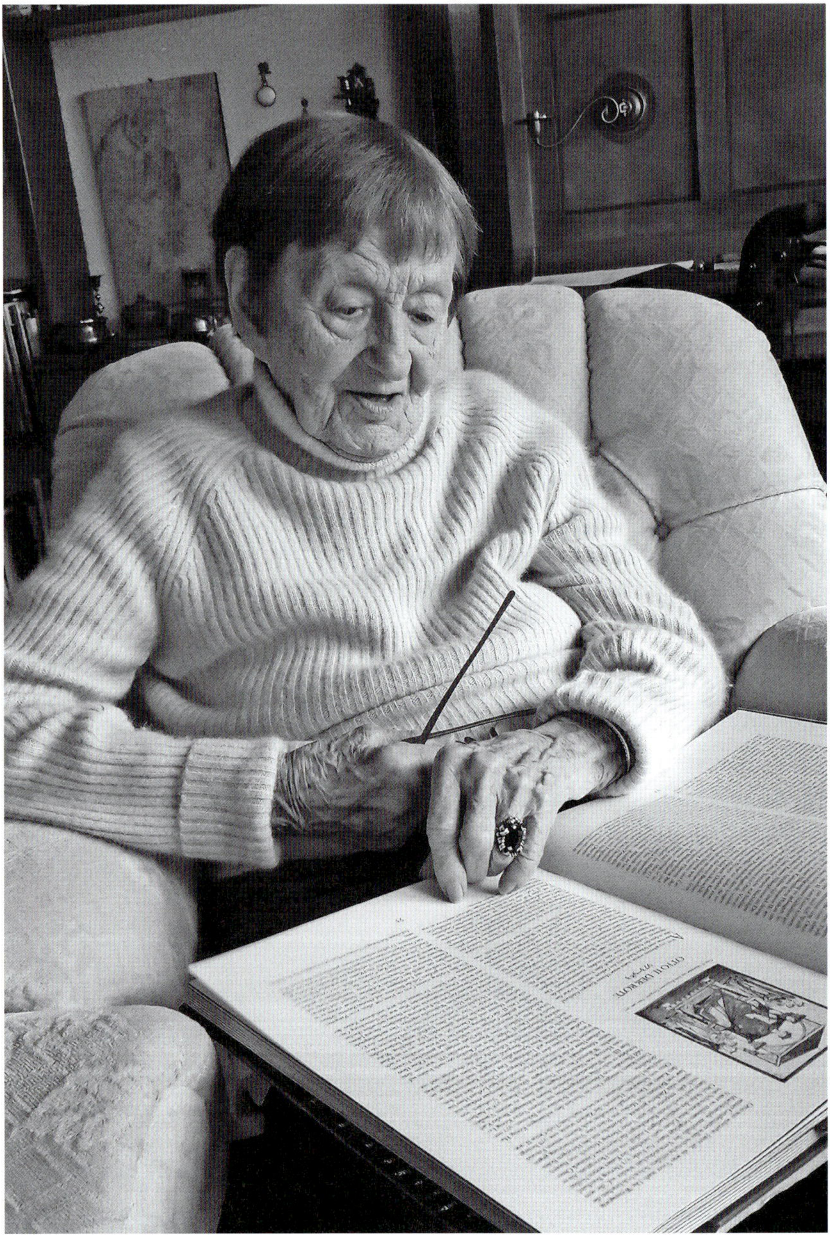

Abb. 4: Kunstbände anschauen – nur eine der Vorlieben von Frau Z.

Beispiele

Verstehenshypothese »Der Alltag von Frau Z.«

Frau Z. ist hochgebildet, eine »feine« Frau. Nach einem Sturz kam sie in eine Kurzzeitpflege, wo sie laut ihrem Betreuer tagsüber mit allen anderen Bewohnern am Tisch saß. Das war Frau Z. jedoch sehr unangenehm. Sie »sitze wie in einem Wartesaal«, teilte sie auf Nachfrage mit.

Der Betreuer veranlasst kurzfristig den Umzug in ihre Wohnung. Eine Pflegeorganisation betreut Frau Z. nun rund um die Uhr. Ihre Bezugspersonen kommen täglich für zwei Stunden zum Nachmittagsritual vorbei: Tee trinken, Spaziergang, Kunstbände anschauen, gemeinsames Singen. Die Verstehenshypothese bedeutet also in der Praxis, die Wünsche der Person zu kennen. Seit Frau Z. wieder in ihrer Wohnung lebt, wirkt sie in höchstem Maße zufrieden.

Verstehenshypothese »Das Bad für Frau S.«

Frau S. wurde streng katholisch erzogen. Freizügigkeit kennt sie nicht. Das Baden wurde jeden Samstagabend nach dem Hausputz durchgeführt. Nach ihrem Einzug ins Heim werden Gewohnheiten und Rituale von Frau S. erfragt, in die Themenfelder eingefügt und in der Tagesstruktur umgesetzt. Eine weibliche Helferin begleitet Frau S. in das Bad und unterstützt sie. So kommt es zu keinem Konflikt hinsichtlich ihres Bedürfnisses nach Einhaltung ihrer Schamgrenzen.

Verstehenshypothese »Der Schreibtisch für Herrn H.«

Herr H. war Maschinenbau-Ingenieur. Sein Sprachvermögen ist stark eingeschränkt. Bei der Nahrungsaufnahme besteht noch kein Hilfsbedarf, auch die Beweglichkeit ist gut.

Herr H. hatte zuhause seinen Schreibtisch, an dem er arbeitete. Beim Einzug wird der Schreibtisch wie zuhause vor das Fenster gestellt. Die Ehefrau bringt die »Arbeitsunterlagen«. Herr H. betritt das Zimmer und ist erfreut, seine Arbeit zu sehen. Wie daheim legt er seine Ordner von rechts nach links auf den Tisch. Gelegentlich trägt er etwas ein. In der Tagesstruktur ist diese Arbeit vermerkt. Eine artfremde Arbeit, z. B. im Garten, würde Herrn H. wahrscheinlich nicht so erfreuen.

3 Die Implementierung des Expertenstandards – die Voraussetzungen

3.1 Aufgaben der Leitung

Das Management hat eine wichtige Aufgabe für die fachliche Weiterentwicklung. Anforderung an die Einrichtung – Der Expertenstandard »Beziehungsgestaltung« erfordert dabei ein komplettes Umdenken von der Leitung bis hin zur Reinigungskraft. Nötige Voraussetzungen für die Implementierung des Expertenstandards Beziehungsgestaltung müssen immer von der Leitung ausgehen:

- Veränderungen werden von der Heimleitung erkannt und in Informationsveranstaltungen allen Mitarbeitern bekannt gegeben. Motivierte Mitarbeiter sind notwendig, um den Prozess mitzutragen. Die Leitung und der Träger müssen die Entwicklung der Implementierung mittragen, diese Haltung überträgt sich auf die Mitarbeiter!
- Die Leitungsebene klärt zeitliche und personelle Ressourcen, denn diese sind ein entscheidender Faktor zum Gelingen der Implementierung.
- Die Leitung räumt finanziellen und zeitlichen Freiraum ein. Verordnete Projekte wecken selten persönliches Interesse und sind daher ineffizient. Das Engagement der Projektgruppe zieht das restliche Team mit.
- Die Leitung trägt Sorge, dass auf jeder Station eine Fachkraft für Gerontopsychiatrie tätig ist, der Fachkraft wird ermöglicht, ausschließlich für ihre Bewohner und Angehörigen, die Betreuungskräfte und für andere Professionen da zu sein.

Der langjährige Heimleiter Karl-Heinz Pastoors sprach auf einer Fachtagung 2006 in Bad Arolsen von den Veränderungen, die zunächst Verlust bedeuten. *»Vertrautes wird fremd, d. h. Handlungsmuster, Gewohnheiten,*

Arbeitsabläufe oder Einstellungen passen nicht mehr zu den neuen Aufgaben. Es unterlaufen mehr Fehler, gerade weil das Neue nicht vertraut ist. Man durchlebt zuerst das Tal der Tränen. Zweifel tauchen auf, ob man Veränderungen gewachsen ist.

Veränderungen sind eng verbunden mit Unsicherheit, sie destabilisieren. Es wird gefragt, ob das Alte, das Bewährte nicht mehr gut genug ist, ob die Arbeit überhaupt noch Sinn macht. Man erinnert sich daran, dass oft schon nach Wochen der Wunsch da ist, das Alte wieder herauszuholen. Das war doch gut. Weil bei Veränderungen erst einmal die Fehlerquote steigt oder ein größerer Zeitaufwand notwendig ist, dauert es geraume Zeit, bis der Erfolg der Veränderung nachhaltig sichtbar wird. Diese Phase des Misserfolges zu durchstehen, erfordert Kraft und Selbstdisziplin.

Nur in einer Atmosphäre der Wertschätzung können Veränderungen nachhaltig initiiert werden. Das der, der nichts riskiert, wenig zustande bringt, ist allen klar. Riskieren meint, etwas beginnen, dessen Ausgang ungewiss ist.

Wenn Führungskräfte die Zweifel und Anregungen von Mitarbeitenden akzeptieren, so kann auch ein kritischer Mitarbeiter im wahrsten Sinne des Wortes zum Mit-Arbeiter, also zum Unterstützer werden, und für seinen Bereich Verantwortung übernehmen.

Wenn Mitarbeiter ihre Bedenken und Vorbehalte offen äußern, können die Führungskräfte ihre Ziele transparenter darstellen. Gerade in dieser ersten Phase haben Führungskräfte die Aufgabe, auch kleine, erste Erfolge sichtbar zu machen und die Mitarbeiter dafür zu loben.

»Was auch immer wir erreichen, es wird nie perfekt sein.« Aber das ist kein Grund aufzuhören und nicht weitere Schritte zu gehen.

Wer Verantwortung für andere hat, kann sie auf verschiedene Weise wahrnehmen. Er kann andere klein machen, damit er an seine eigene Größe glauben kann. Er kann abhängige Menschen um sich sammeln, deren einzige Aufgabe es ist, den Chef zu bewundern. Wir müssen allerdings wissen: Von Bewunderungszwergen wird allerdings nichts Kreatives ausgehen.

Manchmal höre ich unter Führungskräften einen gewissen Stolz heraus, wenn sie sagen, dass sie unter 12 Stunden am Tag nicht nach Hause kommen. Unter Unternehmern – auch von sozialen Einrichtungen ist folgender Spruch sehr beliebt: »Wir lieben die 38,5-Stunden-Woche so sehr, dass wir sie pro Woche gleich zweimal arbeiten.«

Wir sollten in unseren Gruppen ein Klima schaffen, in dem man nicht denkt, dass wir ausschließlich Arbeitstiere sind, obwohl wir manchmal oder sogar fast immer hart arbeiten. Wir achten darauf, dass jeder Mitarbeiter die Chance bekommt, die vorhandenen Fähigkeiten und kreativen Potenziale zu entwickeln.

Es ist doch fatal, dass sich viele unserer Mitarbeiter erst nach Feierabend im aufrechten Gang bewegen und das unternehmen, was sie im Unternehmen nicht unternehmen durften. Sie erbringen in der Freizeit oft Spitzenleistungen: beim Hausbau, Sport, handwerklich, künstlerisch – und das alles nach dem Lustprinzip. Das sollte uns zu denken geben. Ich glaube allerdings nicht, dass Mitarbeiter nur des Geldes wegen ihren Job machen, sondern ihr Bestes geben wollen, dass sich etwas an ihrem Arbeitsplatz, in ihrem Heim, in ihrer Wohngruppe entwickelt. Und – ich spüre sehr genau, dass unsere Mitarbeiter sehr genau auf das achten, was ich sage, tue und entscheide.

Eine Führungskraft muss das leben, was sie lehrt. Worte und Handlungen müssen im Einklang sein. Dadurch ist die Führungskraft eindeutig und berechenbar. Dies schafft Vertrauen. Dazu gehört auch das Eingeständnis eigener Fehler und Schwierigkeiten. Man muss den Mitarbeitern vermitteln, dass trotz aller Schwächen und Widerstände ihre Wertschätzung erhalten bleibt.

Es gibt eine Reihe von Untersuchungen am Arbeitsplatz. Das Ergebnis in Kürze:

- *Mitarbeiter wünschen, dass man die Wahrheit erfährt, dass einem Vertrauen entgegen gebracht wird, dass man sich gegenseitig unterstützt, dass Neues ausprobiert wird, um die Leistung zu verbessern, dass man gelobt wird, wenn es angebracht ist, dass man für ein integeres, moralisch einwandfreies Unternehmen arbeitet.*
- *Immer wieder höre ich den Satz: Von den Bewohnern erfahre ich Anerkennung und Wertschätzung, aber von den Kollegen und Vorgesetzten fehlt diese Anerkennung.*
- *Meine Aufgabe als Führungskraft ist die: Stress zu reduzieren, den meine Mitarbeiter haben, damit die guten nicht wieder nach ein paar Jahren das Haus verlassen. Nicht wie kriege ich neues Personal, sondern wie erhalte ich die Motivation und die Arbeitskraft meiner bestehenden Mitarbeiter.«*

3.1.1 Der Projektfahrplan – das strukturiertes Vorgehen

Dr. Anna Maria Berninger

- Die Leitung ist immer Auftraggeber einer Veränderung.
- Die Leitung ist überzeugt von Notwendigkeit und Nutzen und steht voll hinter dem Änderungsprozess und dem neuen Standard.
- Die Leitung beauftragt den »Veränderungsmanager« schriftlich. Das erfolgt in Form eines Projektauftrags bzw. Projektvertrags. Dieser muss so eindeutig wie möglich formuliert sein. Das ermöglicht es allen Beteiligten, immer wieder auf den ursprünglichen Auftrag und die ursprünglichen Absprachen zurückzukommen (und sich nicht im Projekt zu verirren).
- Die zugesagten Ressourcen werden durch die Leitung mit Priorität 1 zur Verfügung gestellt. Möglicherweise werden für die Umstellungsphase zusätzliche Ressourcen (zeitbegrenzt) benötigt.
- Alle Projektaktivitäten werden schriftlich festgehalten (ZDF, Zahlen Daten Fakten). Das Dokument ist allen Projektbeteiligten zugänglich.
- Zeitplan einhalten! Es gibt regelmäßige Reviews, die Fortschritte aufzeigen und die Möglichkeit geben, bei Problemen rasch und gemeinsam gegenzusteuern. Alle Reviews folgen dem gleichen Schema, das zu Anfang des Projektes festgelegt wird.

- Erfolgreich abgeschlossene Teilschritte feiern. Ruhig innehalten und das Erreichte erst einmal etablieren, bevor es zum nächsten Schritt geht. (Einüben!)
- Jedes Projekt hat ein definiertes Ende. Wenn die –im Projektplan eindeutig dargestellten– Ziele erreicht sind, folgt die Endphase, in der die Nachhaltigkeit der Veränderungen verfolgt wird. Dies Phase, die gerne unterschätzt wird, gibt die Möglichkeit, die veränderten Prozesse einzuüben, über einen längeren Zeitraum den Erfolg nachzuverfolgen (und zu feiern) und wenn nötig noch kleinere Korrekturen vorzunehmen.
- Mit welcher Projektmanagementmethode gearbeitet wird, ist letztendlich abhängig von der Größe und Komplexität des Projekts, von den vorhandenen Projektkompetenzen und dann ist es noch ein wenig Geschmackssache. Es gibt eine Vielzahl Projekt- und Änderungsmanagementmethoden, die alle zum Ziel führen. Wichtig ist nur, sich am Anfang auf die Methoden zu einigen und diese im Laufe des Projekts auch konsequent beizubehalten.

Für weitreichendere Informationen und Anleitungen lohnt es sich gegebenenfalls einen routinierten Änderungsmanager und Projektberater hinzuzuziehen.

3.2 Aufgaben der Fachkraft für Gerontopsychiatrie, Fachlichkeit

Die gerontopsychiatrische Fachkraft (GKF) hat eine medizinische Ausbildung und eine Weiterbildung in Gerontopsychiatrie (kennt Kommunikationstechniken wie Integrative Validation nach Richard® und Demenz care mapping (DCM), Pflege- und Betreuungsmodelle (▸ Kap. 3.7) und verfügt über die Weiterbildung in Gerontopsychiatrie und Geriatrischer Rehabilitation (Physiotherapie, Ergotherapie und Logopädie).

Die Gerontopsychiatrische Fachkraft (GKF)

- hat den »Rundumblick«,
- weiß um die Angebote für die noch aktiven und interessierten Bewohner mit Interesse,
- weiß um die Angebote für Bewohner mit fortgeschrittener Demenz,
- kann Anzeichen für somatische Beschwerden wie Obstipation, Schluckstörungen, Harnwegsinfekten Deprivation im sehr späten Stadium einer Demenz erkennen (▶ Kap. 5.3 ff.).

3.3 Demenzformen – die Reisberg-Skala

Vor mehr als 20 Jahren beschrieb der amerikanische Arzt Dr. Barry Reisberg als erster die Alzheimer Demenz in sieben Phasen. Seine bahnbrechenden Ergebnisse und Veröffentlichungen machten ihn zu einer der Koryphäen in der Erforschung dieser Krankheit. Seine Einteilung erlaubt es, gezielter einzuschätzen, mit welchen Möglichkeiten und Grenzen Sie arbeiten können, wenn es darum geht, Menschen mit Demenz zur Bewegung zu motivieren.

In den sieben Phasen nach Reisberg werden die Symptome der Alzheimerdemenz detailliert erfasst, Defizite und Ressourcen sind gut darstellbar.

Vorteil: Genaues Erkennen an den Symptomen, welche Ressourcen bzw. Defizite vorliegen – und welche Maßnahmen in allen Lebensbereichen geplant werden können.

Nachteil: Genaue Kenntnisse sind nötig, gleicher Stand der Ausbildung ist wichtig, um mit dem Instrument arbeiten zu können. Die Arbeit mit der Reisbergskala sollte allen Pflegekräften möglich sein. Gleicher Wissensstand ist auch für Therapeuten nötig.

Tab. 3: Stadieneinteilung nach Reisberg

Reisberg	Leitsymptome	Verlauf	Fähigkeit zur Selbstversorgung entspricht	Medizinisch-Soziale Konsequenzen	Schwierigkeiten	Bewegung
1 Stadium	keine	individuell	Erwachsener	Alle Aktivierungen	keine	Keine Einschränkungen
2. Stadium	Vergesslichkeit	individuell	Erwachsener	Ruhige Atmosphäre	Ängstlichkeit	Alle Bewegungen gut möglich
3. Stadium	Komplexe Aufgaben werden nicht mehr gelöst: verreisen	Ca. 7 Jahre	Jugendlicher	Bei Komplexen Aufgaben Rückzug	Verstimmung Veränderung Depressive Stimmung	Neue Beweg. verzögert, langsam, Vertrautes gut
4. Stadium	Tägliche Aufgaben Einkauf, neue Rezepte kochen	Ca. 2–3 Jahre	Kind bis 12 Jahren	Hilfen nötig bei Finanzen, Selbstständigkeit, Versorgung, Hilfen und Beratung	Angst wird stärker, Verwirrtheit, Realität verschwimmt	Zögerliche Bewegung Gruppen Noch gut Möglich Nachahmung
5. Stadium	Bei Körperpflege, Auswahl Kleidung wird Hilfe benötigt	1,5 Jahre	Kind bis 10 Jahre	Tagesrhythmus muss vorgegeben sein, Hilfen werden immer nötiger Fachlichkeit in Betreuung	Angst und Wahnsymptome wechseln	Gangbild stark verändert, Bewegungsabläufe sehr verlangsamt

Reisberg	Leitsymptome	Verlauf	Fähigkeit zur Selbstversorgung entspricht	Medizinisch-Soziale Konsequenzen	Schwierigkeiten	Bewegung
6. Stadium	Bei allen täglichen Verrichtungen ist Hilfe nötig: Pflege Essen Ausscheiden	Bis 10 Mon.	2–5 Jahre	Hilfen Tag Und Nacht	Verkennung der Realität, Psychotische Phasen	Gangbild stark eingeschränkt, Sturzgefahr. Motorische Fähigkeit kaum noch möglich Angeleitete Impulse geben
7. Stadium	Hilfen in allen Bereichen Immobilität	Bis 12 Monate	Kleinkind Säugling	Volle Übernahme bei Pflege und Betreuung	Somatische Beeinträchtigungen Schlucken	Kaum Eigenbewegung

3.3.1 Einteilung der Demenzphasen und -formen

Frühes Stadium

Unser Gehirn ist in der Lage, Verluste von Nervenzellen jahrzehntelang auszugleichen. Der schleichende Prozess bei der Alzheimerkrankheit beginnt mit Vergesslichkeit, Konzentrationsstörungen, die Angehörigen merken zunächst oft nichts, Betroffene allerdings sind häufig schon alarmiert, aber sie leugnen oder spielen die Einschränkungen herunter. Neue Lerninhalte werden nicht mehr gespeichert (etwa eine Fremdsprache). Komplizierte Aufgaben werden nicht mehr bewältigt. Zu Hause kommt der Betroffene noch zurecht.

Mittleres Stadium

Die zeitliche Orientierung verschwimmt, hinzu kommt das Vergessen von Terminen, die immer wahrgenommen wurden (wöchentlicher Chorbesuch). Die Wortfindungsstörungen sind bereits deutlich merkbar. Alltagstätigkeiten mit fünf Handlungsschritten gelingen nicht mehr (Mensch-ärgere-dich-nicht). Betroffene können nicht mehr mitteilen, wie und wo sie leben oder was sie vor kurzem getan haben. Die Rechenfähigkeit ist stark beeinträchtigt, der Umgang mit Geld ist nicht mehr möglich. Der Tag-Nacht-Rhythmus kippt.

Spätstadium

Hier ist der Mensch mit Demenz völlig auf Hilfe angewiesen, die Kommunikation gelingt nur über nonverbale Kommunikation, Pflege überwiegt, die Betreuung ist angepasst. Schwerster Gedächtnisverlust, Fragmente von früher sind abrufbar. Die Enkel werden nicht mehr erkannt, teilweise auch die Kinder nicht mehr.[34]

Andere Demenzformen (Primäre Demenz)

Tab. 4: Andere Demenzformen (primäre Demenz)

Degenerative D.		Vaskuläre D.	
kortikale Hirnrinde	subkortikal	kortikal	subkortikal
M. Alzheimer	Demenz b. M. Parkinson	MID Multiinfarkt Demenz	M. Binswanger
Frontotemporale Demenz	Chorea Huntington		
Lewy Body-Demenz			

[34] Vgl. Dehner H (2001): Nürnberg, Pluspunkt 2001

Sekundäre Demenz

Bei sekundären Demenzen liegt die Ursache nicht im zentralen Nervensystem, sondern in einem Organsystem. Beispiele: Alkoholmissbrauch, Hypothyreose, Gifte, Vitamin B 12-Mangel, Herzinsuffizienz, Dehydration.

Wichtig

Auch Infektionen können zu einem veränderten Verhalten führen. Ebenso können somatische Beschwerden (Obstipation) eine Verhaltensänderung bewirken!

3.4 Delir, Depression, Wahn[35]

Ein **Delir** oder Delirium beschreibt einen Verwirrtheitszustand, eine vorübergehende psychische Störung, die sich durch Störungen des Bewusstseins, des Denkvermögens bis hin zur Wahnvorstellung zeigt. Ein Delir wird häufig unterschätzt oder gar nicht erkannt, z. B. das hypoaktive Delir. Beim Delir sind Symptome wie Apathie, Lethargie oder Somnolenz vorherrschend.

Zu einem hyperaktiven Delir gehört häufig die Bettflucht, die Patienten wollen weg, nesteln oder zeigen Abwehrverhalten. Bei einem hypoaktiven Delir zeigt sich u. a. eine verstärkte Schläfrigkeit.

»Die Depression ist eine ernste seelische Erkrankung, die im psychiatrischen Sinn den affektiven Störungen (Störung des Gefühlslebens) zugeordnet wird. Sie ist behandlungsbedürftig, da es sich oft um eine folgenreiche Erkrankung handelt, die sich der Willenskraft und der Selbstdisziplin des erkrankten Menschen entzieht.«[36] Leitsymptome sind die Antrieblosigkeit, die Freudlosigkeit und die Hoffnungslosigkeit.

---

[35] Vgl. Hametner 2020

[36] Ebd., S. 70

»Eine Pseudodemenz ist eine Depression, die in ihrer Symptomatik verschiedene Gemeinsamkeiten mit der Demenz aufweist ... Gedächtnisleistung und Denkvermögen [können] eingeschränkt sein, sodass sich der Verdacht einer Demenz aufdrängt. ... Man muss allerdings wissen, dass die Veränderung nicht schleichend, sondern eher plötzlich, eventuell noch im Zusammenhang mit einem krisenhaften Ereignis, eintritt.«[37]

»**Wahn** *ist eine nicht korrigierbare Vorstellung*«[38], in der Regel mit Bewusstseinsklarheit und ohne Einschränkung der intellektuellen Fähigkeiten. Beispiele sind z. B. Gedankeneingebung (der Patient fühlt sich von außen beeinflusst, er wird gelenkt und gesteuert). Beim Kontrollwahn hat der Betroffene die Vorstellung, dass Handlungen und Gedanken durch andere Mächte oder Personen kontrolliert werden.

Ein Wahn tritt am häufigsten bei einer schizophrenen Erkrankung auf. Fachpflegekräfte brauchen gute psychiatrische Kenntnisse um im Alltag die Kontaktaufnahme und den Umgang richtig zu gestalten.

---

37 Ebd., S. 89
38 Ebd., S. 113

3.5 Das Demenzsyndrom (ICD 10)

Tab. 5: Allgemeine Demenzdefinition nach ICD-10. Modifiziert nach T. Jahn & K. Werheid: Demenzen. Göttingen: Hogrefe; 2015*

ICD	Symptomatik
G 1.1	Abnahme des Gedächtnisses, am deutlichsten beim Lernen neuer Informationen und in besonders schweren Fällen bei der Erinnerung an früher erlernter Informationen. Die Beeinträchtigung betrifft, verbales und nonverbales Material. Die Abnahme sollte objektiv verifiziert werden.
G 1.2	Eine Abnahme anderer kognitiver Fähigkeiten charakterisiert durch eine Verminderung der Urteilsfähigkeit und des Denkvermögens. Dies sollte wenn möglich, durch eine Fremdanamnese und eine neuropsychologische Untersuchung quantifizierte Verfahren objektiviert werden. Die Verminderung der früheren Leistungsfähigkeit sollte nachgewiesen werden.
	Ein Grad des Gedächtnisverlustes, der mindestens die täglichen Aktivitäten beeinträchtigt, und/oder Abnahme kognitiver Fähigkeiten beeinträchtigt die Leistungsfähigkeit im täglichen Leben (Zusatzmerkmale für G 1).
G 2	Die Wahrnehmung der Umgebung muss ausreichend lange erhalten geblieben sein (das heißt Fehlen einer Bewusstseinseintrübung). Bestehen gleichzeitig delirante Zustandsbilder, sollte die Diagnose Demenz aufgeschoben werden.
G 3	Die Verminderung der Affektkontrolle, des Antriebes, oder des Sozialverhaltens, manifestiert sich in mindestens einem der folgenden Merkmale: Emotionale Labilität, Reizbarkeit, Apathie, Vergröberung des Sozialverhaltens.
G 4	Für eine sichere klinische Diagnose sollte G1 mindestens sechs Monate vorhanden sein.

* Grobholz K, Buschert V, Kuss A, Benninghoff J (2019): Gerontopsychiatrie – highlighted Bayerisches Ärzteblatt 9/2019, S. 410 ff

3.6 Demenz – Diagnostik und Medikamente

Prof. Dr. med. Johannes W. Kraft,
Leiter des REGIOMED Zentrums für Altersmedizin, Coburg

3.6.1 Diagnostische Werkzeuge bei demenziellen Syndromen

Derzeit beträgt die durchschnittliche Dauer zwischen ersten merklichen Symptomen einer Demenz und dem Beginn einer qualifizierten Diagnostik in Deutschland über drei Jahre. »Warum überhaupt (Früh)-Diagnostik der Demenz?« Mit dieser Frage wird man auch heute noch selbst in Fachkreisen gelegentlich konfrontiert. Alle, die demenziell Erkrankte und deren Bezugspersonen betreuen, geben hier eindeutige Antworten, die durch die gerontologische Forschung gestützt werden:

- Die Diagnose ist die Basis einer adäquaten und stadiengerechten Therapie.
- Verlauf und Auswirkungen der Demenz sind bei allen Betroffenen mit stadiengerechter Therapie und adäquaten Interventionen positiv zu beeinflussen.
- Bis ca. 10 Prozent aller demenziellen Syndrome sind bei rechtzeitiger Diagnose heilbar.
- Durch die Diagnosestellung bekommen viele Patienten überhaupt erst die Chance einer psychosozialen, medizinisch-therapeutischen und pflegerischen Unterstützung.
- Eine Diagnosestellung macht erfolgreiche Copingstrategien möglich: Der Teufelskreis von Scham, Frustration, Depression und Aggression, den derzeit die allermeisten Betroffenen auf Grund fehlender Diagnostik durchlaufen müssen lässt sich insbesondere bei kompetenter früher Intervention positiv beeinflussen und selbst bei noch (nicht) heilbaren Formen erträglicher gestalten.

Es besteht kein Zweifel, dass die Frühdiagnostik kognitiver Beeinträchtigungen essenziell ist und den Verlauf positiv beeinflusst.

Wer diagnostiziert?

Primärer Ansprechpartner auch bei Gedächtnisstörungen sollte der behandelnde Hausarzt sein. Alle Berufsgruppen, die mit älteren Menschen arbeiten, entwickeln zunehmende Kompetenz beim Umgang mit dementiell Erkrankten. Daher ist von Beginn an der Austausch und die enge Zusammenarbeit sehr wichtig.

Welches sind die essenziellen Schritte einer Demenzdiagnostik?

Im Zentrum steht die **Eigen- und Fremdanamnese**. Entscheidend ist stets der Einbezug der Bezugspersonen, was mit Sensibilität und Feingefühl geschehen soll.

Eine weitere unabdingbare Säule ist die körperliche Untersuchung, die die Voraussetzung dafür ist, Funktionsdefizite zu erkennen und zu bewerten. Hierzu gehören neben der üblichen Einschätzung von Herz-/Kreislaufsystem, Sinnesorganen, und einem auch von Hausarzt und Internist durchführbaren neurologischen Befund insbesondere auch Elemente des geriatrischen Assessments.

Das **Assessment** enthält die **Funktionsdiagnostik** (Organ- und Alltagsfunktionen wie z. B. Mobilität, Kontinenz, Ernährung), die pflegerische Diagnostik bzgl. Kompetenz und Hilfsbedürftigkeit bei der Selbst- und Fremdpflege, die Einschätzung einer evtl. Rehabilitationsmöglichkeit, die Erfassung der persönlichen Lebensplanung des Betroffenen und die gemeinsame Erarbeitung eines individuellen Zieles. Die Erhebung des Barthel-Index, einer genauen Pflegeanamnese u. ggfs. auch Selbsteinschätzungsskalen wie die Bayer-und Nosger-Skalen erlauben es, den Hilfs- und Unterstützungsbedarf fachgerecht einzuschätzen. Die Reisberg Skala erlaubt eine valide Einschätzung der alltagsrelevanten Auswirkungen.

Psychometrischen Screeningtests kommt eine besondere Bedeutung zu. Der am häufigsten geführte Test, der allerdings erst mittelschwere Stadien detektiert, ist der MMSE nach Folstein. MoCA, Montreal-Cognitive-Assessment. Weitere Kurz-Screening Tests sind der Clock-Test, z. B. in der Auswertung nach Shulman, die GDS (Geriatrische Depressions-Skala) in der Kurzform nach Yesavage, der DemTect oder der TFDD.

Vertiefende Testverfahren, die meist nur in psychiatrischen oder geriatrischen Gedächtnisambulanzen durchgeführt werden, erlauben wesentlich differenziertere Aussagen als die vorgenannten Screeningtests, allerdings ist ihr zeitlicher Umfang deutlich größer. Genannt seien hier unter anderem die Testbatterie CERAD, das Nürnberger Altersinventar (NAI), SIDAM und ADAS-Cog.

Eine fachgerechte Diagnostik beinhaltet neben einer Beurteilung von Affekt und Verhalten differenzierte Aussagen zu den Funktionsbereichen visuell-räumliche Wahrnehmung, Aufmerksamkeit, Gedächtnis inkl. Lernfähigkeit und verzögertem Abruf, und weitere intellektuelle und exekutive Leistungen. Gerade in der Frühdiagnostik lassen sich bestimmte Demenzformen testpsychologisch oft sehr gut unterscheiden, wohingegen beim weiteren Fortschreiten der Erkrankungen sich die unterschiedlichen Demenztypen immer uniformer verhalten.

Die **Labordiagnostik** gehört zu den Basismaßnahmen. Ihr Wert liegt vor allem darin, andere differentialdiagnostisch zu berücksichtigende Erkrankungen wie Schilddrüsenfunktionsstörungen, Elektrolytstörungen und Exsikkose, sowie weitere internistische Ursachen akuter und chronischer Verwirrtheit abzugrenzen. Als obligat gelten hier die Bestimmung des Blutbildes einschließlich Differentialblutbild, der Blutsenkung, CRP, Natrium, Kalium, Kalzium, der Leberwerte (Gamma-GT, AST, ALT, AP), der Nierenwerte (Kreatinin, Kreatinin-Clearance, Harnstoff), der Glukose evtl. einschließlich HbA1c, des TSH sowie der Vitamin B 12 und Folsäurespiegel. Bei klinischem Verdacht kommen fakultativ z. B. hinzu: Borrelien-Titer, Harnsäure, Lipidstatus, Urinstatus, HIV-Test, Toxikologie, Drogenscreening, Liquordiagnostik, Lues-Serologie. Der Wert von Bestimmungen z. B. des Tau-Proteins und anderer v.a. mit M. Alzheimer verbundenen Proteinen (in Liquor und Serum) ist derzeit Gegenstand intensiver Forschung.

Zumindest einmal in der Krankengeschichte sollte eine **Bildgebung des Gehirns** erfolgen. Dies ist insbesondere wichtig zur Unterscheidung von Verwirrtheitszuständen, die auf Tumore, Hydrocephalus, Schlaganfall oder multiple Ischämien, subdurale Hämatome oder Atrophien zurückzuführen sind. Im MRT sind kleinere Läsionen sowie Schrankenstörungen besser beurteilbar als im CCT. Wertvoll sind ergänzende Auswertungsmöglichkeiten wie z.B. die voxelbasierte Volumetrie, die auf Basis der üblichen MRT-Daten bereits drei Jahre vor ersten Symptomen einer Alzheimer-Demenz bereits Auffälligkeiten vor allem im Bereich des Hippocampus zeigt. Verfahren wie SPECT oder PET können die wissenschaftliche Diagnostik bereichern. Eine EEG-Diagnostik soll bei klinischem Verdacht auf Anfallsgeschehen erfolgen, trägt aber meist sonst zur Diagnostik der Demenz nur wenig bei.

Es ist zu hoffen, dass sich insbesondere mit der weiteren Verbreitung von psychiatrischen und geriatrischen bzw. auch interdisziplinären Gedächtnissprechstunden die derzeit noch fatal lange Zeit bis zu einer qualifizierten Diagnose verkürzen wird. Eine besondere Chance liegt darin, interdisziplinäre Demenznetzwerke zu etablieren, durch die niederschwellig und mit praktikablem Aufwand die Qualität der Versorgung nicht nur in den Metropolen, sondern auch im kleinstädtischen und ländlichen Bereich verbessern wird. Gerade durch die aktuellen Forschungsergebnisse zeigt sich, dass sich der Verlauf vieler verschiedener demenzieller Erkrankungen umso besser beeinflussen lässt, je eher eine spezifische Therapie erfolgt. »Zeit ist Hirn«!

3.6.2 Assessments: Cohen Mansfield Skala und Bartel-Index

Die **Cohen Mansfield Skala** dient zur Beobachtung und Dokumentation von herausfordernden Verhalten. Mit Hilfe der Skala kann gut ein Verhalten gut nachvollzogen werden. Die Cohen-Mansfield Skala ist als Instrument mit den Indikatoren zur Profilermittlung von Wohlfühlen oder Abwehr gut geeignet.[39]

[39] https://www.standardsysteme.de/87-022.html

Der **Barthel-Index** ist ein Bewertungsverfahren zu den alltäglichen Fähigkeiten der Patienten. Hier wird systematisch erfasst wie selbständig bzw. pflegebedürftig ein Patient ist.[40]

3.6.3 Medikamentöse Therapie demenzieller Syndrome

Eine kausale medikamentöse Therapie demenzieller Syndrome mit gesicherter Wirkung steht bisher nur bei den sekundären Demenzen zur Verfügung. Hier kommt der kompetenten Therapie der meist internistischen Ursachen (z. B. Schilddrüsenfunktionsstörungen, Vitaminmangel, absolute Arrhythmie mit rezidivierenden cerebralen Embolien, entzündliche Erkrankungen wie Antiphospholipidsyndrom u. v. a.) eine herausragende Bedeutung zu. Durch frühzeitige Diagnostik und Therapie ist bei den sekundären Demenzen bei rechtzeitiger Diagnose meist eine Heilung möglich.

Auch bei den deutlich häufigeren primären Formen, wie dem Morbus Alzheimer, der Lewy-Body- und Parkinson-Demenz und vaskulären Demenzen ist es möglich, durch geeignete Medikamente den Verlauf günstig zu beeinflussen, die Selbsthilfefähigkeiten länger zu erhalten, und die Lebensqualität der betroffenen Patienten und Angehörigen zu verbessern. Je früher der Beginn einer Therapie erfolgt, desto besser sind die Chancen einer Verbesserung des Verlaufes der Erkrankung.

Bewiesen und bewährt ist die Therapie mit Cholinesterasehemmstoffen und NMDA-Antagonisten. Darüber hinaus sind neue Therapieansätze des Morbus Alzheimer in Entwicklung, konnten jedoch wegen Nebenwirkungen oder noch nicht ausreichendem Wirksamkeitsnachweis bisher keinen Eingang in die praktische Behandlung finden. Beispiele sind hier die aktive Immunisierung mit Beta-Amyloid (sog. »Alzheimer-Impfung«) oder die Sekretasehemmstoffe. Neuere Therapieansätze, die das metabolische Syndrom verbessern, können bei frühzeitigem und präventivem Einsatz die

[40] https://www.praxis-wiesbaden.de/icd10-gm-diagnosen/zusatz-barthelindex.php

Wahrscheinlichkeit intracerebraler Amyloidbildung und die Entwicklung demenzieller Syndrome vermindern.

Größere Studien legen den Schluss nahe, dass Ernährungsansätze, die die häufig vorkommende Insulinresistenz verbessern sowie die Autophagozytosefähigkeiten steigern, in Zukunft präventiv eine wachsende Bedeutung zukommen wird. Hier können sogenannte Intervallmethoden positive Wirkung entfalten. Sekundäre Pflanzenstoffe, die sog. Fischöle (Omega-3-Fettsäuren) wie auch eine vorwiegend lactovegetabile Ernährung mit hohem Gehalt an Folsäure und B-12 können als protektiv angesehen werden. Ob Alpha-Liponsäure, MAO-B-, ACE- sowie AT-Inhibitoren sowie Statine und ASS Verbesserungen sowohl präventiv als auch im frühen Verlauf bewirken, müssen größere Studien zeigen, hier lassen erste positive Studienergebnisse hoffen.

Besondere Beachtung verdient die begleitende medikamentöse Therapie bei häufig gleichzeitig bestehender Multimorbidität. Der genauen Anamnese, Fremdanamnese, Krankenbeobachtung und insbesondere auch ein sorgfältiger internistischer und funktioneller Gesamtstatus sind die Grundvoraussetzungen für eine erfolgreiche pharmakologische Therapie unter gleichzeitiger Beachtung von Wechsel- und Nebenwirkungen. Viele Menschen mit Demenz werden auch bezüglich ihrer gleichzeitig bestehenden anderen Erkrankungen (z. B. Schmerzsyndrome) unzureichend behandelt, da sie Symptome anders oder später präsentieren. Fundierte Kenntnisse der Pharmakodynamik und der eingeschränkten oder veränderten Elimination und Halbwertszeiten bei geriatrischen Patienten sind von besonderer Relevanz. Die Compliance stößt bei Demenz oft auf besondere Schwierigkeiten. Hier sollte gezielt nachgefragt werden, wann, wie und ggf. mit wessen Hilfe oder Assistenz eine geordnete Therapie gesichert werden kann.

Der Beachtung drohender Nebenwirkungen kommt besondere Bedeutung zu: Als Beispiele seien hier anticholinerg wirkende Medikamente genannt, die die Symptome der Demenz verschlechtern. Mit verstärkter Verwirrtheit reagiert der Patient daher auf klassische trizyklische Antidepressiva (Beispiele: Amitryptilin, Doxepin u. v. a.), sowie auf anticholinerg wirkende Kontinenztherapeutika, wie Oxybutynin (bei oraler Gabe) oder Tolterodin.

Trospiumchlorid (z. B. Spasmex®) penetriert nicht durch die Blut-Hirn-Schranke, hat somit zentral keine bzw. weniger Nebenwirkungen, und kann daher bei dementen Patienten mit Harninkontinenz eingesetzt werden.

Die Lewy-Body-Demenz zeichnet sich durch paradoxe oder stark überschießend sedierende Nebenwirkungen bei der Gabe klassischer Neuroleptika (wie Haloperidol, Melperon u. a.) sowie anticholinerg wirkender Substanzen auf, die somit hier absolut kontraindiziert sind. Gyrasehemmer (Antibiotika wie Ciprofloxacin und verwandte Substanzen) können bei älteren und demenziell betroffenen Patienten lange dauernde schwere Nebenwirkungen verursachen und sollten wenn irgend möglich nicht eingesetzt werden.

Überhaupt gilt Vorsicht mit allen Substanzen, die die Verwirrtheit des ohnehin kognitiv eingeschränkten Patienten zusätzlich verstärken können. Die Sturzgefahr steigt mit der Gabe stärker sedierender Medikamente.

Bei gleichzeitig häufig bestehender Mangelernährung und Hypalbuminämie können durch veränderte Eiweißbindung viele Medikamente schlechter steuerbar sein. Gerade bei Multimorbidität und nicht immer vermeidbarer Polymedikation kommt der genauen Kenntnis von Wechselwirkungen und Abbausystemen (wie insbesondere dem CYP-System) besondere Bedeutung zu und sollte bei der Auswahl notwendiger Medikamente berücksichtigt werden.

Im Folgenden werden die Medikamente dargestellt, deren Wirksamkeit bei Demenz bereits in großen Studien zweifelsfrei bewiesen werden konnte. Es hat sich bewährt, die medikamentöse Therapie der Demenzen in zwei Gruppen einzuteilen:

- Antidementiva, die sowohl kognitive, wie nicht-kognitive Symptome verbessern, und die Progression der Erkrankung verzögern können
- Medikamente, die die nicht-kognitiven Symptome des Patienten verbessern, wie z.B. Depressionen, Verhaltensstörungen, Störungen des Tag-Nacht-Rhythmus oder Unruhezustände. Hierzu gehören beispielsweise geeignete Antidepressiva, atypische Neuroleptika, Antikonvulsiva oder im Einzelfall auch bestimmte Sedativa.

Antidementiva im engeren Sinne

Unter der großen Zahl der angebotenen Antidementiva sind nach Kriterien der Evidence Based Medicine vier Substanzen wirksam, die eine Verbesserung des Gedächtnisses, häufig einhergehend auch mit einer Verbesserung von Selbständigkeit, Alltagsfunktionen, Stimmung und Verhaltensstörungen, bewirken können.

Zwei Wirkprinzipien stehen derzeit zur Verfügung:

1. Die NMDA – antagonistisch wirksame Substanz Memantine (Axura®, Ebixa®)
2. Substanzen, die am Acetylcholinrezeptor ansetzen, und durch eine Hemmung der Cholinesterase die Konzentration von Acetylcholin an cholinergen Synapsen erhöhen. Hier handelt es sich um Donepezil (Aricept®), Rivastigmin (Exelon®) und Galantamin (Reminyl®).

Alle drei Cholinesterasehemmstoffe (ACHE-Hemmer) sind für die Alzheimerdemenz vom leichten und mittelschweren Grad zugelassen, wogegen Memantine auch bei schweren Formen des Morbus Alzheimer die Zulassung besitzt.

Alle genannten Antidementiva sind prinzipiell bei sachgerechter Anwendung gut verträgliche Substanzen.

Zunächst einige Bemerkungen zu den drei cholinerg wirkenden Substanzen: Acetylcholin spielt eine zentrale Rolle bei der Reizübertragung zwischen Nervenzellen. Durch die Neurodegeneration im Gehirn von Menschen mit Demenz entsteht ein cholinerges Defizit. Durch die Hemmung der Cholinesterase – das Enzym, welches den Neurotransmitter Acetylcholin abbaut – kann dieses Defizit teilweise ausgeglichen werden.

Bei Morbus Alzheimer im frühen Stadium, sowie besonders auch bei Lewy-Body-Demenzen und der Parkinsondemenz beginnt man daher zunächst mit einem Cholinesterasehemmstoff. Auch Demenzen vom Mischtyp (z. B. Alzheimer plus vaskulär) können positiv ansprechen. Für alle ACHE-Hemmer konnte gezeigt werden, dass sie signifikant die kognitiven Fähigkeiten, sowie auch die nicht kognitiven Störungen positiv beeinflussen können. Die Wirkung hält nur an, solange diese Medikamente gegeben werden. Ca. 50 Prozent aller Patienten mit primären Demenzen sprechen an.

Als Erfolg der medikamentösen Therapie gilt nicht nur eine Verbesserung der Funktion und Lebensqualität, sondern auch eine Verzögerung der Progression der Erkrankung. In mehreren, auch prospektiven Multicenterstudien zeigte sich, dass die ACHE-Hemmer die Selbstständigkeit und Selbsthilfefähigkeiten von demenziell erkrankten Patienten länger erhalten konnten, mit dem Erfolg, dass die Aufnahme in eine stationäre pflegerische Versorgung im Mittel um ein bis zwei Jahre verzögert werden konnte. Entscheidend ist die fachgerechte Begleitung unter dem Einsatz der Medikamente.

Nach entsprechender Diagnostik, insbesondere auch mit psychometrischen Testinstrumenten, wie z. B. MMS, Clocktest, SKT, Demtect, NAI und CERAD, sollte heute jeder Patient mit Demenz die Chance einer geeigneten medikamentösen Therapie erhalten. Wenn nach einer Therapiedauer von 12–16 Wochen keine Verbesserung bzw. Verzögerung der Progression mittels psychometrischer Tests, Alltagsbeobachtungen, Angehörigenbefragung, sowie klinischem Gesamteindruck feststellbar sind, sollte auf ein zweites Therapieprinzip gewechselt werden.

Die Aufdosierung erfolgt bei allen ACHE-Hemmern langsam, meist über mindestens 4–12 Wochen. Bei Donepezil beginnt man 1 x tgl. 5 mg, und steigert nach vier Wochen auf die 10 mg-Tablette. Es sollte stets die max. tolerierbare Dosierung gewählt werden. Galantamin, eine ursprünglich aus dem Schneeglöckchen isolierte Substanz, beginnt man meist mit 1 x tgl. 8 mg retardiert und steigert dann nach 2–4 Wochen auf 16 mg, die Maximaldosis beträgt hier 24 mg als Retardgabe. Galantamin stimuliert nicht nur cholinerge Synapsen, sondern wirkt auch nikotinerg.

Rivastigmin kann nicht nur oral (Kapseln und Tropfen), sondern auch als transdermales System (TTS), somit also als Pflaster, appliziert werden. Auch hier beginnt man mit einer niedrigen Dosierung (Rivastigmin 4,6 mg TTS) und steigert nach vier Wochen auf Exelon 9,5 mg TTS, soweit verträglich bis maximal 13,3 mg-Pflaster. Vorteile sind hier die 1 x tgl. Gabe, die bei alleine lebenden Patienten z. B. auch durch Angehörige oder Pflegekräfte assistiert erfolgen kann. Durch die kontinuierliche transdermale Gabe kann eine verbesserte Verträglichkeit bewirkt werden. Der Applikationsort sollte täglich gewechselt werden. Bei oraler Gabe beginnt man mit 2 x 1,5 mg Kapseln oder Lösung, langsame Steigerung über 4–6 Wochen bis max. 2 x 6 mg tgl. Für Rivastigmin existieren positive Wirksamkeitsnachweise nicht nur für die Demenz vom Alzheimer-Typ, sondern auch für die Demenz bei Morbus Parkinson und Lewy-Body-Demenz. 3

Bei allen Acetylcholinesterasehemmstoffen können naturgemäß, insbesondere dann, wenn eine zu schnelle Steigerung der Dosierung erfolgt, sogenannte cholinerge Symptome auftreten: Vor allem können Übelkeit, Inappetenz, Gewichtsabnahme, vermehrte Darmtätigkeit, aber im Einzelfall auch cholinerge Wirkungen am Herz-Kreislauf-System sowie an der Lunge auftreten, wie z. B. Bradykardie oder Bronchospastik. Durch eine genaue Krankenbeobachtung und gute ärztliche Führung sind evtl. Nebenwirkungen problemlos beherrschbar, und durch langsame Dosistitration bis zur individuell maximal möglichen Dosierung vermeidbar.

Memantine weist als sog. NMDA-Antagonist unter den wirksamen Antidementiva eine Sonderstellung auf. Diese Substanz kam bereits seit längerem bei der Behandlung den sogenannten altersbedingten Gedächtnisstörungen erfolgreich zur Anwendung. Bei M. Alzheimer erwies sie sich in verschiedenen Stadien als wirksam, insbesondere auch in Bezug auf Selbständigkeit, Erhalt der Aktivität und besonders auch bei alltagsrelevanten Fähigkeiten wie selbständiges Anziehen, Waschen, Essen und Trinken (ADLs), sowie den instrumentellen Fähigkeiten des alltäglichen Lebens (IADLs).

Memantine wirkt nicht durch Anhebung eines Transmitters, sondern soll durch Modifikation des NMDA-Mechanismus eine Verbesserung des sogenannten Signal-Rausch-Abstandes an der Nervenzelle bewirken.

Studien konnten zeigen, dass Memantine Verbesserungen der Kognition, der nicht kognitiven Verhaltensstörungen, sowie der Selbsthilfefähigkeiten und Alltagsfunktionen bei ca. 50 Prozent der Menschen mit Morbus Alzheimer sowie Demenzen vom Mischtyp bewirken kann. Memantine kann prinzipiell in allen Stadien der Demenz gegeben werden, und ist insbesondere für mittelschwere und schwere Stadien zugelassen. Die Substanz sollte nicht am Abend gegeben werden, da sie aktivierend wirkt und Schlafstörungen auslösen kann. Eine Einmalgabe (üblicherweise 20 mg, max. 30 mg) morgens ist möglich. Dies ist bedeutsam, wenn ein alleine lebender Patient nur einmal täglich von einer Hilfskraft besucht werden kann. Hervorzuheben ist die gute Verträglichkeit von Memantine. Auch diese Substanz sollte innerhalb von vier Wochen, beginnend mit 5 mg (1/2 Tablette oder 10 Tropfen) bis max. 30 mg gesteigert werden.

Alle vier wirksamen Substanzen können eine Hemmung der Progredienz der Erkrankung, und somit eine Verbesserung der Lebensqualität, der Selbsthilfefähigkeiten mit Verzögerung einer Heimaufnahme bewirken.

Jedem Patienten sollte die Chance einer Behandlung gegeben werden. Die Kombination eines der drei Cholinesterasehemmstoffe zusammen mit Memantine zeigt offenbar teilweise noch Effekte, wenn ein Medikament alleine nicht mehr ausreichend wirksam scheint. Die positive Wirkung sollte mittels regelmäßiger Kontrolluntersuchungen dokumentiert werden. Häufig werden, auch als Selbstmedikation, Ginkgo biloba-Extrakte eingesetzt. Hier ist die Wirkung des Gingko-Spezialextraktes EGb 761 bei Dosierung von 240 mg täglich nachweisbar. Wichtig ist es, bei Ginkgo-Extrakten, ähnlich wie bei anderen Pflanzenstoffen wie Johanniskrautpräparaten, auf mögliche Interaktionen mit Medikamenten wie z. B. Antikoagulantien (z. B. Phenprocoumon) zu achten.

Fazit

Zusammenfassend erfolgt die medikamentöse Therapie demenzieller Syndrome stets im Rahmen eines Gesamtkonzeptes, das die exakte Demenzdiagnose, das jeweilige Stadium, und die individuellen Besonderheiten sowie die Komorbidität des einzelnen Patienten berücksichtigt.

In der PRISCUS-Liste können potenziell inadäquate Medikationen für ältere Menschen nachgelesen werden. Jede Fachkraft sollte regelmäßig die Medikamente prüfen, ob diese noch notwendig sind. Häufig werden Neuroleptika nach einem Klinikaufenthalt weiter verabreicht![41]

3.7 Demenz – Betreuungskonzepte

Fachkräfte für Gerontopsychiatrie kennen eine Fülle von Betreuungskonzepten, hier nur einige Beispiele, die Sie sich vertieft ansehen dürfen:

Die Methode nach **Marte Meo**, entwickelt von Maria Aarts, in den frühen 1980er Jahren, ursprünglich für Verhaltensbeobachtungen bei Kindern mit einer Entwicklungsverzögerung. Mittlerweile hat sich diese Methode, ein Aufzeichnen mit Video und anschließendem Bewerten, gut im Pflege-und Betreuungsbereich bei Menschen mit Demenz etabliert.[42]

Silviahemmet (Silvias Heim) ist ein Versorgungskonzept, etabliert von Königin Silvia von Schweden. Bewegt durch die Erkrankung ihrer Mutter an Demenz, gründete sie die Stiftung Siviahemmet. Ziel ist die Förderung einer fürsorglichen und würdevollen Versorgung von Menschen mit Demenz solange wie möglich zu Hause. Teamarbeit, Angehörigenarbeit, Kommunikation und Symptomkotrollen werden hier immer wieder geschult und reflektiert.[43]

Die **Mäeutik** versteht sich als »erlebnisorientierte Pflege« in der Gesundheits-und Krankenpflege. Entwickelt von Cora van der Kooij um mit Menschen mit Demenz in eine gefühlsmäßige Interaktion treten zu können. In Kursen der Mäeutik soll ein Bewusstwerden bei Pflegekräften entstehen, um die Belastungen im beruflichen Alltag zu erkennen und diese besser bewältigen zu können.[44]

---

41 https://www.gelbe-liste.de/arzneimitteltherapiesicherheit/priscus-liste
42 https://www.martemeo.com/de/home/
43 http://www.silviahemmet.se/
44 https://alzheimer.ch/de/alltag/betreuung-und-pflege/magazin-detail/474/menschsein-in-der-pflege/

Tipp

Besorgen Sie sich die Broschüre »Menschen mit Demenz verstehen und sie begleiten. Ein Überblick über Betreuungskonzepte in der Grundsatzstellungnahme »Pflege-und Betreuung von Menschen mit Demenz in stationären Einrichtungen«, zu beziehen über den MDS: www.mds-ev.de

Außerdem gibt es natürlich hauseigene Konzept, in dem die Angebote für die jeweilige Einrichtung aufgelistet sind.

Für die externen Angebote in der Gemeinde oder dem Quartier ist das Haus gut vernetzt. So sind Vertreter der Kirchen in der Gemeinde bekannt. Es gibt Kontakt mit anderen Personen, die mit der Seniorenarbeit (Wanderclub, Fußballverein, Chor, Gymnastikgruppe, Landfrauenverein, Kath. Frauenbund etc.) betraut sind.

Ebenso bekannt sind Therapeuten (Physiotherapeuten, Ergotherapeuten, Logopäden).

3.8 Demenzpflege und -betreuung – die personellen Voraussetzungen

Der **Einsatz von pflegerischen Fachkräften** ist unumgänglich, denn Fachkräfte mit den Weiterbildungen Gerontopsychiatrie können die mentalen, emotionalen wie körperlichen Voraussetzungen der Bewohner genauer einschätzen. Sie können – bestenfalls in kollegialer Kooperation mit den Bezugspflegekräften, Betreuungskräften und Angehörigen – den Zustand der Demenzbetroffenen beurteilen sowie entsprechende Maßnahmen organisieren, durchführen (lassen), überprüfen und evaluieren.

Für **Schulungen bei Mitarbeitern** sollten Workshops eingeplant werden. Es hat sich gezeigt, dass Lerninhalte über theoretische und praktische Erkenntnisse von externen Referenten besser angenommen werden.

> Die Schulungen sollten immer mit praktischen Schulungseinheiten verknüpft werden. Durch die Praxis wird die Schulung greifbar und bleibt besser gespeichert.

Nach der ersten großen Schulung zum Thema Demenz, wertschätzendes, person-zentriertes Arbeiten in Pflege und Betreuung, sollte die Fachpflegekraft in regelmäßigen Abständen zu aktuellen Fragen Schulungen durchführen. Hierzu ist es sinnvoll, wenn die Mitarbeiter zu bestimmten Fragekomplexen Themen sammeln. Alle drei Monate wird nach der Übergabe ein Thema knapp besprochen.

Fragen können sein:

- »Frau M. will zurzeit gar nichts mehr essen.«
- »Herr F. verschluckt sich in der letzten Zeit sehr häufig.«
- »Wie kann ich eine gute Kontaktaufnahme gestalten?«
- »Was ist bei Bewohnern mit Wortfindungsstörungen zu beachten?«
- »Was beruhigt Bewohner mit Abwehrhaltung?«
- »Welche Medikamente muss ich kennen (Pflege)?«
- »Welche nichtmedikamentösen Behandlungsmöglichkeiten gibt es?«
- »Welche Gruppenangebote gibt es?«
- »Wie kann Einzelbetreuung aussehen?«

Alle Fragen sind mit dem Blick auf beziehungsfördernde Maßnahmen auszurichten. Das Herangehen an Fragen zu den Themen erfolgt immer mit der person-zentrierten Grundhaltung.

Nach regelmäßigen Schulungseinheiten sind die Mitarbeiter auf dem neuesten Stand in der Pflege und Betreuung. Fachzeitschriften sollten stets im Haus vorhanden sein und werden auch von allen Mitarbeitern gelesen.

3.9 Demenz – das Schulungsangebot

Das Schulungsangebot für Pflege und Betreuung sollte auf die jeweilige Situation zugeschnitten sein. Zu Beginn einer Demenz verstehen auch die Betroffenen noch den Sinn einer Anregung. Im Verlauf der Krankheit wird die Fachkraft/Betreuungskraft mit ihrem biografischen Wissen Impulse setzen, um Wohlbefinden und ein sinnvolles Handlungsangebot zu schaffen.

Beispiele

Kaffeeklatsch

Frau M. zupft an den Blumen herum, wirkt nervös und angespannt. Die Betreuungskraft sieht die Situation, spricht Frau M. ruhig und freundlich an. Sie bittet sie, ihr zu helfen. Im Wohnbereich am Fenster nehmen beide Platz, die Betreuungskraft stellt ein Getränk auf den Tisch und schiebt die Schale mit Plätzchen hin. Die Dame lächelt und sagt: »Kaffeeklatsch.«

»Das Wandern …«

Herr S. geht auf und ab, nichts kann ihn heute erfreuen. Er spricht wenig, doch die Betreuungskraft kennt seine Vorlieben. Sie sagt: »Herr S., kommen Sie, ich möchte Ihnen etwas zeigen.« Beide gehen in den Garten, hier verändert sich die Mimik von Herrn S., er fängt an zu singen: »Das Wandern ist …«

Beide Handlungen wurden freundlich angeregt und begleitet. Ein simpler Appell, »Herr S. gehen Sie doch wandern«, wäre hingegen nicht verstanden worden.

Angehörige haben sich in der Regel noch nicht ausreichend mit der Krankheit Demenz beschäftigt. Ein Nicht-wahrhaben-wollen und ein Hoffen, es wird vielleicht wieder, machen eine sachliche Herangehensweise schwer.

Die Veränderung des Menschen mit Demenz, der sich merkwürdig, ganz anders als früher verhält, der seine Sprache und Fähigkeiten verliert, macht Angst. Die Betroffenen leiden nach dem Versinken in die andere Welt nicht mehr.

Bei Angehörigen ist eine erste Schulungseinheit immer dann sinnvoll, wenn den Mitarbeitern im Alltagsgeschehen eine Krisensituation auffällt.

Beispiel **Die hilflose Tochter**

Die Tochter will nicht wahrhaben, dass ihre Mutter alles so schnell vergisst. In der Situation nach dem Mittagessen fragt die Tochter laufend, was es denn zu Mittag gab. Die Mutter kann die Frage nicht beantworten und antwortet: »Was Gutes!« Die Tochter will aber wissen, was genau es gab. Die Situation eskaliert, die Mutter wird böse und beschimpft die Tochter. Die Tochter ist völlig hilflos, denn ihre Mutter war immer so gutmütig. Hier muss eine situationsgerechte Aufklärung vor Ort stattfinden. Die Pflegekraft bittet die Tochter in ihr Büro, sorgt für Ruhe und eine Tasse Kaffee. Hier kann die Fachkraft kurz auf die momentane Situation eingehen. Von Vorteil ist es, wenn die Angehörigen Informationen verschriftlicht mit nach Hause nehmen können.*

* Hammerla M (2018): Der Alltag mit demenzerkrankten Menschen. BoD.

Wichtig ist eine weitere Terminvereinbarung nach einer Woche. Die Zeit, bis Angehörige diese Veränderungen der Krankheit annehmen können, dauert erfahrungsgemäß sehr lange. Regelmäßige Gespräche mit Angehörigen sollten alle drei bis vier Monate zur Prozessbewältigung oder zu aktuellen Anlässen stattfinden.

Eine gute Ergänzung für Angehörige sind Angehörigengruppen, in denen unter fachkundiger Führung Schulungen der Alzheimer-Gesellschaft durchgeführt werden. Die Gespräche der pflegenden Angehörigen untereinander sorgen für Einsicht.

Beispiel **Erfahrungsbericht Frau G.**

»Seit 2013 ist meine Tante pflegebedürftig. Meine Tante war nie verheiratet und es gewöhnt, ihr Leben immer eigenständig zu bewältigen. Die Pflege setzte schleichend ein. Nach einem Krankenhausaufenthalt wurden Defizite bei meiner Tante deutlich. Diese äußerten sich in Vorwürfen, ich wolle sie bestehlen und sie »weghaben«.
Meine Tante bezeichnete mich nun öfters als ihre Tochter, wenn ich den Verhalten richtig stellte, reagierte sie empfindlich. Die Besuche bei meiner Tante wurden für mich immer belastender. Realität und Verwirrung verschwammen immer mehr. Nach jedem Besuch steigerte sich meine Hilflosigkeit und Wut. Andere Hilfe wollte meine Tante nicht annehmen.
In meiner Not teilte ich mich einer Fachkraft für pflegende Angehörige mit. Die aufgezeichneten Lösungen hielt ich für nicht umsetzbar. Regelmäßige Gespräche fanden statt, irgendwann bezog ich die Vorhaltungen meiner Tante nicht mehr auf mich, konnte durch einen Pflegedienst Entlastung schaffen. In allen Gesprächen mit pflegenden Angehörigen hatte ich gelernt, die Krankheit zu erkennen, seitdem bin ich entspannter, wenn ich meine Tante besuche. Ihre Vorwürfe höre ich mir an, beziehe sie aber nicht mehr auf mich.
Ich kann allen pflegenden Angehörigen raten, sich rechtzeitig Hilfe zu holen.«

Um eine person-zentrierte Beziehung wirkungsvoll zu gestalten, ist die Zusammenarbeit aller beteiligten Personen notwendig. Mit gezielter Beratung und Information bewirkt die Pflegefachkraft bei Angehörigen Verständnis für die Problematik der Erkrankung. Material, z. B. Flyer oder verständliche Fachliteratur, stehen zur Schulung bereit.

Beratungsinhalte:

- Informationen zum Krankheitsbild (Ursache, Symptome, Diagnosen, Therapie),
- Information zum Krankheitsverlauf, die Folgen auf die Verhaltensweisen des Betroffenen,
- Beratung und Information über individuelle Betreuungsangebote in Gruppen bzw. Einzelangebote sowie beziehungsfördernde Maßnahmen,
- Befähigung der Bezugspersonen zu einem angepassten Umgang mit den Pflegebedürftigen in den jeweiligen Situationen,
- Nichtmedikamentöse Therapie erklären,
- Aufklärung über die Wirkung eines Klinikaufenthaltes und der Konsequenz für eine poststationäre Versorgungsgestaltung,
- rechtlichen Fragen.

Beratungsmaterial:

Für die Schulungen, Informationen und Beratungen werden Beratungsflyer oder ein praktisches Fachbuch angeboten. Die Alzheimer Gesellschaft hat viele Informationsbroschüren, Demenznetzwerk regional, Informationsblätter, die in einer Einrichtung erarbeitet wurden.

Informationsmaterial der Deutschen Alzheimer Gesellschaft e.V.

Shop.deutsche-alzheimer.de
Telefon: 030-25937950
Fax: 030-259379529
Mail: Info@deutsche-alzheimer.de

Die Internetseiten der Bundes-/Landesgesundheitsministerien sind einfach zu finden und stets aktuell. Flyer, im eigenen Haus erstellt, sollten in Kurzform folgende Inhalte aufzeigen:

- Zielgruppe
- Konkrete Beschreibung - Alltagbezug
- Tipps im Umgang mit Demenz
- Wie viele Seiten
- Einfache Sprache - Fachbegriffe übersetzen
- Aktuelles Wissen
- Autoren, Herausgeber
- Weitere Hilfen – regional, überregional

Stationäre, teilstationäre Langzeitpflegebereichen und Kurzzeitpflege

Bei stationären, teilstationären Langzeitpflegebereichen und Kurzzeitpflege werden Beratungen in die entsprechenden Themenfelder eingetragen. Die Beratung wird anlassbezogen im Berichteblatt dokumentiert.

Ambulanter Langzeitpflegebereich

Die Beratung wird im entsprechenden Themenfeld dokumentiert, die erforderliche und durchgeführte Beratung unter der Risikomatrix »Beratung« eingetragen. Werden weitere Beratungen durchgeführt, wird dies im Zusatzdokument »Beratung« eingetragen.

3.10 Der Expertenstandard - die Umsetzung

Der Expertenstandard hat einen hohen Abstraktionsgehalt! Einfach vorgesetzt wird Widerstand entstehen. Der Standard muss also für jeden begreifbar werden. Das ist ein Prozess in mehreren Schritten:

- Die Leitung entscheidet sich für die Implementierung des Expertenstandard Beziehungsgestaltung bei Menschen mit Demenz.
- Es wird geklärt, welche Ressourcen (organisatorisch, personell, fachlich, sächlich) im Haus vorhanden sind.
- Ein Konzept zur Vorgehensweise bei der Implementierung ist sinnvoll.

- Die Planung wird mit dem gesamten Team, dem Heimbeirat, den Angehörigen, den Bewohnern, die diese Thematik verstehen, besprochen. Informationen sollten auch an die Fachstelle für Qualitätsentwicklung in Pflege und Behindertenbereich, dem Medizinischen Dienst der Krankenversicherung gehen.
- Die Projektgruppen arbeiten bestimmte Themenbereiche auf, referieren regelmäßig im Team.
- Hilfreich sind externe Referenten, diese vermitteln Sicherheit in der Begrifflichkeit und den Zugang zu dem neuen Instrument.
- Die Moderation der Umsetzung der Ideen sollten zwei Personen der Projektgruppe abwechselnd übernehmen, um sich ggf. vertreten zu können. Jede Verzögerung kostet Geld.
- Die Organisation wird mit motiviertem Personal geplant. Nur Mitarbeiter, die gerne neue Aufgaben übernehmen, fördern den Prozess.
- Das Projektteam trifft sich regelmäßig während der Arbeitszeit. Hilfreich ist ein gemeinsames Lesen des Expertenstandards, ein Gespräch darüber, wie er in der Praxis aussehen könnte.
- Im Team sollten sich auch motivierte Betreuungskräfte finden. Diese spielen im Alltagsgeschehen eine wichtige Rolle.
- Die Umstellung und Anpassung muss für die Mitarbeiter greifbar und nachvollziehbar sein, es darf kein Druck entstehen.
- Bei der Umsetzung sollte man vor allem die Mitarbeiter fördern, die Interesse zeigen, denn ein Mitarbeiter, der keine Leistungsbereitschaft zeigt, wird in einer zwangsverordneten Weiterentwicklung kein Interesse aufbringen und irgendwann kündigen.
- Für die Einführung sollte ein Zeitraum von einem Jahr geplant werden.
- Bei der Kick-off-Veranstaltung wird der Start für die Umsetzung bekannt gegeben, Ziele und Inhalt, organisatorisches Vorgehen besprochen und festgelegt. Das Meeting wird beendet und ein neuer Termin geplant
- In der Umsetzungsphase, die ein halbes Jahr dauern kann, ist es wichtig, dass die Leitung präsent ist und motivieren kann.
- Nach der Einführung erfolgt die Reflexion, Evaluation.

3.10.1 Rahmenbedingungen für Einrichtungen, Kurzzeitpflegen, Tagespflegen, Ambulanz

Hier ist viel Bedarf und jeder Leitung muss bewusst sein, dass der Prozess einer grundlegenden Änderung bei Pflege und Betreuung immer erst auf Widerstand stoßen kann. Jeder Arbeitsbereich verfügt über mindestens zwei Mitarbeiter mit gerontopsychiatrischer Ausbildung, plus DCM, IVA. Auf der übergeordneten Ebene, dem Management, sollte die Fachkraft für Gerontopsychiatrie die Aktivitäten der Einrichtung oder des Dienstes koordinieren und dafür sorgen, dass eine fachliche Weiterbildung gewährleistet ist.

- Ein Expertenstandard muss immer auf die Einrichtung zugeschnitten sein. Im Qualitätsmanagement sollte als übergreifendes Thema »Person-zentrierte Haltung« etwa durch Festlegung im Qualitätshandbuch oder mit dem passenden Konzept geplant werden, welche Aspekte neu aufzunehmen sind.
- Vor der Implementierung sollen alle Mitarbeiter, der Heimbeirat sowie die MAV ausreichende Informationen zum neuen Expertenstandard erhalten, dabei sind Fragen erwünscht und müssen berücksichtigt werden.
- Für den Qualitätszirkel werden interessierte Mitarbeiter angesprochen, daraus entsteht die Projektgruppe – sie findet sich aus eigenem Interesse an Neuem.

Wichtig **Regelmäßige Fortbildungen**

Zum Thema Demenz sollten regelmäßig Fortbildungen für das gesamte Personal geplant und zeitnah durchgeführt werden. Nur so entsteht ein Verständnis für die Verhaltensweisen von Menschen mit Demenz, die Arbeit mit dem Menschen mit Demenz wird nicht oder weniger als Stress empfunden, dadurch verändert sich die Qualität im Arbeitsbereich, d. h. in Krisen können Pflege- und Betreuungskräfte gelassener reagieren, stehen weniger unter Stress.

4 Konzepte: Angebote für Menschen mit Demenz

Anhand von einigen Beispielen möchte ich Ihnen in diesem Kapitel zeigen, wie facettenreich Angebote für Menschen mit Demenz sein können, die im Einklang mit dem aktuellen Expertenstandard zur Beziehungsgestaltung stehen.

Der Expertenstandard selbst schreibt kein bestimmtes Konzept vor. Aufgrund der vielschichtigen Einschränkungen benötigen Menschen mit Demenz aber eine Fülle von speziellen Betreuungsformen.

Ein Konzept sollte nach dem Individualitätsprinzip umgesetzt werden, da jeder Bewohner auf seine eigene Art und nach seiner Biografie in bestimmten Krankheitsphasen individuell reagiert.

Im Konzept sollten alle Maßnahmen gut erkennbar sein. Die Einrichtung selbst somit stellt sicher, dass ein individueller und spezifischer Leistungsplan vorliegt. Die Art und Weise der Leistungserbringung ruht auf einer bewohnerorientierten Grundhaltung der Mitarbeiter.

Ziele eines Konzepts:

- Angebote und Aktivitäten, die nicht überfordern,
- Wohlbefinden und Wertschätzung werden vermittelt,
- Akzeptanz und Anerkennung der Persönlichkeit der Menschen mit Demenz sind gegeben,
- der Alltag kann gelebt werden,
- die konsequente Umsetzung der Milieugestaltung ist erkennbar,
- Förderung und Erhalt der Handlungsfähigkeit sind gegeben,

- der möglichst lange Erhalt der Eigenständigkeit wird angestrebt,
- Sicherheit in allen Lebensbereichen wird vermittelt,
- die Arbeit mit Bezugspersonen fördert das Vertrauen,
- Kommunikationsformen, Validation nach Richard® (▶ Kap. 2.5) werden umgesetzt,
- Angehörige werden einbezogen und entlastet.

4.1 Konzept des Hauses am Kirchberg in Helmbrechts

Annerose Nitsche

Wir arbeiten nach dem Drei-Welten-Modell mit dem Konzept einer Pflegeoase für Menschen mit schwerer Demenz. Entwickelt wurde dieses Konzept von Silvia Lima, Leiterin der Demenzstation Pflegezentrum Erlenhof Zürich, und Dr. med. Christoph Held, leitender Arzt im Stadtärztlichen Dienst Zürich Pflegezentrum Erlenhof, entwickelt wurde.

Wissenschaftlich fundierte Studien über die Vorteile von speziellen Abteilungen für Menschen mit Demenz gibt es seit dem Jahr 2000 überwiegend aus Kanada und den USA. In Studien konnte man erkennen, dass Bewohner auf den Spezialabteilungen deutlich mehr Interesse an ihrer Umgebung zeigten, von der Stimmung her weniger wechselhaft waren und stabiler wirkten. Aus den Untersuchungen ging auch hervor, dass andere Personengruppen, Mitbewohner, Pflegepersonal und Angehörige von der Segregation demenzbetroffener Patienten am meisten profitierten.

Bekannt wurde das Drei-Welten-Modell durch den Heimleiter Michael Schmieder. Er begründete das Haus Sonnenweid (Schweiz) für Menschen mit Demenz in den jeweiligen Phasen:

- »Welt der kognitiven Erfolgslosigkeit«
- »Welt der kognitiven Ziellosigkeit«
- »Welt der kognitiven Schutzlosigkeit«

Sonnenweid gilt weltweit als Vorzeigprojekt. 1986 entstand die erste Wohngruppe, ebenfalls 1986 wurde die Oase dazu entwickelt. Pflegende Angehörige werden durch das Angebot mit Tag-/Nachtstation bei flexibler Zeitwahl entlastet.[45]

4.1.1 Besonderheit der Einrichtung in Helmbrechts

Seit 2004 hat sich unsere Einrichtung auf gerontopsychiatrisches Klientel spezialisiert, dies sind Menschen mit einer Erkrankung vom Typ Alzheimer oder einer vaskulären Demenz.

Wir arbeiten mit einem multiprofessionellen Team, welches anhand eines gerontopsychiatrischen Assessments die gesundheitliche Situation unserer Bewohner in der körperlichen, psychischen und sozialen Dimension, aber auch in der Interaktion mit der Umwelt, erfasst und bewertet.

Eine gerontopsychiatrische Diagnose muss vor Einzug schriftlich vorliegen (ärztlicher Befundbericht).

Bei einer hausinternen Verlegung in den beschützenden Bereich sind ein ärztliches Zeugnis und eine Bedarfserhebung (Cohen-Mansfield-Skala) Voraussetzung für die Beantragung einer gerichtlichen Unterbringung. Eine Verlegung in die Pflegeoase ist nur hausintern möglich.

4.1.2 Unsere Wohnbereiche

In zwei Wohnbereichen mit verschiedenen Wohngruppen leben Bewohner aller Pflegegrade miteinander. Eine Segregation (= Absondern, Entfernen, Trennen) hinsichtlich der Demenzphase wird bewusst befürwortet.

---

45 https://www.evitare.de/konzepte

Durch die individuellen Pflege- und Betreuungspläne, in denen entsprechende pflegerische und therapeutische Einzel- und Gruppenangebote festgelegt werden, wird eine ausgewogene Mischung zwischen Berücksichtigung von Einzel- und Gemeinschaftsinteressen angestrebt.

Besonderheiten unserer verschiedenen Wohngruppen

Bei den Wohngruppen handelt es sich um eine familienähnliche Wohn- und Lebensform. Der institutionelle Charakter des Heimlebens soll in den Hintergrund treten, dies gelingt durch kleine, überschaubare, dezentrale Bereiche und eine bedarfsgerechte Unterstützung der Bewohner. Die Selbstbestimmung der Bewohner steht an erster Stelle. Die umfassende Ausstattung, die großzügigen Wohnküchen und die familiäre Atmosphäre laden Angehörige und Ehrenamtliche zum Mitmachen und Mitleben ein.

Bei der Milieugestaltung der Wohngruppen orientieren wir uns am Modell der »Drei Welten«.

Der Leitgedanke besteht darin, dass Menschen mit Demenz im Verlauf ihrer Krankheit verschiedene Erlebniswelten durchlaufen:

- »Welt der kognitiven Erfolgslosigkeit«
- »Welt der kognitiven Ziellosigkeit«
- »Welt der kognitiven Schutzlosigkeit«

In den verschiedenen Wohngruppen wurden Lebensräume geschaffen, in denen die Milieugestaltung, Betreuung und Aktivierung den noch verbliebenen Fähigkeiten der Bewohner angepasst sind.

Offene Wohngruppen

Wohngruppe »Am Marktplatz«

Diese Wohngruppe eignet sich ideal als Ort für Menschen mit einer leichten Demenz, die zu Hause allein leben müssten. Die Wohngruppe ersetzt den Partner, der zu Hause fehlt. Die Bewohner treffen Entscheidungen selbst, über »privat sein« oder in der Gemeinschaft einbezogen sein. Gemeinsames Tun, Aktivitäten und begleitete Gruppenaktivitäten stehen im Vordergrund. Am Anfang einer Demenz reagieren die Betroffenen mit Gekränktsein, Trauer, Angst oder Wut auf ihre Defizite.

Ziel dieser Wohngruppe ist es, den Menschen im Alltag zu ermutigen und zu befähigen, bei den alltäglichen Verrichtungen so viel wie möglich für sich selbst zu tun und ihm dadurch Erfolgserlebnisse zu vermitteln.

Unterstützung und Hilfestellungen werden diskret und diplomatisch geleistet. Räumlich ist die Wohngruppe im Dachgeschoss untergebracht, den Mittelpunkt bildet der Marktplatz, mit dem offenen Esszimmer mit angrenzender Küche und einem kleinen Wohnzimmer zum Rückzug.

Wohngruppe »Zum Ausblick«
In dieser Wohn- und Betreuungsgruppe leben Menschen, die im Laufe ihrer Erkrankung einen Teil ihrer Kompetenzen verloren haben. Gemeinsames Tun, vor allem geführte Aktivitäten, stehen im Vordergrund.

Die Menschen werden nicht damit konfrontiert, was sie nicht mehr können, dies ist ein wichtiger Grundpfeiler der alltäglichen Betreuung.

Verlorene Kompetenzen können in der Kleingruppe durch angepasste Betreuung meist gut kompensiert werden. In dieser Wohngruppe wurde 2011 die Küche integriert und der Balkon als Wohnzimmer einbezogen, die »gute Stube« soll zum zentralen Lebensmittelpunkt werden.

Geschützte Wohngruppe

Wohngruppen »Weberhaus« und »Bergblick«
Beide Wohn- und Pflegegruppen sind für Menschen mit schwerer Demenz in einem beschützenden Umfeld. Die geschlossene Unterbringung stellt die Ausnahme dar und greift dann, wenn fachliche oder soziale Gründe die Pflege und Betreuung in einem besonderen Umfeld nötig machen.

Räumlich geschieht dies durch eine Architektur, die immer neue Wege eröffnet, die Innen und Außen verbindet. Regeln und Normen, ebenso das Bewusstsein für Besitz, sind verschwunden. Übergeordnetes Ziel in dieser Demenzphase ist das Zulassen von gezeigtem und herausforderndem Verhalten. Wir lassen in der Struktur das demenzielle Chaos zu.

Pflegeoase

Hier leben bis zu acht schwerstpflegebedürftige Menschen mit Demenz im fortgeschrittenen Stadium der Erkrankung. Die Situation ist gekennzeichnet von Multimorbidität, Verlust der Kommunikationsmöglichkeiten, deutlicher Immobilität bis zur Bettlägerigkeit, mit belastenden Sekundärsymptomen im psychischen und somatischen Bereich. Hier befinden sich die Bewohner schon in der Sterbephase.

Die Pflegeoase stellt ein innovatives Milieu dar, indem die neusten Erkenntnisse der Palliativmedizin, Geriatrie und Gerontopsychiatrie in eine sinnvolle Synthese gebracht werden. Im Mittelpunkt der Oase steht eine person-zentrierte Pflege, die ein individuelles Wohlfühlen anstrebt. Eine innovative Architektur ermöglicht den Zugang mit dem Pflegebett auf die Sonnenterrasse, ein Licht- und Farbkonzept wird umgesetzt.

Tab. 6: Tagesstrukturierung und Organisation der Pflege und Betreuung in den Wohngruppen

Zeit	Pflege und Betreuung durch Pflege/Gerontopsychiatrische Fachkraft, Betreuungsassistent und Wohngruppenhelfer)	Zusätzliche Angebote
6:00–6:15	Übergabe ND → FD	
6:15–8:00	• Aktivierende Pflege • Behandlungspflege • Toilettentraining/Versorgung	
8:00–9:30	Frühstücksrunde in der Wohnküche	
9:30–11:30	• Aktivierende Pflege, hauswirtschaftliche Tätigkeiten • Gabe der Zwischenmahlzeit • Behandlungspflege, Beschäftigungsangebot • lt. Wochenplan • Vorbereitung Mittagessen mit Bewohner	siehe Aushang
11:30–13:00	Mittagessen in der Wohnküche	
13:00–14:30	• Toilettentraining/Versorgung • Übergabe FD → SD • ruhige Phase evtl. Mittagsruhe, • Einzelbetreuung Toilettengänge	

Zeit	Pflege und Betreuung durch Pflege/Geronto-psychiatrische Fachkraft, Betreuungsassistent und Wohngruppenhelfer)	Zusätzliche Angebote
14:30–15:00	Kaffeetrinken in der Wohnküche	
15:00–17:30	• Toilettengänge, hauswirtschaftliche Tätigkeiten • Behandlungspflege, Beschäftigungsangebot lt. Wochenplan • Arztvisiten, Vorbereitung Abendessen mit Bewohner	siehe Aushang
17:30–18:30	Abendessen in der Wohnküche	
18:30–20:45	• Ruhiger Ausklang/Abendrunde • Abendtoilette • Individuelle Grundpflege	
20:45–21:00	Übergabe SD › ND	
21:00–6:15	• Rundgänge des ND • Gabe der Spätmahlzeit • Individuelle Pflege	

4.1.3 Leistungen der sozialen Betreuung

Das Ziel der sozialen Betreuung ist die Sicherung der persönlichen Lebensgestaltung in der Einrichtung, welche an der Erhaltung der Selbstständigkeit des Pflegebedürftigen orientiert ist, soziale Integration anstrebt und die jeweiligen Aktivierungspotentiale ausschöpft.

Leistungen im Konsens mit Bewohnern, Tagesgästen, Angehörigen, Betreuern

Angehörige, Freunde und Betreuer bleiben auch nach dem Einzug des neuen Bewohners/ Tagesgastes die wichtigsten Bezugspersonen.

Unser Ziel ist es, ein von Vertrauen getragenes Verhältnis zueinander aufzubauen, Pflegeanamnese einfließen zu lassen und die Gestaltung des Pflegeprozesses mit einzubeziehen. Dazu kommt, dass vor allem bei den Angehörigen von demenziell erkrankten Menschen oft Informationsbedarf hinsichtlich der Krankheitsbilder, der Pflege und Betreuung besteht.

Informationen und Beratung sind daher wichtige Kriterien, um den Bewohner, Tagesgast, und/oder Angehörigen/Betreuer zusätzliche Unterstützungsmöglichkeiten nach Wunsch und Bedarf anzubieten. Bei erfassten Risikofaktoren werden im Beratungsgespräch prophylaktische Interventionsmaßnahmen miteinander abgestimmt. Maßnahmen können nur effektiv sein, wenn der Bewohner/Tagesgast und/oder Angehöriger/Betreuer von der Sinnhaftigkeit der geplanten Maßnahme überzeugt ist und sich aktiv daran beteiligt.

4.1.4 Ethische Grundsätze

Der Pflege- und Betreuungsalltag konfrontiert uns immer wieder mit ethischen Fragestellungen. Pflegende sind dann gefordert, unter den Rahmenbedingungen des gesellschaftlichen Wertewandels und ihres jeweiligen Berufsfeldes im Gespräch mit den Betroffenen, Angehörigen und Mitgliedern anderer Berufsgruppen Antworten auf diese Herausforderungen zu finden.

Die Pflege übt ihre berufliche Tätigkeit zum Wohle des Einzelnen, der Familie und der sozialen Gemeinschaft aus; sie koordiniert ihre Dienstleistungen mit denen anderer beteiligten Gruppen, wie z. B. der spezialisierten ambulanten Palliativversorgung Hochfranken.

Die grundlegende berufliche Verantwortung der Pflegenden gilt dem pflegebedürftigen Menschen. Bei unserer Tätigkeit fördern wir ein Umfeld, in dem die Menschenrechte, die Wertvorstellungen, die Sitten und Gewohnheiten, der Wille bzw. der mutmaßliche Wille sowie der Glaube des Einzelnen, der Familie und der sozialen Gemeinschaft respektiert werden.

Wir gewährleisten, dass der Pflegebedürftige/Angehörige/Betreuer ausreichend Information erhält, auf die er seine Zustimmung zu einer pflegerischen Versorgung und Behandlung gründen kann und stehen jederzeit für ein Gespräch zur Verfügung

Soweit gewünscht werden ethische Fragestellungen in einer gemeinsamen Runde mit Hausarzt, SAPV, Mitarbeitern und Seelsorge erörtert.

Ethik- und Abschiedskultur

Der Bewohner soll in der letzten Lebensphase möglichst schmerzfrei unter Achtung seiner Persönlichkeit und Individualität in Würde sterben können.

Der Umgang mit Sterben und Tod wird bei uns nicht tabuisiert, sondern als Aufforderung zu einer einfühlsamen Begleitung verstanden. In der Einrichtung stehen dafür ausgebildete Palliativkräfte zur Verfügung. Wir respektieren dabei die Wünsche des Kranken und seiner Angehörigen und setzen uns – sofern gewollt – mit den ehrenamtlichen Mitarbeitern des Hospizvereines oder mit einem Seelsorger in Verbindung. Ein würdevoller Umgang mit dem Verstorbenen ist für uns selbstverständlich. Auf Wunsch richten wir eine Aussegnung in der hauseigenen Kapelle aus.

4.1.5 Eingestreute Tagespflege

Als Ergänzung zu der stationären Versorgung sehen wir die eingestreute Tagespflege, die im offenen sowie im beschützenden Bereich (mit Unterbringungsbeschluss) möglich ist.

Das Haus am Kirchberg widmet sich im besonderen Maß der Betreuung und Begleitung von Menschen mit Demenz in einem angepassten Umfeld. Durch die Schaffung eines bewohnerorientierten Lebens- und Wohnraumes sollen sich die Heimbewohner/Tagesgäste wohlfühlen.

In den beiden offenen Wohngruppen werden Bewohner mit einer vom Arzt diagnostizierten Demenz aufgenommen. In einer unserer beschützenden Abteilungen, die jeweils 11 bzw. 15 Plätze umfassen, werden Bewohner nur mit Unterbringungsbeschluss aufgenommen und in den Tagesablauf der jeweiligen Wohngruppen integriert.
Das primäre Ziel ist die Schaffung eines Milieus, in dem sich die Pflege und Betreuung an den individuellen Bedürfnissen und Bedarfen von Menschen mit Demenz orientiert, d. h. es muss ein Milieu hergestellt werden, das die individuell unterschiedlichen ausgeprägten Krankheitssymptome in Abhängigkeit vom jeweiligen Krankheitsstadium berücksichtigt und dabei Lebensqualität sichert.

Zeitlicher Rahmen

- Jeder Tagesgast kann sieben Tage in der Woche kommen.
- 7:30 bis 18:00 Uhr ist die Kernzeit.
- Der Aufenthaltszeitraum ist flexibel wählbar/von halben bis ganzen Tagen, einzelne Tage oder täglich.
- Aufnahmevoraussetzungen: die Einstufung in einen Pflegegrad, Menschen mit einer demenziellen Erkrankung, frei von infektiösen Krankheiten wie Hepatitis, MRSA, Covid19, usw.
- Ausschlusskriterien sind beatmungspflichtige Menschen.

Zur Vorbereitung der Aufnahme und Eingewöhnung eines zukünftigen Tagespflegegastes wird ein Erstberatungsgespräch durchgeführt. Hierbei werden der Unterstützungsbedarf, die gewünschte bzw. notwendige Versorgungsleistung sowie die individuellen Gewohnheiten der zukünftigen Tagesgestaltung besprochen.

4.1.6 Sozial-therapeutische Angebote

Durch die Kombination mehrerer gerontopsychiatrischer und pflegewissenschaftlich anerkannter Konzepte, die in der Fachliteratur als praktikabel beschrieben werden und sich für uns als umsetzbar erwiesen, ist ein flexibles Arbeiten, das sich am Wohlbefinden unserer Bewohner/Tagesgäste orientiert, möglich.

Je nach Klientel werden die Konzepte verschieden gewichtet eingesetzt. Wir wollen den Bewohnern/Tagesgästen die Möglichkeit geben, ihren Bedürfnissen auf der Grundlage eigener Interessen und Fähigkeiten und der eigenen Biografie nach Beschäftigung nachzukommen.

In Einzel- und Gruppensituationen werden Beschäftigungsangebote unterbreitet, die frühere Berufs-und Haushaltstätigkeiten aufnehmen (Kochen, Backen, Handwerk, Garten, Kleintiere). Aber auch Tanz- und Bewegungsgruppen, Spiele und Besuche von externen Veranstaltungen sollen Berücksichtigung finden.

Es wird ein breites Spektrum von sinnvollen Aktivitäten ermöglicht, deren Realisierung jedoch von der Klientel abhängig gemacht wird. D. h. die Biografie, die momentane Befindlichkeit und Freiwilligkeit, sind hier ausschlaggebend und nicht das Abarbeiten eines wöchentlichen Beschäftigungsplans.

Das Ziel ist, dass sich der Bewohner durch wertschätzende Umgangsformen verstanden fühlt und sein Selbstwertgefühl dadurch gestärkt wird. Seine persönliche Wirklichkeit, demenziell verändert, wird anerkannt, so kann ein vertrauensvoller Umgang entstehen. Die Mitarbeiter haben eine empathische Haltung zum Bewohner, dies ermöglicht den Ausdruck von Gefühlen. Der Einsatz von Psychopharmaka und freiheitsentziehende Maßnahmen werden reduziert.

Gruppenangebote:
- Körperliche Aktivierung (Gymnastik, Kegeln, Kraft-, Balancetraining),
- Erinnerungsarbeit,
- Biografische Gesprächsrunden,
- Validationsgruppe,
- Aromatherapie,
- 10-Minuten-Aktivierung,
- Zeitungsgruppe,
- Musikalische Beschäftigung (Singgruppe, Zithergruppe),
- Kreatives Gestalten (Basteln, Malen, Pflanzen),
- Koch-/Backgruppe,
- Spielkreis,
- Filmnachmittag.

Einzelangebote:
- Motorisch-funktionelle Therapien (Fahrradfahren MOTOmed, Gehtraining, aktives/passives Bewegungstraining, Koordinationsübungen),
- Selbstständigkeitstraining,
- (Wasch-/Anzichtraining, Esstraining, hauswirtschaftliche Tätigkeiten),
- Biografisches Gespräch/ Erinnerungsarbeit,
- Psychosoziale Betreuung (person-zentrierte Gesprächsführung/Zuwendung),

- Hundebesuchsdienst,
- Validation,
- Aromatherapie,
- Basale Stimulation®,
- Snoezelen (Baden, Snoezelenwagen),
- Spazierengehen.

Unter Anleitung gerontopsychiatrischer Fachkräfte und Pflegefachkräften arbeiten zusätzliche Betreuungskräfte (Betreuungsassistenten), dem Wohnbereich zugeordnet in Gruppen oder Einzelangeboten. Hier werden kreative und soziale Beschäftigung und Aktivitäten angeboten.

Zusätzlich:
- 2 x monatlich samstags evangelischer Gottesdienst,
- nach Absprache freitags katholischer Gottesdienst,
- Abendrunde, Feste, jahreszeitlich (Mai, Muttertag, Sommerfeste, Weihnacht, Adventskaffee).

4.1.7 Milieugestaltung

Die Milieugestaltung stellt ein umfassendes Betreuungskonzept dar, dessen Zusammenhang sich sowohl auf die räumliche Umgebung als auch auf Umgangsformen und Aktivitäten bezieht und bei dem die psychischen Bedürfnisse der Bewohner im Vordergrund stehen.

Die drei Kernelemente der Milieutherapie

Soziale Umgebung

Zum Konzept im Haus am Kirchberg, an dessen Planung und Umsetzung sich alle Mitarbeiter beteiligen, gehört die enge Zusammenarbeit aller Berufsgruppen. Ein weiterer Baustein ist die »Beziehungskonstanz«: In jeder Wohngruppe sind feste Bezugspersonen für die Bewohner da. Die Grundhaltung basiert auf Respekt, Akzeptanz, Kritikvermeidung und Partnerschaftlichkeit. Der Umgang soll einfühlsam, geduldig und sensibel sein; Biografiewissen ist für einen positiven Umgang unerlässlich. Kontakte zu Angehörigen werden gefördert.

Tagesstrukturierung
Zur Optimierung eines Milieus gehört eine feste Tagesstruktur, in der sich Aktivitäten und Ruhephasen abwechseln. Die aktivierenden Angebote orientieren sich an der Alltagsnormalität in der Wohngruppe. Zielsetzung ist die Vermittlung des Gefühls der Bestätigung, die Steigerung des Selbstwertgefühls und des Wohlbefindens. Bei regelmäßigen Treffen von Gruppen wird das Bedürfnis nach sozialen Kontakten befriedigt und sozialer Isolation entgegengewirkt.

Architektonische räumliche Umgebung
In jeder Wohngruppe sorgen eine Überschaubarkeit der Räume, barrierefreie Wege und in den beschützenden Bereichen ein Ausgang in den Garten für ein optimales Milieu.

Zur Orientierung des Wohnbereichs unter milieutherapeutischen Gesichtspunkten gehören auch Methoden, die die Orientierung und die Kommunikation unterstützen. Hilfen zur Orientierung wurden aus der Methode des Orientierungstrainings entnommen; eine erfolgreiche Kommunikation zwischen Menschen mit Demenz und den sie betreuenden Personen finden wir im person-zentrierten Ansatz von Tom Kitwood in Verbindung mit der Methode der Validation und einer integrierten Biografiearbeit.

Um die Bedürfnisse der Bewohner und Mitarbeiter vollständig wahrzunehmen und möglichst zu befriedigen, müssen konsequent alle Bereiche des Lebensraums besonders bei gerontopsychiatrisch veränderten Menschen therapeutisch konzipiert werden, sodass sie zusammenwirken können.

Eine Milieutherapie betont die Bedeutung von Umfeld für Lebensqualität und benennt die Prinzipien, nach denen die Umwelt aufgebaut werden sollte. Es wurde in den vier Wohngruppen eine angenehme und wohnliche Atmosphäre geschaffen, die positive Assoziationen und Erinnerungen zulässt.

Hierzu gehören:
- Ausreichende Beleuchtung von mindestens 500 Lux,
- beruhigende Geräuschkulisse ohne Irritation,
- ansprechende Farbgestaltung,

- kleine überschaubare, familiär wirkende Gruppen,
- das räumliche Milieu ist dem enormen Bewegungsdrang der Menschen mit Demenz angepasst,
- große, helle und übersichtliche Räume für freie und uneingeschränkte Bewegung mit breiten Fluren,
- barrierefreie, ausreichend große Laufflächen im Innenbereich,
- eine Gartengestaltung, die es erlaubt, dass sich der Klient ohne Begleitung bewegt und allein zum Haus zurückfinden kann,
- großzügige Gemeinschaftsräume, aber auch Nischen und Ecken, in welche sich die Bewohner zurückziehen können,
- zielgruppenorientierte räumliche Gestaltung mit bekannten Gegenständen, altvertrautem Mobiliar und Dekoration, die auf die Sinne anregend wirken,
- helle, indirekte Beleuchtung (keine Schattenbildung),
- Kennzeichnung aller Türen,
- die Türgriffe befinden sich auf genormter Höhe, angepasst an die Wahrnehmung (wie früher),
- griffiges taktiles Material der Einrichtungsgegenstände,
- ruhige Musterung des Bodenbelages, kein reflektierender, spiegelnder Belag,
- farbkräftige und lichtstarke Kennzeichnung von wichtigen Orten, um die Aufmerksamkeit von demenziell Erkrankten zu zentrieren (z. B. Toiletten),
- weiße Wandfarbe mit guten Gestaltungselementen oder alternativ warme Farben,
- Snoezelenbäder,
- Wohnküchen als »Herzstück« jeder Wohngruppe. Hier findet das Zusammenleben statt.

4.1.8 Der person-zentrierte Ansatz nach Tom Kitwood

Menschen mit Demenz haben auch in ihrer Erkrankung weiterhin ein starkes Bedürfnis nach Liebe, Trost, Sicherheit, Einbeziehung, Beschäftigung und Identität. Es gilt, Pflegeheimsituationen soweit wie möglich zu befriedigen. Nach Tom Kitwood kann dies mit einem »person-zentrierten Ansatz« gelingen. Bei diesem steht die Kommunikation und Interaktion mit dem an Demenz erkrankten Menschen durch positive Interaktion der betreuenden Person im Mittelpunkt.

Positive Interaktion wird als ein dem Menschen zugewandtes »In-Beziehung-Treten«, beschrieben, wodurch sich der an Demenz erkrankte Mensch als Person angenommen fühlt. Dies gelingt vor allem dann, wenn das Pflegepersonal die Fähigkeit zur Empathie und die Fähigkeit zur Auseinandersetzung mit dem eigenen Lebenskonzept mitbringt. Denn durch die eigenen Erfahrungen, z. B. Verlust oder Hilflosigkeit ist es leichter möglich, sich in die Gefühls- und Erlebniswelt von Menschen mit Demenz hinein zu denken, die Pflegebedürftigen als individuelle Persönlichkeiten wahrzunehmen und Gefühle von Sicherheit und Identität an die zu Pflegenden zurückzugeben.

Die zwölf Aktivitäten von Tom Kitwood (▸ Kap. 2.2.4) sind dabei für uns handlungsleitend. Weitere wichtige Schlüsselbegriffe:

- Validation: Validation heißt Gefühle anerkennen, die Gefühle als wahr erklären. Das Personal wird regelmäßig geschult.
- Biografie: Die Bedeutung des biografischen Wissens ist jedem Mitarbeiter bewusst, in internen Schulungen wird auf die Biografie eingegangen, um damit im Alltag arbeiten zu können. Die Angehörigen werden in die Biografie von Anfang an mit einbezogen.
- Kooperation: Die Kooperation besteht intern mit der Hauswirtschaft, Reinigung, Verwaltung, Haustechnik, hier werden regelmäßige Teamsitzungen durchgeführt.
- Externe Kooperation besteht mit Haus-und Zahnärzten, Physiotherapeuten, Ergotherapeuten, Logopäden, Stadtverwaltung, Kirchen und Kindergärten, Hospiz, SAPV, Chören, Sportvereinen.
- Die Leitung der Einrichtung ist in verschiedenen Gremien der Stadt Helmbrechts vertreten.
- Bewohner, Angehörige und Freunde des Hauses werden mit der Hauszeitung über verschiedene Veranstaltungen informiert. Regelmäßig werden Führungen für interessierte Angehörige, Fachkollegen durchgeführt.

4.2 Das Betreuungskonzept im Haus an der Stadtmühle

4.2.1 Allgemeines

Die Betreuungsarbeit in unserem Haus ist geprägt durch die Vernetzung verschiedener Versorgungsarten unter einem Dach und die Möglichkeit der gemeinsamen Nutzung der vorhandenen Räume durch alle Bewohner bzw. Gäste. Alle Angebote im Haus sind offen, auf die jeweiligen Bewohnerfähigkeiten zugeschnitten.

Kennzeichnend für einen person-zentrierten Ansatz in der Pflege und Betreuung ist die Fokussierung auf die Person, die in den Mittelpunkt rückt.

Betreuungsziele sind:

- Akzeptanz und Wertschätzung der Persönlichkeit des Menschen mit Demenz,
- gelebte Alltagsnormalität,
- Angebote bei der Beschäftigung und Aktivierungen ohne Überforderung,
- Gefühlsorientierte Kommunikation (Integrative Validation),
- Entlastung der Angehörigen,
- Wohlbefinden und Lebensqualität,
- Selbstbestimmung und Erhalt der Eigenständigkeit,
- Leben in einem therapeutischen Milieu,
- Sicherheit durch Rituale und Bezugspersonen.

Personsein ist dabei nicht so sehr eine persönliche Eigenschaft, sondern zeigt sich in der Art, mit der Menschen miteinander in Kontakt sind. Für das Entstehen von Beziehung sind wechselseitige Anerkennung, Respekt und Vertrauen wichtig.

Gegenseitiger Zuspruch, die Versicherung von Akzeptanz und Assistenz zwischen Menschen wird dann besonders wichtig, wenn Menschen trotz Defizite, »Fehlern« und Versagen Anerkennung erfahren und erleben sollen.

Die soziale Betreuung ist die Basis der gesamten Pflege und Begleitung in unserer Einrichtung. Sie aktiviert grundlegende körperliche, geistige und soziale Fähigkeiten im Aufgreifen aktueller jahreszeitlicher und gesellschaftlicher, kultureller Rhythmen. Grundlage hierfür sind die Kenntnisse über die Biografie der Bewohner. Als solche werden Grundgedanken und strukturelle Vorgaben der sozialen Betreuung im Pflegekonzept bereits beschrieben.

Durch die Gestaltung des täglichen Umgangs sowie einer Atmosphäre, in der sich unsere Bewohner mit uns und untereinander wohlfühlen und Geborgenheit empfinden, wollen wir mit unserer Arbeit den Bewohnern und Gästen ein Stück Lebensqualität, Geborgenheit und Struktur vermitteln. Sie sollen sich dadurch bei uns ernst genommen und angenommen fühlen.

Das vorliegende Konzept dient zur Darstellung der aktuellen Leistung sowie zur praktischen Orientierung für die Einarbeitung von neuen Beschäftigten und Praktikanten.

4.2.2 Grundsätze

Allgemeine Betreuungsgrundsätze

- Kleinräumige Zuordnung und Einbindung in familienähnliche Gruppen,
- passende Angebote für alle Bewohner,
- die Tagesstruktur gibt Sicherheit und Orientierung:
  - mit Hilfe der tagesstrukturierenden Gruppe,
  - einem strukturierendem Tagesablauf,
  - festen Zeiten für Beschäftigungen und Mahlzeiten, Spaziergängen usw.
- wiederkehrende Rituale im Tagesablauf, z. B. morgendliche persönliche Begrüßung mit Nennung des Namens,
- Einhalten der Kontinuität, feste Plätze bei den Mahlzeiten, Gruppensitzungen,
- Biografie orientierte Rückzugmöglichkeiten bieten Strukturierung der Umgebung,
- die Milieugestaltung, d. h. das Wohnumfeld, sollte überall ansprechend sein,

- eine Über- oder Unterforderung ist zu vermeiden, bei Angeboten, auch bei der Nahrungsaufnahme,
- Misserfolge sind zu vermeiden, schöne Momente schaffen, wertschätzende person-zentrierte Kommunikation,
- Reizüberflutung, Unruhe, lautes Rufen vermeiden. Lautstärke und Hektik lösen Angst bei Menschen mit Demenz aus,
- Kontaktaufnahme nach den Grundsätzen der Integrativen Validation,
- niemals auf Streitgespräche einlassen, validierende Haltung,
- Anregung von passenden Angeboten (Gruppen solange möglich),
- immer mit Bezugspersonen arbeiten, diese kennen die Biografie und die Bedürfnisse der Bewohner,
- Einbeziehung der Angehörigen nach Schulungen, diese vermitteln Menschen mit Demenz immer Sicherheit.

Selbstbestimmung

Was Sinn macht und gut tut, definiert jeder Mensch anders. Hier muss die Perspektive des Menschen, mit und ohne Demenz, Grundlage jeder Intervention sein. Je schwerer die Demenz oder Behinderung, desto geringer sind häufig die Möglichkeiten, sich selbst zu beschäftigen. Dann treten die Sinne in den Vordergrund.

Die Erfahrung von Nähe und das Wahrnehmen von Gerüchen, Geräuschen und Gegenständen können Ängste mindern und vertraute Lichtblicke und Anker für das sich verlierende Selbst bedeuten.

Partizipation

Unter Partizipation verstehen wir die Einbeziehung der Bewohnerinnen und Bewohner bei vielen das Zusammenleben betreffenden Ereignissen und Entscheidungsprozessen. Ein wichtiger Bestandteil dessen ist die von den Bewohnern gewählte Bewohnervertretung. Einer der Schlüssel zu einer gelingenden Partizipation ist der Subjektbezug.

Subjektbezug

Jeder Bewohner hat andere Interessen und Vorlieben, die individuelle Beschäftigungsangebote nötig machen.

Ressourcenorientierung (persönlich, materiell und sozial)

Ausgangspunkt bei der Konzeption unserer Beschäftigungsangebote sind die Stärken und Interessen unserer Bewohner. Die Ressourcen können dabei persönlich, materiell und sozial sein. Zur Überwindung von Schwächen wird im Zuge der Ressourcenorientierung an den Stärken der Teilnehmer angesetzt.

Entwicklungsgemäßheit

Alle Angebote wollen die größtmögliche Teilhabe am Leben fördern. Das Ziel ist es, unsere Bewohner weder körperlich noch geistig zu unter- oder zu überfordern. Unsere Bewohner werden in unseren Angeboten ihren körperlichen und geistigen Fähigkeiten entsprechend gefördert. Die gezielte Förderung der Mobilität durch entsprechende Einschätzung (Screening) wird beim Einzug durchgeführt

Biografiebezug

Bei der Pflege und Betreuung von Menschen mit Demenz und Menschen mit anderen Einschränkungen gilt es, einen Zugang zu ihnen zu finden, um so zu einem individuell angepassten, den gesamten Menschen erfassenden, verstehenden Umgang zu finden.

Der biografische Arbeitsansatz dient hier dazu, beim Bewohner nicht nur das augenblickliche Lebensumfeld »Heim« und die momentane Befindlichkeit zu berücksichtigen, sondern die Erfahrung der bereits gelebten, individuellen Lebensgeschichte mit einzubeziehen, durch die bisheriges Erleben und Verhalten beeinflusst war.

Geschlechtsspezifische Angebote: Stammtisch, Damenkränzchen

Biografisch orientiert zu arbeiten, stellt an die Beschäftigten in der stationären Altenpflege besondere Anforderungen sowohl in fachlicher als auch in menschlicher Hinsicht. Dazu gehören die Fähigkeit sowie die Bereitschaft zu einer umfassenden, die Vergangenheit einbeziehenden Wahrnehmung des Bewohners.

Erst eine spezifische, biografische Haltung erlaubt es allen – und gerade demenziell Erkrankten – mit einer begründeten Achtung und Respekt zu begegnen, ihnen als jemandem gegenüber zu treten, der ein langes Leben gelebt und eine Zukunft hat. So kann es uns gelingen, den Menschen im wirklichen Sinne ganzheitlich wahrzunehmen, nicht reduziert auf den augenblicklichen Zustand. So schafft ein biografischer Arbeitsansatz die Voraussetzung zu tun, was ganzheitliche Pflege und Betreuung verwirklichen soll und ist davon nicht zu trennen.

Person-zentrierter Ansatz

Die ganzheitliche Wahrnehmung beeinflusst die Einstellung der Pflege und Betreuung und drückt sich vornehmlich in einer veränderten Haltung gegenüber dem Bewohner aus. Diese besondere Haltung beeinflusst und verändert den Umgang der Art und Weise der Begegnung mit dem Bewohner ebenso wie die Gestaltung von Angeboten für den Bewohner.
»Person-zentrierter Ansatz« (PZA) bedeutet, im Mittelpunkt der person-zentrierten Pflege nach Kitwood steht nicht die »Person mit **Demenz**«, sondern die »**Person** mit Demenz«, also nicht die Krankheit, sondern der Mensch als Subjekt (▸ Kap. 2.2.1).

Kitwoods Blickrichtung ist nicht die Heilung der Demenzerkrankung, sondern das Wohlbefinden und eine gelungene Beziehung, bei dem das Ergebnis auf Pflegende und Menschen mit Demenz wirkt. In der aufmerksamen, wertfreien Begegnung können Pflegende den Menschen mit all seinen Facetten wahrnehmen, diese Begegnungen sind neu, schön und ehrlich, vermitteln eine andere Sichtweise.

Für einen würdevollen, respektvollen Umgang benennt Tom Kitwood in seinem Konzept folgende Grundsätze:

- Jeder Mensch bedarf der Anerkennung seines Wertes – mit Respekt wird seine Würde gewahrt.
- Jeder Mensch möchte tätig sein – das verlangt individuelle Angebote.
- Jeder Mensch möchte mit anderen in Kontakt treten – seine Kompetenzen werden je nach Möglichkeit gefördert.
- Jeder Mensch braucht Hoffnung und Vertrauen – Interaktionen werden behutsam fachgerecht gewählt.

Im Expertenstandard »Beziehungsgestaltung« ist Kitwoods Konzept integriert, um die person-zentrierte Haltung zu veranschaulichen:

Struktur 1 a: Person-zentrierte Haltung
Die Pflegefachkraft hat eine person-zentrierte Haltung, d. h. trotz aller Defizite, die bei Menschen im Alltag auftauchen, wird der Mensch mit Demenz als Person gesehen und wahrgenommen. Mit allem Respekt für seine Einzigartigkeit. Die Aufrechterhaltung seiner Persönlichkeit wird gefördert, die betroffene Person erlebt das Umfeld vertraut, das alltägliche, empathische Miteinander von Pflege, Betreuung, Angehörigen usw. wirkt sich positiv auf Bewohner aus. Dadurch weniger Abwehr, weniger Medikamente, weniger Angst – Vertrauen und ein Gefühl des Angenommenseins entstehen.

Das könnte im Alltag heißen, »Liebe dich selbst wie deinen Nächsten« oder »Was du nicht willst, das man dir tu, das füg auch keinem andern zu« – diese Redewendungen sagen viel aus. Auf den Beruf oder das Leben bezogen: Wenn ich im Arbeitsfeld meinen Beruf nicht gerne ausführe, wird es ein Abarbeiten; ich arbeite den Standard ab und fertig. Aber so ist es eben im Arbeits- und Lebensbereich mit Menschen mit Demenz nicht. Eine Gruppenstunde kann ohne Achtsamkeit durchgeführt werden, ein Vollbad der Reinigung dienen, ohne die Hingabe an den Beruf werden Menschen mit Demenz spüren, dass etwas fehlt.

In der person zentrierten Pflege und Betreuung finden sich die 12 Aktivitäten nach Tom Kitwood wieder (▸ Kap. 2.2.4).

4.2.3 Zielgruppen

Seniorenheimbewohner sind – im Gegensatz zu früher – keine homogene Gruppe mehr. Bewohner können heute vergleichsweise jung sein (ab Anfang 70) und neben körperlichen auch geistige Defizite aufweisen.

Seniorenbetreuung

Früher waren alte Menschen die Hauptklientel eines Seniorenheimes. Der Gesundheit zuträgliche Lebensbedingungen und auf Senioren abzielende Angebote (mobile Pflege und seniorengeeignete Wohnausstattung und Geräte) ermöglichen es heute, sehr lange zu Hause versorgt zu werden. Sie lassen die Anzahl dieser Bewohner in Seniorenheimen aber schwinden.

Gesunde Senioren, die noch mitten im Leben stehen, sind häufig Besucher unserer Bewohner und können manchmal soziale Ressourcen (z. B. Ehrenamt bzw. ehrenamtliche Tätigkeiten wie etwa Kinonachmittage) anbieten.

Betreuung von Menschen mit Demenz

Die Zahl von Demenz betroffener Bewohner in Seniorenheimen nimmt immer weiter zu. Gründe hierfür sind eine steigende Lebenserwartung, ein adäquater Umgang mit Schluckstörungen (die mit einer Demenz einhergehen und ansonsten innerhalb kürzester Zeit zu einer Lungenentzündung führen würden) und eine Überforderung der Angehörigen (z. B. Tag-Nachtrhythmus kippt). Die Gestaltung der Angebote für Menschen mit Demenz ist deswegen überaus wichtig.

Einerseits, weil ihr Anteil an den Seniorenheimbewohnern immer weiter zunimmt, andererseits, weil die Angebotskonzeption alles andere als trivial ist. Eine genaue Einschätzung der Phase einer Demenz ist mit der Reisberg-Skala (▶ Kap. 3.3) möglich, danach wird das Angebot gewählt.

4.2.4 Beschäftigungsangebote

Das Team überlegt gemeinsam, mit welchen Angeboten die Bewohner erreicht werden können. Die Beschäftigungsangebote werden geplant und verbindlich durchgeführt.

Gruppenangebote

Alle homogenen Gruppenangebote richten sich an Bewohner mit keinen oder nur leichten kognitiven Einschränkungen. In fast allen Angeboten finden sich Elemente der Musik wieder.

Biografische Kenntnisse von Vorlieben in der Musik sind den Angehörigen gut bekannt. Falls keine Auskunft mehr möglich ist, achten wir auf die Reaktionen der Bewohner. Bei Mitsingen und Schunkeln sind Lieder und Musik bekannt (▶ Kap. 2.9).

Der Großteil der alltäglichen Betreuungsarbeit ist der Durchführung von Gruppenveranstaltungen vorbehalten. Hier hat sich ein relativ fester, regelmäßiger Rhythmus im Ablauf der Woche herausgestellt, der unterschiedliche Angebotsformen und Ziel- bzw. Interessengruppen innerhalb der Bewohnerschaft in Einklang bringt. Die inhaltliche Orientierung an Jahreszeiten, an Monaten und Wochentagen, an Wochenenden (Samstag: Tanzcafé, Sonntag: TV-Gottesdienst), an gesellschaftlichen, kirchlichen und persönlichen Festtagen bildet die Grundlage der Gruppenarbeit. Ein wichtiger Faktor bei der Gruppenbetreuung sind die enthaltenen Bewegungselemente.

Regelmäßige wöchentliche Veranstaltungen sind:
- Morgenrunde,
- Kleingruppe,
- Demenzgruppe,
- Gedächtnistraining,
- Galileo-Training,
- Singen in der Gruppe mit Ehrenamt,
- Spaziergänge,
- Sturzprophylaxe (durch externe Ergotherapeuten),
- Hundebesuch,
- Gottesdienst am Sonntag (TV).

Das Wir-Gefühl wird durch regelmäßiges Singen und Alltagshandlungen gefördert. Diese steigern das Wohlbefinden der Bewohner. Bezugspersonen, die positiv verstärken, tragen dazu bei, dass die Bewohner sich bei allen Aktivitäten geborgen fühlen.

Monatliche Veranstaltungen:
- Besuch durch den örtlichen Kindergarten,
- Gottesdienst (evangelisch und katholisch),
- Vorträge und/oder Dia- und Filmbeiträge.

Vierteljährliche Veranstaltungen.
- Geburtstagskaffee,
- Musikbeiträge örtlicher Chöre.

Jahreszeitliche Veranstaltungen:
Fasching, Frühlingsfest, Ostern, Muttertag, Maifeier, Sommerfest, Erntefest, Advents-, Nikolaus- und Weihnachtsfeiern und Silvester.

Die Veranstaltungen werden in Form eines Wochen- und Tagesplans an zentraler Stelle ausgehängt und mündlich kommuniziert. Darüber hinaus gibt es eine schriftliche Bekanntmachung in Form von Einladungen zu Veranstaltungen und Angeboten an der Pinnwand und im Speisesaal. Für alle Gruppen gibt es Standards, die in der Tagesstruktur ausgewiesen sind.

Einzelbetreuung für kognitiv gesunde oder sehr gering eingeschränkte Bewohner

Für alle Bewohner/Gäste gilt:

- Die Biografie wird zeitnah und sensibel erstellt,
- validierende Gespräche erfolgen ja nach Bedarf (Krisen, Angehörige, Einzug),
- Biografisch bekannte Texte, Gedichte, Zeitungen werden vorgelesen,
- Kontakte im Haus werden geknüpft,
- Milieugestaltung (Zimmer),
- 10-Minuten-Aktivierung,
- Betreuung Ehrenamt,
- Spaziergänge,
- Gedächtnistraining nach Stengel oder dem Bundesverband für Gedächnistraining,
- Sterbebegleitung,
- Zuhören, Trost geben,
- Besuche im Krankenhaus,
- Gebete sprechen, Kirchenlieder singen,
- Hospizbegleitung,
- Musik hören oder selbst machen,
- Bewegungsübungen,
- Therapiehund begleiten,
- Katze im Haus beachten,
- Hunde im Haus.

Musik in der Einzelbetreuung

In der Einzelbetreuung ist die Musikauswahl durch die Biografie bekannt. Je nach Tagesform wird die Länge der Musikdarbietung gestaltet. Lieder werden jahreszeitlich gewählt. CD-Player und die CD lassen sich gut von Bett zu Bett transportieren. Bewährt haben sich CDs mit Instrument und Singstimme (z. B. die CD vom Tageszentrum am Geiersberg).

Die Einzelbetreuung wird von zwei gerontopsychiatrischen Fachkräften und einem Sozialpädagogen regelmäßig und immer mit biografischem Hintergrund angeboten.

Betreuung mit gerontopsychiatrischem Schwerpunkt für Bewohner mit Demenz

Ein weiterer Schwerpunkt ist die Betreuung derjenigen Bewohner, die mit den klassischen Angeboten der Betreuungsarbeit nicht mehr angemessen aktiviert werden können. Etwa 50 Prozent unserer Bewohner zeigen in unterschiedlichem Maße Verhaltensstörungen, was sich in Störungen des abstrakten Denkens, des Urteilsvermögens, der Erinnerungsfähigkeit und in der Kommunikation äußert. Auch die Desorientierung in Bezug auf Ort, Zeit und Personen sowie Konzentrationsstörungen gehören zu den typischen demenziellen Symptomen.

Meist ist dadurch nicht nur die Fähigkeit zur angemessenen Sorge für sich selbst und zur verständlichen Kommunikation betroffen, sondern das gesamte Erleben und Fühlen. Das Gesamtverhalten kann dadurch schwerwiegend gestört sein und wird oft von Außenstehenden als abweichend und abstoßend empfunden. Hier wird eine spezielle, defizitangemessene und bedürfnisorientierte Betreuung notwendig. Die Kontakte zu Angehörigen und Betreuern werden so engmaschig wie möglich gestaltet.

Gerontopsychiatrische Kleingruppe

Für eine Gruppe demenziell veränderter Bewohner bieten je eine tägliche Kleingruppe am Vormittag und die Schongruppe die Chance, in weitgehender Kontinuität ein Klima der Vertrautheit und Geborgenheit zu erleben, dass das spezielle Kommunikationsverhalten des Einzelnen berücksichtigt und so die Bedürfnisse nach Nähe und Zuwendung befriedigt.

Die Berücksichtigung der Grundsätze biografie-orientierter Arbeit, von soziotherapeutischen und milieutherapeutischen Erkenntnissen und das Wissen um die historischen Bedingungen der früheren Lebensgestaltung der betroffenen Bewohner bestimmen Form und Inhalt der Gruppenarbeit, die immer von gerontopsychiatrischen Fachkräften durchgeführt werden.

Musik und Singen greifen gut und können über 10 bis 15 Minuten hinweg eingesetzt werden. Die Motorik ist bei vielen Bewohnern noch gut vorhanden, allerdings können keine komplizierten Übungen wie Sitztänze mit mehreren Handlungsschritten nachvollzogen werden. Hier ist eine gerontopsychiatrische Fachkraft mit einer Ausbildung für Sitztanz bei kognitiv eingeschränkten Menschen nötig. Ganz einfache Handlungsschritte, die jeden Tag neu geübt werden, sind hier wichtig.

Hier wie im häuslichen Pflegebereich ist die Schaffung einer freundlichen, wertschätzenden Atmosphäre eine wichtige Voraussetzung zum Wohlfühlen. Die Sprechweise ist hier auch sehr langsam und kurz.

Die Angebote:
- Spiele am Nachmittag,
- musikalisches Rätselraten,
- Tierbesuche.

Demenzbetreuung im Wohnzimmer

Hier wird ein Personenkreis von vier von fünf Bewohnern regelmäßig in angemessener Zeit mit einer bestimmten Form der Kommunikation (nonverbal, validieren) angesprochen.

Ein Instrument hierfür sind z. B. regelmäßige Rituale und Sinnesanregungen durch Anreize mit biografischem Hintergrund. Die Gruppe findet den gesamten Tag für Menschen mit schweren kognitiven Einschränkungen und abwehrendem Verhalten statt.

Die Nahrungsaufnahme findet unter Betreuung einer gerontopsychiatrischen Fachkraft statt. Die Zeitfenster für Anregungen sind kleiner (z. B. 20 Minuten am Vormittag).

Einzelbetreuung Demenz

Für Bewohner, die nicht mehr gruppenfähig sind, mit schwersten kognitiven und körperlichen Einschränkungen, wird regelmäßig Einzelbetreuung mit Elementen der basalen Stimulation durchgeführt. Für Bewohner mit demenziellen Einschränkungen werden gezielt Bereiche der basalen Stimulation angeboten.

Akustische Stimulation, etwa Klänge der Natur, Vogelgezwitscher, Glockenklang, Fröschequaken, Tierstimmen (Materialien von Dr. Franziska Stengel oder der Firma Wehrfritz) kommen noch an.

Taktil-haptische Stimulation durch Zureichen von Gegenständen (jahreszeitlich, z. B. im Herbst Tannenzapfen, Äpfel, Birnen, Blätter, Heu, Schnee), Streicheln von Fell, Wolle, darreichen von Puppen oder Kuscheltieren.

Visuelle Stimulation durch bekannte Bilder, Gegenstände, Lichtsäulen, Aquarien.

Orale Stimulation durch Eingabe von Essen, unter Berücksichtigung der Defizite (Blindheit, Demenz) – ein Angebot das nur von Fachkräften geboten wird.

Vestibuläre Stimulation, in den Arm nehmen und sanft wiegen, Schaukelstuhl (mit Sicherheitsvorkehrungen), Vibrationsliegen mit Geräuschen.

Olfaktorische Stimulation durch bekannte Gerüche, die gezielt eingesetzt werden (Blumen, Erde, Heu, Kuchen, Gemüse, Kräuter, Gewürze).

Die 10-Minuten-Aktivierung

Bei dieser, an die gleichnamige Veröffentlichung von Ute Schmidt-Hackenberg[46] angelehnten Methode wird aus der Not der eingeschränkten Konzentrationsfähigkeit demenzbetroffener Bewohner die Tugend der kurzen, aber regelmäßigen Aktivierung gemacht.

---

[46] Schmidt-Hackenberg U (2013): 10-Minuten-Aktivierung als Methode: Ergänzt um die Körpersprache der Dementen. Vincentz Network, Hannover.

Mit Hilfe von altbekannten Alltagsgegenständen, die gleichsam die Funktion von »Türöffnern« zum Langzeitgedächtnis haben, werden täglich Körper, Geist und Seele angeregt. Dabei werden verschüttete Erinnerungen geweckt, denen in der individuellen Aktivierungsmöglichkeit der Kleingruppe (sechs bis neun Teilnehmer) Raum gegeben werden kann.

Eine kontinuierliche Arbeit (tägliche Veranstaltungen mit den gleichen Bewohnern am gleichen Ort zur gleichen Zeit) zeigt hier in aller Regel positive Auswirkungen auf Gefühlslage und Verhalten der aktivierten Bewohner.

Bettlägerige Bewohner, die in den Roll- oder Pflegestuhl mobilisiert werden, nehmen passiv, soweit möglich auch aktiv, an der Gemeinschaft teil.

So können auch diese Bewohner die Gemeinschaft erleben und Eindrücke über alle Sinne erfahren. Der mobile Beschäftigungswagen wird gezielt für die Bedürfnisse dieser Bewohner eingesetzt.

Gedächtnistraining

Ein gesundes altes Gehirn ist bis zu Tod lernfähig. Diesen Satz prägte Dr. Franziska Stengel während ihrer jahrzehntelangen Tätigkeit. Sie entwickelte bestimmte Methoden, um das Gehirn spielerisch und ohne Leistungsdruck zu trainieren. Durch zwei Gedächtnistrainerinnen werden 1 x wöchentlich Trainingsstunden angeboten.

4.2.5 Palliative Begleitung

Die Begleitung Sterbender erfolgt durch eine Palliativfachkraft neben den individuellen Betreuungsangeboten je nach Tagesform und Möglichkeiten. Die SAPV-Betreuung ist jederzeit möglich.

Hospiz

Die Zusammenarbeit mit dem Hospizverein und den Angehörigen wird in regelmäßigen Kontakten umgesetzt. Jedem Bewohner ist ein spezifischer Hospizbegleiter zugeordnet.

Sterbebegleitung
Die bekannte Biografie ermöglicht es, bei Bedarf auch die Seelsorge kurzfristig mit einzubeziehen.

Neben der individuellen Raumgestaltung (Kreuz, Duftlampe, Musik) wird das Dabeisein von Fachkräften wahrgenommen. Die Zusammenarbeit mit dem Hospizverein und den Angehörigen wird in regelmäßigen Kontakten umgesetzt.

Nach dem Versterben können die Mitarbeiter an der Beerdigung teilzunehmen. Die Angehörigen und die Mitarbeiter haben die Möglichkeit, sich von dem Verstorbenen in der Kapelle würdig zu verabschieden.

In unserer Abschiedsecke im Eingangsbereich stehen ein Bild, eine Blume, eine Kerze und ein Stein mit Namen, in der Kapelle liegt ein Sterbebuch aus.

4.2.6 Gemeinwesenorientierte Kooperation

Ärzte, Zahnärzte, Apotheken, Ergotherapie, Logopädie, Physiotherapie werden mit einbezogen. Die Betreuungsarbeit bezieht sich über den Hausalltag hinaus auf eine vielfältige soziale Umwelt in Gemeinde, Stadt und Land. Kontakt besteht ebenfalls zu Kirchen, Vereinen, Kindergärten, Schulen, Wefa (Werkstatt für Behinderung), Lebenshilfe-Einrichtungen und ambulanter Betreuung der Diakonie. Auch die Kontakte zum Seniorenbeauftragten in der Stadt, zum Dorfladen und Ehrenamtlichen werden regelmäßig gepflegt. Ein Qualitätszirkel tagt alle sechs Monate mit der PDL der Diakonie und der Leitung der Sozialen Betreuung des Hauses.

4.3 Konzept »Gerontopsychiatrie« der Diakoniestation Weitramsdorf-Seßlach

Annette Kirchner, Fachkraft für Gerontopsychiatrie, Pflegedienstleitung der Diakoniestation in Weitramsdorf-Seßlach

4.3.1 Wir über uns

Die Diakoniestation Weitramsdorf-Seßlach gGmbH ist ein gemeinnützig tätiger Pflegedienst mit einem großen Einzugsgebiet.

Ganzheitliche Versorgung, bei der der Mensch im Mittelpunkt steht, ist unser wichtigstes Anliegen. Würdevoller Umgang miteinander, der die Lebensmöglichkeiten anerkennt und in seiner Einzigartigkeit akzeptiert und respektiert, ist uns oberstes Gebot.

Gerontopsychiatrisch veränderte Menschen sollen die Möglichkeit haben, mit unserer Hilfe, unter Anwendung erprobter Methoden so lange wie möglich ein selbstbestimmtes Leben zu führen. Das beginnt mit dem Erkennen der vorhandenen Ressourcen und deren Förderung, in enger Zusammenarbeit mit dem sozialen Umfeld des Betroffenen.

Um eine differenzierte und individuelle Betreuung zu ermöglichen, die den Wünschen und Bedürfnissen des gerontopsychiatrisch veränderten Menschen entspricht, ist eine ausführliche biografische Arbeit wichtig.

Diese Hilfsmöglichkeiten werden in den jeweiligen Standards beschrieben und beinhalten detaillierte Anweisungen für das Pflegepersonal.

4.3.2 Biografieerhebung nach Erwin Böhm

»Nur wer sich erinnern kann, weiß, wer er ist.«
Caroline Osborn 1997

Anhand der Biografiearbeit werden die Interessen, Wünsche und Bedürfnisse des Patienten ermittelt und in der Angebotsplanung berücksichtigt. Weitere Kriterien sind das soziale Umfeld und strukturelle Voraussetzungen. Methoden, die anzuwenden sind, orientieren sich an den Kompetenzen der Einzelnen. Um eine optimale Versorgung zu gewährleisten, sind die Sensibilisierung aller Betreuungspersonen, Abstimmung, Kooperation und Koordination in allen Bereichen des sozialen Umfeldes wichtig. Es ist zu prüfen, in welchem Rahmen Angebote oder Veränderungen real umsetzbar sind.

Wir als ambulanter Pflegedienst sind uns bewusst, dass wir Gast im Hause des gerontopsychiatrisch veränderten Menschen sind.

Über die Erhebung der individuellen Biografie erfahren wir wichtige Ereignisse, Normen und Werte, regionale Geschichten, zeitgeschichtliche Faktoren, kognitive Werdegänge, aber auch belastende Situationen und Reaktionen darauf. Daraus entstehen sogenannte Verhaltensmuster (= Copings).

Biografieerhebung heißt, etwas über das **Wie** des Lebens und die Identität des Menschen zu erfahren, also das, was für ihn wichtig war und ist – nach folgenden Kriterien:

- Thymopsychisch, die Seele betreffend,
- Dativ, chronologisch erlebtes Leben,
- historisch, die Zeit, in welcher der Mensch geprägt wurde.

- Wie erging es dem Menschen in seinen ersten 25 Lebensjahren? (Familie, Milieu, Geschlecht)
- Wie wurde sie oder er erzogen, wie lebten sie als Kinder, als Jugendliche?
- Regional (Schichtzugehörigkeit, Kultur, Traditionen, Bräuche)
- Wie war die Prägung durch die regionale Geschichte?
- Welche Normen und Werte ergeben sich daraus?

»Auffällige Verhaltensweisen lassen sich laut Böhm nur im Lichte der individuellen (thymopsychischen) Biographie und der daraus ableitbaren »Prägung« verstehen. Es ist also wichtig, die psychobiographische Normalität der Menschen zu kennen und wiederherzustellen. Eine Person, die sich ihr Leben lang nur einmal in der Woche gewaschen hat, versteht nicht, warum die Schwester will, dass sie nun täglich duscht. Wichtig ist es deshalb, sich nach der psychobiographisch gewachsenen Normalität und Identität der Bewohner zu richten und nicht etwa das Hygienebedürfnis des Pflegepersonals zu befriedigen.«[47]

4.3.3 Person-zentrierte Pflege und Betreuung nach Tom Kitwood

Tom Kitwood (▶ Kap. 2.2.1) richtete seinen Blick vor allem auf die Beziehungsgestaltung bei der Versorgung von Menschen mit Demenz. Die Erkrankung wird wahrgenommen. Im Fokus steht aber nicht die Heilung, sondern das Wohlbefinden der betroffenen Person. Nur in aufmerksamen, wertfreien Begegnungen können Pflegende und Betreuende den Menschen mit all seinen Facetten wahrnehmen.

Diese Begegnungen sind neu, schön und ehrlich. Sie finden aber nur dann wertfrei und auf einer Ebene statt, wenn sich die Pflegeperson selbst reflektiert hat und unvoreingenommen an die zu betreuende Person herantritt. Nur so entsteht bei ihr eine neue Sichtweise.

4.3.4 Umsetzung und Verschmelzung beider Konzepte in der Praxis

Beide Ansätze (Böhm und Kitwood) sind nachvollziehbar und lassen sich in der Praxis gut umsetzen. Dazu müssen natürlich strukturelle und personelle Voraussetzungen geschaffen werden. Die Bezugspflege hat sich bei der Versorgung unserer Patienten bewährt.

---

[47] https://www.enpp-boehm.com/erwin_boehm.htm

Um den Anforderungen von Menschen mit demenziellen Veränderungen gerecht zu werden, werden zwei Touren für die Pflege und Versorgung dieser Klientel angeboten. Die Aufnahme dieser Patienten wird durch die Gerontopsychiatrische Fachkraft durchgeführt. Durch sie wird der Bedarf der Versorgung ermittelt. Die Pflege wird auf die Ressourcen ausgerichtet. Weiterhin werden durch die Fachkraft Entlastungs- und Betreuungsangebote empfohlen.

Ein festes Team von je zwei geschulten Pflegekräften versorgt die Patienten immer zu festen Zeiten in diesen Touren. Alle Hauswirtschafts- und Betreuungskräfte werden erst eingesetzt, wenn sie eine Ausbildung zur Demenzhelferin durchlaufen haben.

Wird Hilfe im Haushalt benötigt, wird eine Hauswirtschafterin eingesetzt, die auch Betreuungszeiträume übernehmen kann. So wird ein häufiger personeller Wechsel ausgeschlossen und es entsteht ein Netzwerk, dass Sicherheit und Struktur gibt.

4.3.5 Therapiemöglichkeiten und Konzepte zur Alltagsgestaltung

Milieutherapie: Im eigenen Haushalt ist keine Milieugestaltung notwendig.

Tagesstrukturierung: Ein strukturierter Tagesablauf im häuslichen Milieu gibt dem gerontopsychiatrisch veränderten Menschen Sicherheit und hilft ihm, einen geregelten Tages- und Nachtrhythmus beizubehalten oder wiederherzustellen. Wiederholende individuelle Rituale ermöglichen eine selbstständige Gestaltung des Tages und stärken die Ich-Identität. Der terminlich abgestimmte Besuch der Pflegekraft hilft den Betroffenen, sich zeitlich zu orientieren.

Wochenstrukturierung: Der Ablauf in der Woche kann an frühere Arbeitsstrukturen anknüpfen. Höhepunkte, wie der Besuch der Betreuungsgruppe, helfen den Betroffenen dabei, sich zeitlich zu orientieren. An Wochenenden können Gottesdienste und andere Feste stattfinden.

Jahresstrukturierung: Jahreszeiten strukturieren unseren Alltag. Die Kleidung sollte der Witterung und der Jahreszeit angepasst werden. Dekorationen können immer wieder auf die bevorstehenden Feste hinweisen.

Wohnraumgestaltung: Durch Orientierungshilfen hat der gerontopsychiatrisch veränderte Mensch die Möglichkeit, seine Selbstständigkeit zu erhalten. In der Wohnraumgestaltung wird auch die Sturzprophylaxe berücksichtigt.

Psychosoziales Training: Durch Stärken des Selbstwertgefühls wird dem Betroffenen geholfen, auf andere Bezugspersonen zuzugehen. So werden soziale Kontakte erhalten und Isolation vorgebeugt. Die Integration in Interessen- und Gesprächsgruppen hilft, neue soziale Kontakte zu knüpfen.

Selbstständigkeit und Selbsthilfetraining: Soziale und lebenspraktische Fertigkeiten werden beibehalten oder wieder erlernt.

Integrative Validation: Die integrative Validation nach Nicole Richard® ist eine Weiterentwicklung der Validation nach Feil. Sie hilft Pflegenden, Zugang zu den Erlebniswelten von Menschen mit Demenz zu finden. Treffen orientierte Personen auf die »innere Wirklichkeit« des Erkrankten, verschieben sich die Realitätsebenen. Die integrative Validation basiert auf einer wertschätzenden Grundhaltung. Anerkennung, Respekt und die Ich-Identität des Menschen mit Demenz stehen im Mittelpunkt.

Basale Stimulation®: Basale Stimulation® ist ein Kommunikationskonzept, das seine Anwendung bei Patienten findet, die nicht mehr kommunizieren können und in ihrer Wahrnehmung gestört sind.

Biografie und Erinnerungsarbeit: Jeder Mensch wurde durch seine Lebenserfahrungen und seine Lebensgeschichte geprägt. *»Erinnern ist mehr als in der Vergangenheit zu leben. Sich erinnern können, heißt durch die Vergangenheit zu leben.«* (Erwin Böhm)

Kognitive Aktivierung: Beim Gedächtnistraining ist es möglich, durch phasengerechte, individuell angepasste Übungen in der Frühphase der Demenz den geistigen Abbau zu verlangsamen. Bei fortschreitender Demenz arbeiten wir mit Erinnerungsarbeit, die im Langzeitgedächtnis noch gut abrufbar ist.

Gezielte motorische Übungen: Durch körperliche Aktivität wird die Selbstständigkeit beibehalten, das Sturzrisiko vermindert, Schmerzmittel können reduziert werden und die messbare Steigerung der Hirndurchblutung führt zur Verbesserung der kognitiven Leistungsfähigkeit. 4

Betreuungsgruppen

Der Bedarf an Betreuungsgruppen wächst stetig. Die Gruppengröße ist auf maximal zehn Personen begrenzt. In den Gruppen sind immer drei Helfer zugegen sowie eine Fachkraft, die den Ablauf vornimmt.

Wir nehmen auch Menschen auf, die isoliert leben und z. B. an einem Schlaganfall leiden oder auf eine andere Weise gerontopsychiatrisch erkrankt sind.

Die Nachfrage nach Betreuungsmöglichkeiten für ältere Menschen steigt stetig an – wir passen unser Angebot dem jeweiligen Bedarf an. Ein Koch aus der nahen Umgebung liefert Speisen aus regionaler Küche

Ein weiteres, noch junges Projekt, ist eine Betreuungsgruppe mit integrativem Hintergrund. Sie wurde in Zusammenarbeit mit dem Krankenpflegeverein der Region, dem Pfarrer und dem Schuldirektor ins Leben gerufen. Diese Therapiegruppe älterer Menschen ist inzwischen fest etabliert. Dabei verspricht die integrative Betreuung, das heißt, die Einbeziehung von Kindern, Jugendlichen und anderen Altersgruppen, besondere Vorteile. Das lateinische »integrare« bedeutet übersetzt: »Herstellung eines Ganzen« – und in diesen fröhlichen Nachmittagsstunden ist die Atmosphäre im wahrsten Sinne des Wortes: rund, ganz und stimmig.

Die Gruppe trifft sich in Bodelstadt in der Schule. Die Betreuungsnachmittage finden immer am gleichen Wochentag zur gleichen Zeit statt. Der Raum, der uns zur Verfügung steht, liegt im Zentrum des Schulgebäudes. Der Eingang ist ebenerdig. Eine Rampe hilft, Stufen problemlos zu überwinden. Die

Toiletten sind leicht zugänglich. Der Außenbereich, der direkt an den Raum angrenzt, ist ebenfalls gut zu erreichen und wird gerne genutzt. Wir betreuen maximal acht Gäste, da es sonst erfahrungsgemäß zu unruhig wird.

An unseren Nachmittagen nehmen spontan Schüler teil, die gerade die Mittagsbetreuung besuchen. Das gemeinsame Singen und Erzählen macht allen viel Spaß.

Ziele für Angehörige:

- Spürbare Entlastung der pflegenden Personen,
- die Gruppe übernimmt für einige Stunden die Betreuung der Kranken,
- Freiraum schaffen und Kontakt nach außen knüpfen,
- neue Umgangsformen und Beschäftigungsmöglichkeiten kennen lernen.

Ziele für Gäste:

- Angemessener Kontakt und Beschäftigungsangebote,
- Gemeinschaft in wertschätzender Umgebung,
- Therapiemöglichkeiten, vorhandene Fähigkeiten werden genutzt und bleiben möglichst lange erhalten,
- Gewöhnung an ein Programm und an andere Menschen,
- der eventuelle Übergang in eine spätere Einrichtung wird somit erleichtert. Je nach Ressourcen der Herkunftsfamilie ist allerdings ein möglichst langer Verbleib in der häuslichen Umgebung angestrebtes Ziel.

Betreuung und Ehrenamt

Wir praktizieren den Betreuungsschlüssel von 1:1, maximal 1:1,5. Gäste, die sich bewegen möchten, werden begleitet; solche, die an einer Aktivität nicht teilnehmen können oder möchten, werden beschäftigt und in das Gesamtgeschehen integriert. Gästen, deren Fähigkeiten zur aktiven Teilnahme an Angeboten nicht mehr ausreichen, kann die Hand gehalten und beruhigend auf sie eingegangen werden. Die 1:1-Betreuung wirkt sich sehr positiv auf die Gesamt-Atmosphäre aus und ein entspannter und ruhiger Nachmittag ist garantiert.

Die ehrenamtlichen Mitarbeiter kennen lokale Geschichten, die Infrastruktur sowie die Menschen und bringen so eine gewisse »Normalität« mit ein.

Wir achten darauf, dass der Altersunterschied zwischen Gästen und ehrenamtlichen Helfern nicht zu groß ist, um biografische Themen, wie z. B. Lebensbedingungen und Lebensweisen in früheren Zeiten vertrauenswürdig weiterzugeben.

Wesentliche Grundlage unserer Arbeit ist die Kenntnis der Lebensgeschichte der zu betreuenden Personen. Voraussetzung für die ehrenamtliche Tätigkeit ist das Interesse an Menschen mit Demenz, ihrer Biografie, Lebenssituation und dem Krankheitsverlauf. Wir garantieren die Einhaltung der Kriterien des Datenschutzes und der Schweigepflicht.

Den ehrenamtlichen Helfern werden regelmäßig Fortbildungen angeboten.

Rolle und Aufgabe der Fachkraft
Der Fachkraft obliegt die sorgfältige Vorbereitung und Durchführung von Beschäftigungsangeboten und die Strukturierung des Nachmittags. Dieser Struktur liegt ein bestimmter zeitlicher Ablauf zugrunde. Jeder Nachmittag steht unter einem speziellen Thema, ist abwechslungsreich, ohne die Konzentrationsfähigkeit der Gäste übermäßig zu beanspruchen. Das Tagesangebot ist grundsätzlich, entsprechend den Erfordernissen der Situation, flexibel.

Der Umgang mit den Gästen
Siehe auch oben unter »Ziele für Gäste«. Die Angebote werden nach Standard durchgeführt

Die Betreuungsgruppe stellt im Vergleich zu anderen ambulanten und (teil-) stationären Einrichtungen ein ergänzendes Angebot mit speziellem Profil für eine besondere Zielgruppe dar.

Örtlichkeit
Die Betreuungsgruppe trifft sich wohnortnah; die Gebäude sind leicht zugänglich. Sie liegen zentral im Einzugsgebiet und verfügen über behindertengerechte Toiletten. Die Eingänge sind rollstuhlgerecht, ebenerdig oder über eine Rampe zu erreichen. Die vorhandenen, voll eingerichteten Küchen können ebenfalls genutzt werden.

Einzelangebote

Einzelangebote werden immer von der gerontopsychiatrischen Fachkraft geplant und durchgeführt. Die Angebote finden, je nach Wunsch und Belastbarkeit des Betroffenen zweimal wöchentlich eine halbe bis eine Stunde immer am gleichen Tag statt. Zu den Grundvoraussetzungen gehört, dass die Fachkraft die Expertenstandards kennt und diese implementiert hat.

4.3.6 Krisenintervention und Krisenbewältigung

Krisen entwickeln sich als Folge interner oder externer Veränderungen, die eine Anpassung der ganzen Person an die neue Gegebenheit notwendig machen. Interne Veränderungen können entwicklungsbedingt sein, durch Krankheit oder Trauma verursacht werden. Ein Verlust oder drohender Verlust eines bedeutsamen oder geliebten Menschen sind Beispiele für externe Veränderungen.

Der psychisch auffällige Mensch kann sich Veränderungen in seiner Umwelt nicht mehr anpassen. Das soziale Umfeld muss Gegebenheiten auf den Betroffenen zuschneiden. Ist dies nicht möglich, ist eine Krise vorhersehbar. Die innere Erlebniswelt des psychiatrisch veränderten Menschen kann ebenfalls zu Problemen führen. Ist die Biografie nicht bekannt, werden Copings fehlinterpretiert und können Auslöser einer Krise sein.

Krisenmanagement: Ein Krisenteam, bestehend aus einer gerontopsychiatrischen Fachkraft und drei weiteren geschulten Mitarbeitern, ist Anlaufstelle für Angehörige, Pflegepersonal und den Betroffenen selbst. Es ist rund um die Uhr erreichbar. Unsere Krisenintervention erfolgt nach einem festgelegten Standard.

4.3.7 Pflege und Betreuung

Die Pflege und Betreuung ist aufgrund der häuslichen Situation immer individuell.

4.3.8 Case Management

Case Management ist die professionelle Abstimmung und Koordination über Einrichtungsgrenzen hinweg. Das heißt bei uns: Überleitung von ambulanter Betreuung in teilstationäre und stationäre Einrichtungen.

Oft ist es trotz intensiver Betreuung nicht auf Dauer möglich, unsere Patienten in der gewohnten Umgebung zu versorgen. Besonders alleinstehenden älteren Menschen steht bei Hilflosigkeit der Heimeinzug bevor. Um eine möglichst reibungslose Überleitung zu ermöglichen, ist es wichtig, detaillierte Informationen über Gewohnheiten, Wünsche und Bedürfnisse der Betroffenen an die neue Einrichtung weiterzugeben. Das setzt selbstverständlich das Einverständnis der zu Betreuenden voraus.

4.3.9 Begleitung im Sterbeprozess

In der Finalphase begleiten wir unsere Patienten individuell. Unser Team steht dem Erkrankten und den Angehörigen gerade in dieser Zeit zur Seite. In Zusammenarbeit mit unseren Palliativkräften und dem Hospizverein Coburg ist es uns möglich, eine individuelle Versorgung auch in dieser Phase zu ermöglichen.

4.3.10 Rechtliche Aspekte

Vor allem bei Menschen mit kognitiven Einschränkungen und Wahrnehmungsstörungen ist es wichtig, moralische, rechtliche und ethische Grundsätze zu beachten. Bei der Betreuung dieser Patientengruppen stehen wir oft vor Konfliktsituationen, in denen die nächste Handlung gut überlegt sein sollte. In Standards festgelegte Richtlinien helfen dem Pflegepersonal, in konkreten Situationen verantwortungsvoll zu handeln. Dabei gilt es immer, den Willen des zu Betreuenden zu respektieren. Hierzu gehören die Aufgabenbereiche wie:

- Betreuung,
- Freiheitsentziehende Maßnahmen,
- Patientenverfügung,
- Deliktfähigkeit und Aufsichtspflicht,
- Datenschutz,
- Gewalt in der Pflege.

4.3.11 Personalentwicklung

Unser Pflegeteam setzt sich aus Altenpflegern, Krankenschwestern, Pflegehilfskräften und Hauswirtschaftern zusammen. Mehrere Mitarbeiter verfügen über eine Zusatzausbildung als Demenzhelfer. Die Fähigkeiten, die Mitarbeiter besitzen sollten, wenn sie gerontopsychiatrisch erkrankte Menschen begleiten, sind nur zum Teil erlernbar. Bei der Zusammensetzung des Teams geht es nicht ausschließlich um die fachliche Qualifikation, sondern um persönliche Voraussetzungen. Dazu gehören:

- eine besondere Motivation, sich intensiv mit Menschen zu beschäftigen, die an unterschiedlichen psychischen und physischen Defiziten leiden,
- die Fähigkeit zur Empathie (steht bei uns im Vordergrund),
- die Bereitschaft und Fähigkeit, Geborgenheit und Sicherheit zu vermitteln,
- Kreativität und Phantasie.

Schulung der Pflege- und Betreuungskräfte

Schulungen für alle Mitarbeiter werden regelmäßig durchgeführt und im Dienstplan festgehalten. Schulungen für Angehörige und Betreuungskräfte werden von der Fachstelle für Pflegende Angehörige Coburg und Monika Hammerla Claassen, Fachkraft für Gerontopsychiatrie und Geriatrische Rehabilitation, angeboten, um den Umgang mit dem Krankheitsbild zu lernen.

Supervision und Reflektion

Gerade in der gerontopsychiatrischen Betreuung ist es wichtig, den Mitarbeitern Angebote zu geben, die ihnen dabei helfen, die physischen und psychischen Anforderungen auf Dauer zu meistern. In schwierigen Situationen steht die gerontopsychiatrische Fachkraft den Mitarbeitern jederzeit zur Verfügung. In Teamgesprächen und Fallbesprechungen besteht die Möglichkeit, Probleme und Situationen zu bearbeiten. Regelmäßige Entspannungsangebote sorgen für körperliches und seelisches Wohlbefinden und damit für gleich bleibend gute Arbeitsmotivation.

Durch die intensive Betreuung entsteht eine tiefe Beziehung zwischen Pflegekraft und Patient. Emotionale Bindungen erschweren das Loslassen, wenn ein Patient verstirbt. Gedenkgottesdienste gemeinsam mit den Angehörigen der Patienten unterstützen die innere Verabschiedung.

4.3.12 Angehörigenarbeit

Bei der Betreuung von gerontopsychiatrisch veränderten Menschen im ambulanten Bereich, spielt die Zusammenarbeit mit den Angehörigen eine wichtige Rolle. Die Familie und andere Kontaktpersonen vermitteln das Gefühl der Vertrautheit und schaffen Bezug zur eigenen Lebensgeschichte.

Regelmäßige Gesprächskreise und Schulungen helfen den Angehörigen, mit der Krankheit richtig umzugehen und den Betroffenen Sicherheit und Geborgenheit zu geben. Sie erhalten wichtige Informationen, wie und wo sie sich Hilfe holen können. Diese Gesprächskreise werden von der gerontopsychiatrischen Fachkraft geleitet und finden einmal im Monat statt.

Ein Krisenteam unserer Mitarbeiter steht den Angehörigen und Pflegenden rund um die Uhr zur Verfügung.

4.3.13 Öffentlichkeitsarbeit

Nach wie vor werden psychiatrisch veränderte Menschen von der Öffentlichkeit leider nur anhand ihrer Schwächen definiert. Eine gute Öffentlichkeitsarbeit führt nicht nur dazu, die Erfordernisse der Betreuung von erkrankten Menschen mehr ins allgemeine Bewusstsein zu rücken, sie kann auch das Team bei der Arbeit unterstützen. Zusammenarbeit mit Gemeinden, Kirchen, Kindergärten und Vorträge, z. B. über unsere Arbeit.

4.3.14 Qualitätssicherung

Wir arbeiten nach den Konzepten von Erwin Böhm und Tom Kitwood. In Qualitätszirkeln werden Standards erarbeitet und ständig weiterentwickelt, nach denen die Versorgung unserer Patienten ausgerichtet wird.

Die Zufriedenheit unserer Patienten hat oberste Priorität in unserer Arbeit. Regelmäßige Pflegevisiten durch die Qualitätsbeauftragte, Auswertungen von Kundenbefragungen, Telefonsprechstunden, die aktive Arbeit mit dem Beschwerdemanagement sowie die enge Zusammenarbeit im Netzwerk mit der Fachstelle für pflegende Angehörige der Arbeiterwohlfahrt Coburg, sichern eine qualitativ hochwertige Versorgung.

4.3.15 Unsere Zukunftsvision

Unser erklärtes Ziel ist es, ein Optimum der Versorgung gerontopsychiatrisch veränderter Menschen zu erreichen und dauerhaft zu gewährleisten.

Voraussetzungen hierfür sind geschulte Kräfte in allen Bereichen des sozialen Umfeldes der Betroffenen. Eine enge Zusammenarbeit von Angehörigen, Pflegekräften und Ärzten ist wichtig.

Aber auch die Mitarbeiter anderer Bereiche, wie z. B. der Polizei, in Einkaufsmöglichkeiten und Apotheken sowie auch Jugendtreffs sollten den richtigen Umgang mit gerontopsychiatrisch veränderten Menschen kennen.

Akzeptanz und Toleranz der Betroffenen sind wichtige Voraussetzungen, um den Rückzug der Patienten zu verhindern und um das Fortschreiten der Erkrankung zu unterbinden.

4.4 Das segregative Pflege- und Betreuungskonzept der Tagespflege Langenhorn, Hamburg

Sebastian Raasch, Einrichtungsleiter der ASB-Arbeiter-Samariter-Bund Hamburg GmbH Tagespflege Langenhorn Hamburg

4

Die Tagespflege arbeitet seit September 2016 nach dem segregativen Pflege- und Betreuungskonzept. Als Einrichtungsleiter bin ich examinierter Gesundheits-und Pflegemanager. Außerdem absolvierte ich Fortbildungen im Demenz-Balance-Modell nach Barbara Klee-Reiter, DCM, Integrative Validation.

4.4.1 Die Grundlage

2016 startete die Tagespflege mit der segregativen Betreuungsform als Alleinstellungsmerkmal. Die Tagespflege Langenhorn bezieht sich in ihrem Konzept auf den person-zentrierten Ansatz von Tom Kitwood. Das ist für das differenzierte Arbeiten in der Tagespflege sehr wichtig. Gerade bei fortgeschrittener Demenz ist ein entspannter Lebensraum notwendig.

4.4.2 Die Gruppen

Es gibt drei Gruppen, in denen die Gäste immer gleich sind und die Kontinuität durch die Bezugspersonen erhalten bleibt. Die Mitarbeiter (bis hin zur Reinigungskraft) bekommen einmal im Jahr zusätzlich eine Schulung in Integrativer Validation nach Richard®, um im Alltag damit arbeiten zu können. Die Innovation der Mitarbeiter wird gefördert. Durch regelmäßige Reflexionsgespräche werden aufkommende Fragen bearbeitet.

4.4.3 Unser Alleinstellungsmerkmal

Die Tagespflege Langenhorn hat ein Alleinstellungsmerkmal. Neben der hochqualifizierten Leitung sind alle Mitarbeiter in Integrativer Validation geschult. Die Mitarbeiter wählen sich im Dienstplan »ihre« Gruppe aus. Sie arbeiten selbstständig und durch die Schulungen hat sich die Zufriedenheit um 100 Prozent erhöht. Es muss kaum noch deeskaliert werden.

Die Angehörigen bemerken im häuslichen Bereich, dass ihre Angehörigen, die die Tagespflege besuchen, entspannter wirken.

Ebenso wichtig: Die Leitung ist immer im Haus. Eine weitere Besonderheit ist ein angestellter Koch. Dieser übernimmt schon früh die hauswirtschaftlichen Tätigkeiten (Frühstück, Mittag und Kaffee). Bei uns muss keine Betreuungskraft die Spülmaschine bedienen.

4.4.4 Unsere Vernetzung

Die Tagespflege Langenhorn ist mit externen Diensten und Therapeuten in Kontakt. Physiotherapeuten und Logopäden kommen zu den Klienten in die Einrichtung, hier gibt es auch Räume für die Therapien. Einmal im Jahr werden die pflegenden Angehörigen geschult.

4.4.5 Unsere Ziele

Betreuungsziele sind:

- Den Menschen mit Demenz, aber auch den Angehörigen und Mitarbeitern ein Milieu zu schaffen, in dem den unterschiedlichen Ausprägungen der Demenz entsprochen wird. Die Mitarbeiter dürfen nicht überfordert werden.
- Wertschätzung der Persönlichkeit des Menschen mit Demenz,
- individuelle Angebote ohne Überforderung,
- gefühlsorientierte Kommunikation (Integrative Validation),
- Entlastung der Angehörigen,

- weitgehendes therapeutisches Milieu,
- Sicherheit durch Rituale,
- Zufriedenheit der Klienten und Mitarbeiter,
- Angehörige von Menschen mit Demenz erhalten weitgehend Entlastung,
- Fachlich qualifiziert, d. h. person-zentriert, zu arbeiten,
- geeignete Betätigungsfelder für die Klienten,
- Wohlbefinden und Zufriedenheit bei Gästen und Mitarbeitern.

4.4.6 Der Tagesablauf

Der Tagesablauf ist in drei Gruppen gleich strukturiert.

Gruppe »Wohnstube«

- Die Gäste sind mobil und hilfsbereit.
- Die Gäste haben eine diagnostizierte Demenz in der frühen Phase.
- Die Tagesgäste sind kommunikativ und beweglich.
- Helfen bei Tischdecken/abräumen.
- Die Tagesgestaltung wird situativ und individuell entschieden.
- Ein selbstständiger Toilettengang ist möglich.
- Eine Stunde Gruppe nach »Seniorenaktivierung Kompakt«[48].
- Spiele/Spaziergänge sind am Nachmittag eingeplant.
- Ab 16:30 Uhr Abholung durch Fahrdienst.

Gruppe »Gute Stube«

- Die Kommunikation ist eingeschränkt, aber geführt möglich (Integrative Validation).
- In der guten Stube werden Strukturen vorgeben.
- Biografische Tätigkeiten wie z. B. Kartoffelschälen werden in der Gruppe durchgeführt.
- Kleingruppe mit Liedern und Ball,
- Mittag mit Hilfestellung,
- Ruhe,

---

[48] Hammerla M, Keller C (2012): Seniorenaktivierung kompakt. Schlütersche Verlagsgesellschaft, Hannover.

- Kaffee und Kuchen,
- Spaziergang,
- ab 16:30 Uhr Abholung durch Fahrdienst.

Gruppe »Bauernstube«

- Die Kommunikation wird überwiegend nonverbal geführt,
- für Handlungen werden Impulse aufgriffen und weitergeführt (Löffel zum Mund führen),
- Toilettengänge mit zwei Mitarbeitern,
- Anregung der Sinne nach Basaler Stimulation®,
- Ab 16:30 Uhr Abholung durch Fahrdienst

4.5 Menschen mit Demenz in der Klinik

Für Menschen mit Demenz und deren Angehörigen ist ein Aufenthalt in einer Klinik immer noch sehr belastend. Die Kommunikation, die Interaktion, das Wissen um das Krankheitsbild sind häufig nicht geläufig.

Info

Der Praxisleitfaden zum Aufbau demenzsensibler Krankenhäuser von Dr. Sabine Kirchen Peters und Dr. Elisabeth Krupp ist hier sehr hilfreich. Erhältlich bei:
Robert Bosch Stiftung GmbH
Heidehofstr.31, 70184 Stuttgart
www.bosch-stiftung.de

Viele Kliniken haben sich auf den Weg gemacht, um die Qualität in der gesamten Versorgung bei Menschen mit Demenz zu verbessern. Im Folgenden zeige ich Ihnen ein Beispiel, die Station DAVID.

Das Evangelische Krankenhaus Alsterdorf GmbH in Hamburg hat neben elf Fachrichtungen (Neurologie, Orthopädie, Psychiatrie, Innere Medizin, Kinder- und Jugendpsychiatrie, Geriatrie, Radiologie, Medizinisches Zentrum für Erwachsenen mit Behinderung, Zentrum für Epilepsie, Intensivstation, Entzug bei Alkohol oder Medikamenten) auch eine eigene Station für Menschen mit Demenz geschaffen.

4.5.1 Die Station DAVID Hamburg

»Mit der Station DAVID hat das Evangelische Krankenhaus Alsterdorf bereits 2011 ein Angebot für akut internistisch erkrankte Patienten mit der Nebendiagnose Demenz. Eingerichtet wurde sie vom Chefarzt des Fachbereichs Innere Medizin, Dr. Georg Popperle.

Die Station ist räumlich von den anderen Stationen getrennt und mit einem besonderen Farb- und Lichtkonzept ausgestattet. Bunte Türen erleichtern die Orientierung. Tagsüber wird die Station sehr hell beleuchtet, das trägt dazu bei, den Tag-Nacht-Rhythmus einzuhalten. Alle Mitarbeiter auf der Station sind in der Kommunikation und im Umgang mit Demenz geschult. Wenn möglich, werden Untersuchungen wie Sonographie auf der Station durchgeführt, um den Patienten so wenig Raumwechsel wie möglich zuzumuten. Zu den besonderen Angeboten zählen regelmäßige Besuche durch einen Therapiehund und Aromatherapie. Von der Station profitieren vor allem Menschen mit schwerer Demenz, die sich nicht mehr orientieren können.«[49]

»Die Arbeit mit dementen Patienten ist einer dauerhaften Entwicklung unterworfen, neue Erkenntnisse fließen im Stationsalltag immer wieder mit ein, der Umgang und die Versorgung mit Menschen mit Demenz ist ein kontinuierlicher Entwicklungsprozess. Zur Mittagszeit z. B. versuchen die Mitarbeiter möglichst alle Patienten zu mobilisieren. Das gemeinsame Mittagessen gehört zum Stationsalltag. Die Patienten versuchen selbständig zu essen und das ist ein Erfolg. Pionierarbeit zu leisten, heißt aber nicht nur neue Wege zu beschreiten, sondern

[49] Förster M, Peterson F (2014): Patienten mit Demenz im Krankenhaus behandeln. Hamburger Ärzteblatt 03/2014, S. 14

auch Dinge, die sich nicht bewährt haben, über Bord zu werfen. Als DAVID konzipiert wurde, hatte der diensttuende Arzt parallel noch eine Intensivstation zu betreuen. Das hat nicht funktioniert. Heute widmet es sich ausschließlich den Patienten auf Station DAVID.

Anfangs gab es Vierbettzimmer auf Station, in der Annahme, die Patienten fühlen sich zusammen wohl. Diese Art der Unterbringung hat sich nicht bewährt. Seit 2013 gibt es nur noch Zweibettzimmer, die zur Not, wenn es die Situation erfordert, auch als Einbettzimmer genutzt werden kann.

Die Besonderheit der Station DAVID ist das alle Mitarbeiter (Pflege, Ärzte, Therapeuten), die auf der Station tätig sind, im Umgang mit Demenzerkrankten geschult sind und regelmäßig Auffrischungen erhalten.

Die gesamte Einrichtung ist auf dem Weg zum demenzsensiblen Krankenhaus. Ein Lerneffekt war auch, dass Menschen mit einer leichten Demenz nicht zusammen mit schwerstdementen Patienten zusammen sein können, dies gibt immer wieder Konflikte, denn Menschen mit einer leichten Demenz haben Angst, auch so zu werden wie die Menschen mit einer schweren Demenz.«[50]

Das Beispiel der Station DAVID zeigt, wie sehr es sich lohnt, andere Wege zu gehen, um die Qualität im Umgang mit Demenz und medizinische Versorgung zu vereinbaren.

Tipp
Lesen Sie auch den Abschlussbericht zum bayernweiten Projekt »Menschen mit Demenz im Krankenhaus« der Deutschen Alzheimer Gesellschaft Landesverband Bayern e. V. (https://www.alzheimer-bayern.de/).

[50] Schmidt-Sausen N (2015): Andere Wege gehen. Versorgung von Menschen mit Demenz im Klinikbereich. Deutsches Ärzteblatt, Jg. 112, Heft 7, 13. Februar 2015, S. 267–271)

5 Angebote für die Pflege und Betreuung von Menschen mit Demenz

5.1 Rückblick auf Aktivierung und Betreuung

Die Anfänge der aktivierenden Betreuung gehen auf die 1970er Jahre zurück. Im Gegensatz zu heute zogen damals viele gut situierte Ehepaare in Altenheimeinrichtungen ein, die wir heute mit betreutem Wohnen vergleichen können.

Die Ehepaare bezogen damals Appartements, speisten in ansprechenden Speisezimmern, nahmen in Gesellschaftsräumen an Spielerunden teil. Die Einrichtungen verfügten z. T. über Gymnastikräume, Kaminzimmer und prächtige Gärten mit schönen Freisitzen. Angebote wie Theaterbesuche und andere Kulturveranstaltungen wurden selbst organisiert. Man orientierte sich daran, was die Mitbewohner an Sport und Geselligkeit bevorzugten und nahm aktiv selbst daran teil.

Die Wäsche wurde selbstverständlich gewaschen. Es lebte sich höchst angenehm. Im Krankheits- oder Pflegefall wusste man, dass eine Rot-Kreuz-Schwester zur Stelle war. Trat der Pflegefall ein, gab es eine kleine Pflegestation.

In den nächsten Jahrzehnten zeigte sich jedoch die Tendenz, dass Menschen so lange wie möglich unabhängig in ihrer eigenen Wohnung bleiben wollten. Daraus resultierte ein bei Umzug in eine stationäre Einrichtung der Altenhilfe deutlich gestiegenes Lebensalter (derzeit im Durchschnitt ca. 90 Jahre). Dies geht einher mit einer zugleich ausgeprägten Multimorbidität und einer diagnostizierten Demenz in der mittleren Phase, bei der der Tag-Nacht-Rhythmus schon nicht mehr stimmt.

Hinzu kommt, dass sich die Bewohner einer heutigen stationären Einrichtung in Bildungsgrad, Gesundheitszustand und in ihrer Verbindung zu ihren Angehörigen deutlicher voneinander unterscheiden, als das früher der Fall war.

Den Begriff »Aktivierung« kennt man seit 35 Jahren. Die Angebote waren damals noch nicht auf die Klientel zugeschnitten, es wurde halt geturnt. Vor 30 Jahren fanden Ergotherapeuten ein neues Betätigungsfeld im Altenheim, aber der Umgang mit Menschen mit Demenz war nicht bekannt. Vor 25 Jahren wurden erste Versuche einer »demenzgerechten« Aktivierung entwickelt.

Bis heute hat sich viel getan, dennoch sind der Expertenstandard Beziehungsgestaltung und dieses Buch mehr als überfällig.

5.1.1 Die integrative Form des Heimlebens

Die in vielen Häusern angebotenen Betreuungsarten werden den Menschen mit Demenz oft nicht gerecht. Bei integrativen Konzepten wird keine räumliche Trennung der dementen und der nichtdementen Heimbewohner vorgenommen.

Hierzu ist es notwendig, sich mit den Begriffen »integrativ« und »segregativ« auseinanderzusetzen, um qualitätsgesicherte Angebote durchzuführen.

Die **integrative Form** bei Angeboten von Betreuung und Beschäftigung kann nur von wenigen Mitbewohnern gelebt und umgesetzt werden. Etwa 50 Prozent der Bewohner in Einrichtungen zeigen in unterschiedlichem Maße Verhaltensstörungen, was sich in Störungen des abstrakten Denkens, des Urteilsvermögens, der Erinnerungsfähigkeit und in der Kommunikation äußert. Auch die Desorientierung in Bezug auf Ort, Zeit und Person sowie

Konzentrationsstörungen gehören zu den typischen demenziellen Symptomen. Meist ist dadurch nicht nur die Fähigkeit zur angemessenen Sorge für sich selbst und zur verständlichen Kommunikation betroffen, sondern das gesamte Erleben und Fühlen. Das Gesamtverhalten kann dadurch schwerwiegend gestört sein und wird oft von Außenstehenden als abweichend und abstoßend empfunden – eine Bewegungsförderung in Gruppensettings wird somit meist schwierig bis undurchführbar.

In vielen Artikeln und fast allen Fachbüchern findet man Hinweise, Menschen mit Demenz könnten in diese oder jene Gruppe oder Aktivierung mit einbezogen werden, aber die jeweiligen Ressourcen und Probleme Gesunder und Demenzerkrankter unterscheiden sich fundamental. Einfach ignorieren und »so tun als ob« ist für die Gruppe nicht sinnvoll, denn weder die kognitiv gesunden noch die kognitiv eingeschränkten Gruppenmitglieder werden auf diese Weise adäquat gefördert.

Alle Normen und Regeln, die ein gesunder Mensch täglich lebt und umsetzt, hat ein Mensch mit Demenz irgendwann vergessen.

Therapeuten, Pflegekräfte, Angehörige und Helfer werden daher grundlegend scheitern, wenn sie den Patienten zwingen oder in ein gängiges Ablaufschema hineinpressen wollen. Die Pflege und Betreuung eskaliert.

Schaut man sich in heterogenen Gruppen um, werden alle an der Betreuung Beteiligten feststellen, dass Bewohner, die kognitiv noch etwas besser geordnet sind als ihre Mitbewohner, die mehr Defizite haben, auf das Schärfste kritisieren. Bei bereits größeren Einschränkungen sind etwa komplexe Bewegungsübungen, Gehirntraining und Gedächtnistraining entgegen der landläufigen Meinung gerade nicht sinnvoll, weil sie den Betroffenen nur vor Augen führen, was sie alles nicht mehr leisten können. Frustration motiviert nicht, ganz im Gegenteil.

Diese Beobachtungen werden von Betreuungskräften, Ehrenamtlichen und Angehörigen beschrieben. Die Betroffenen leiden, ziehen sich zurück oder zeigen Abwehrverhalten.

5.1.2 Die segregative Form des Heimlebens

Warum segregative Betreuungs- und Wohnformen? Der langjährige Heimleiter Karl-Heinz Pastoors äußerte sich auf der Fachtagung »Verrückte Qualität – Zukunftsweisende Strategien zur Qualitätssicherung in der spezialisierten Dementenbetreuung« im Jahr 2006 in Bad Arolsen zu diesem Thema:

»Seit der Arbeit als Heimleiter im Jahre 1988 beschäftigt mich das Problem des Zusammenlebens zwischen den sog. »normalen« Heimbewohnern, also den ausschließlich somatisch Kranken und den an einer Demenz erkrankten Bewohnern. Es zeigte sich im täglichen Zusammenleben, dass wir laufend Gespräche mit den klaren Bewohnern und den Angehörigen führen mussten. Auch das Verschwinden bestimmter Gegenstände sowie das Besuchen in den Zimmern war immer wieder Gesprächsthema.

Auch gab es heftige Auseinandersetzungen über das Verhalten von dementen Menschen. Es entstanden zum Teil Situationen zwischen den Beteiligten, wo Nichtdemente sogar mit Schlägen auf Verhaltensweisen Dementer reagierten.

All das veranlasste uns dazu, uns im Jahre 2001 auf den Weg zu machen und segregativ zu arbeiten. Von den neun Pflegeheimen in meiner Region haben mittlerweile fünf eine segregative Demenzgruppe mit 12 bis 20 Personen, wobei kein Pflegeheim für die Bedürfnisse von Demenzkranken gebaut wurde.

Das wichtigste bei der Umsetzung und dem Entschluss, eine solche Arbeit aufzubauen, ist eine gute, sorgfältige Vorbereitung über die baulichen, räumlichen aber auch personellen Möglichkeiten. Es hat teilweise bis zu einem Jahr gedauert, von der Idee bis zur Umsetzung. Wir haben uns in einigen Häusern auch Beratung dazu geholt, gerne nenne ich an dieser Stelle einen Namen aus unseren Reihen Eva Trede-Kretschmer, die uns immer wieder hilfreich zur Seite stand und steht. Gemeinsam haben Mitarbeiter und Leitungskräfte dann einen Projektplan entwickelt. Dazu gehört die Konzeptentwicklung inklusive der räumlichen und personellen Ausstattung in einer Gruppe.«

Mit segregativen Angeboten wird man Menschen mit Demenz gerecht. In Häusern, die sich darauf eingestellt und auf drei Wohnwelten umgestellt haben, kann man die Umsetzung des Expertenstandards Beziehungsgestaltung feststellen bzw. erfahren. Das Personal hat sich freiwillig für diese Arbeit entschieden und wird regelmäßig in IAV und DCM geschult.

Am Beispiel Helmbrechts (▶ Kap. 4.1) sieht man die Segregation sehr schön: In den drei Wohngruppen leben mal Menschen in der Frühphase der Alzheimerdemenz, mal Menschen, die in ihrer Welt leben und keine Regeln mehr kennen. Am Lebensende steht die Wohnform der Pflegeoase zur Verfügung. Durch das Separieren entstehen weitgehende homogene Gruppen, was sich auf die Verhaltensweisen positiv auswirkt.

Sedierende, dämpfende Mittel kommen sehr viel weniger zu Einsatz, da das Personal konsequent geschult ist. Durch die Schulungen verändert sich das Verständnis und Fachwissen für die Betroffenen. Die Notwendigkeit der Milieugestaltung wird nicht in Frage gestellt und in Verbindung mit den passenden Angeboten werden vom Personal und den Angehörigen entspannte Bewohner beschrieben.

Viele Länder (Schweiz, Kanada, Schweden, Großbritannien, Schottland) haben schon lange gute, neue Konzepte entwickelt, in denen die institutionelle Versorgung bei der Pflege und Betreuung auf die Menschen mit Demenz zugeschnitten ist. Die Einrichtungen gewinnen durch andere Strukturen Zeit und haben den Lebensraum, den Bedürfnissen der Menschen mit Demenz gerecht zu werden.

Fazit **Segregation**

In der segregativen Wohn-und Bereuungsform finden wir Kitwoods (▶ Kap. 2.2.1) Konzepts wieder. Jeder Mensch bedarf der Anerkennung seines Wertes. Die Lebenswelt wird individuell angeboten. Jeder Mensch möchte tätig sein. Das gelingt im segregativen Bereich, keine »Massenbespaßung«, sondern gezielte Angebote im Lebensweltbereich.

Im Lebensweltbereich finden Bewohner ihren Platz und das für ihn passende Angebot, hier können Kompetenzen gefördert werden (▶ Kap. 4.1).

5.1.3 Die Lebensweltorientierung

Lebensweltorientierung meint: Ich lebe als Person und nicht als »Fall«. Ich werde von allen Menschen in meiner Umgebung anerkannt.

Lebensweltorientierung kann für die **Person** biografisch bedeuten: Ich bin bekannt, man kennt meine Wünsche oder meine Abneigungen (in der Pflege und Betreuung).

Lebensweltorientierung im **Milieubereich** kann heißen: Da wo ich jetzt wohne, erkenne ich viele Dinge aus meinem früheren Lebensalltag, dies erfreut mich täglich. Hier gibt es Fotos, es duftet nach »Bohnenkaffee«, mein gesticktes Bild hängt in meinem Zimmer.

Lebensweltorientierung bedeutet in **Bezug und Interaktion**: Ich verstehe die Menschen um mich herum, alle sind freundlich und reden verständlich. Die Stimmung ist ruhig. Güte und Herzensbildung sind spürbar. Ich habe hier immer etwas zu tun, ich fühle mich wohl.

Lebensweltorientierung heißt für die **Gestaltung des Alltags**: Die Angebote sind für mich zugeschnitten, in den homogenen Gruppen fühle ich mit wohl, es gibt keine Überforderung, auch Unterforderung kann ich nicht feststellen. Sollten die Gruppenangebote nicht mehr greifen und Freude machen, werden andere passende Angebote für mich da sein.

Lebensweltorientierung wird bei vermindertem Sprachvermögen durch **Integrative Validation nach Richard**® verbessert: Die Menschen um mich herum kennen meine Lebensgeschichte. Selbst wenn ich traurig bin, sagt keiner »Kopf hoch«, nein, sie erkennen meine Traurigkeit und teilen mir das mit.

Lebensweltorientierung in der **Umgebung**: Durch angenehme Sinnesreize wird Wohlbefinden für mich erzeugt. Blumen, Schokolade, ein Schaukelstuhl, unsere Katze, mein Lieblingsparfum, ein Vollbad, der Hundebesuch, schöne Feste mit »Remmidemmi«, das Gebet zur Nacht, die Hauskapelle, der Gottesdienst, Liedersingen, Bilder anschauen, Spaziergänge zu den Gänsen.

Lebensweltorientierung heißt auch **Ruhe** zulassen: In meiner Umgebung läuft nicht ständig das Radio oder es werden Sendungen eingestellt, die ich nicht verstehe und die mich sehr unruhig machen. Ich kann ruhig in meinem Sessel sitzen und einfach nur schauen.

Lebensweltorientierung heißt auch, dass es **keine Störungen** gibt: Während unserer Gruppenstunde geht niemand durch den Raum und stört. Wir können ganz bei der Sache sein und ohne Störungen unsere Arbeit verrichten.

Lebensweltorientierung bedeutet auch, **Musik** berührt: Hier wird viel gesungen, ich höre viel Lieder, die ich noch sehr gut kenne. So habe ich auch gleich einen guten Kontakt zu meinen Stuhlnachbarn in der Gruppe. Die Musik stimmt mich oft fröhlich und heiter, aber ich darf auch weinen wenn mich ein Lied berührt. Mit Musik geht alles leichter, sagte schon meine Mutter.

5.1.4 Teilhabe am Leben – von einfach bis anspruchsvoll

Angebote lassen sich nicht nur in den stationären Einrichtungen der Altenhilfe umsetzen, sondern auch in Einrichtungen der Tagespflege und in der ambulanten bzw. häuslichen Pflege. In der ambulanten Versorgung finden wir Betreuungsgruppen. Je nach Bedarf ist eine gezielte Einzelbetreuung auch gut umsetzbar.

Welchen Vorteil bieten die Vorgehensweisen nach dem neuen Expertenstandard Beziehungsgestaltung und worin zeigt sich der Erfolg? Dazu einige Aspekte:

- Zufriedene, entspannte Bewohner durch mehr Sicherheit und mehr Kompetenzgefühl mit dem person-zentrierten Ansatz,
- entspannte Mitarbeiter durch regelmäßige Schulungen, dadurch mehr Handlungssicherheit und verringertes Burnout-Risiko,
- entlastete Mitarbeiter, deshalb geringere Personalfluktuation und weniger Krankheitsausfälle,
- transparente Angebote sorgen für Zufriedenheit,
- beruhigte Angehörige, die durch entsprechende Schulungen in der Lage sind, Begleitung und Unternehmung durchzuführen,
- gute Werbung für die Einrichtung durch eine gute Stimmung, die Besucher und potenzielle Kunden wahrnehmen können,
- Sicherung des Arbeitsergebnisses (der Ergebnisqualität),
- Erfüllung der gesetzlichen Anforderungen, z. B. SGB XI,
- Kostenersparnis durch weniger Mitarbeiterausfälle und stabilere Personalstruktur,
- Stärkung des Wir-Gefühls innerhalb des Teams.

5.1.5 Spezielle Gruppenangebote sind notwendig

Die ersten Defizite einer Demenz vom Typ Alzheimer sind mangelnde Konzentration und das Schwinden des Kurzzeitgedächtnisses. Nach und nach treten mehr Einschränkungen zutage. Wann jedoch mit welchen Maßnahmen aktiviert und eine individuelle Teilhabe am Leben ermöglicht werden kann, muss genau überlegt und fundiert erkannt sein (▶ Kap. 3.2).

Da die Demenz vom Alzheimer-Typ die häufigste Demenzerkrankung darstellt (60 Prozent), sind hier eine genaue Erhebung (Diagnose) und gezielte Maßnahmen sinnvoll. Was zu Beginn der Alzheimererkrankung möglich ist, kann in der mittleren Phase schon nicht mehr »begriffen«, geschweige denn umgesetzt werden und ist somit nicht mehr geeignet, den Menschen zur Aktivierung anzuregen.

> Wichtig ist, im Fokus zu behalten: Die Demenz und den Menschen mit Demenz gibt es nicht. Die verschiedenen Phasen der Demenz erfordern ein völlig unterschiedliches Vorgehen.

Die Reisberg-Skala bzw. die Früh-, Mittel- und Spätphase der Demenz sind zwar nur eine grobe Richtschnur, sie können aber bei der individuellen Einschätzung eines Betroffenen extrem hilfreich sein (▶ Kap. 3.3.1)

In der Frühphase einer Demenz ist es gut möglich, Gruppen anzubieten. Leben Bewohner in einer Wohngruppe, ist es sinnvoll, alle Alltagsaktivitäten nicht auf Leistung, sondern auf Erleben auszurichten.

Da die Krankheit aber fortschreitet, wird der Nutzeffekt, etwa die Erledigung von Hausarbeitstätigkeiten wie Wäsche legen, zunehmend nicht erreicht. Hier sind individuelle Angebote von nutzen. Die Symptome werden oft zu wenig beachtet, was auch dem schleichenden Beginn und Verlauf der Krankheit geschuldet ist.

In der Phase der schweren Demenz ist die Interaktion wieder anders zu gestalten. Bewohner, die nicht mehr gruppenfähig sind, finden in der Wohngruppe Lebensweltorientierung (▶ Kap. 5.1.3) und Zufriedenheit. Das Team muss immer wieder schauen und reflektieren, ob die Angebote noch greifen.

5.1.6 Die Möglichkeiten der Angebote

In den Pflegeeinrichtungen muss koordiniert werden, wann die beste Zeit dafür ist, Angebote durchzuführen. In der Praxis hat sich ein Zeitfenster vormittags von 10:00 bis 11:00 Uhr gut bewährt. Nachmittags sind die Zeiten von 15:00 bis 17:00 Uhr gut geeignet. Je weiter die Demenz voranschreitet, desto kleiner wird das Zeitfenster, Betreuung und Pflege verschieben sich zum Wohl des Bewohners (▶ Kap. 5.5)

Kitwoods zwölf Aktivitäten finden sich in allen Angeboten wieder (▶ Kap. 2.2.4).

5.1.7 Wochenpläne

Wochenpläne sollten für alle Bewohner und Gäste (auch Rollstuhlfahrer) gut lesbar und sichtbar in DIN A 5 aufgehängt werden, eventuell mit Symbolen »erläutert«.

Tab. 7: Wochenpläne

Montag			
7:00–13:00	Schongruppe Demenz	Fachkraft/Betreuungskraft	Auengrund-Wohnzimmer
8:00–10:00	Frühstück	Ehrenamt	Speisesaal Marktcafé
10:00–11:00	Kleingruppe	Fachkraft	Speisesaal Marktcafé
10:00–11:00	Morgenrunde	Fachkraft	Raum Rose
12:30–14:00	Wandergruppe	Fachkraft/Betreuungskräfte	Im Haus/draußen
14:00–15:00	Kaffeetrinken	Betreuungskräfte/Fachkraft	Speisesaal Marktcafé
15:00–16:00	Einzelbetreuung	Fachkraft	Im Haus/draußen

15:00–16:30	Gemeinsames Singen/Spiele	Ehrenamt	Speisesaal Marktcafé
15:00–16:00	Lebensfragen	Fachkraft /Ehrenamt	Raum Rose
14:00–20:00	Einzelbesuche 43 Marktcafé	Betreuungskräfte	Im Haus/draußen
Dienstag			
8:00–10:00	Frühstücks-gruppe	Ehrenamt	Speisesaal Marktcafé
7:00–13:00	Schongruppe Demenz	Fachkraft/Betreuungskraft	Wohnzimmer Marktcafé
10:00–11:00	Kleingruppe	Fachkraft	Speisesaal Marktcafé
10:00–11:00	Morgenrunde	Fachkraft	Raum Rose
12:30–14:00	Wandergruppe	Fachkraft/Betreuungskräfte	Im Haus/draußen
14:00–15:00	Kaffeetrinken	Betreuungskräfte/Fachkraft	Speisesaal Marktcafé
15:00–16:00	Einzelbetreuung	Fachkraft	Im Haus/draußen
15:00–16:00	Kleingruppe 43b	Betreuungskräfte	Speisesaal Marktcafé
15:00–20:00	Einzelbesuche 43b/Marktcafé	Betreuungskräfte	Im Haus/draußen
Mittwoch			
7:00–10:00	Frühstück	Ehrenamt	Speisesaal Marktcafé
8:00–13:00	Schongruppe Demenz	Fachkraft	Wohnzimmer Auengrund
10:00–11:00	Kleingruppe	Fachkraft/Betreuungskraft	Speisesaal Marktcafé
10:00–11:00	Morgenrunde	Fachkraft/Betreuungskraft	Raum Rose

5

12:30–14:00	Wandergruppe	Fachkraft/Betreuungskraft	Im Haus/draußen
14:00–15:00	Kaffeetrinken	Betreuungskräfte/Fachkraft	Speisesaal Marktcafé
15:00–16:00	Einzelbetreuung	Fachkraft	Im Haus/draußen
14:00–17:30	Spiele/Singen	Ehrenamt	Speisesaal Marktcafé
15:00–20:00	Einzelbesuche 43b/Marktcafé	Betreuungskräfte	Im Haus/draußen
Donnerstag			
7:00–13:00	Schongruppe Demenz	Fachkraft/Betreuungskraft	Wohnzimmer Auengrund
10:00–11:00	Kleingruppe	Fachkraft	Speisesaal Marktcafé
10:00–11:00	Morgenrunde	Fachkraft	Raum Rose
12.30–14:00	Wandergruppe	Fachkraft/Betreuungskraft	Im Haus/draußen
14:00–15:00	Kaffeetrinken	Betreuungskräfte/Fachkraft	Speisesaal Marktcafé
15:00–16:00	Einzelbetreuung	Fachkraft	Im Hause/ draußen
15:00–16:00	Kleingruppe	Betreuungskräfte	Speisesaal Marktcafé
15:00–16:00	Stammtisch	Ehrenamt	Raum Mohnbiene
15:00–20:00	Spiele/Singen	Betreuungskräfte, HW	Im Haus/draußen
Freitag			
7:00–13:00	Schongruppe Demenz	Fachkraft	Wohnzimmer Auengrund
10:00–11:00	Kleingruppe	Fachkraft/Betreuungskraft	Speisesaal Marktcafé
10:00–11:00	Morgenrunde	Fachkraft/Betreuungskraft	Raum Rose

12:30–14:00	Wandergruppe	Fachkraft/Betreuungskraft	Im Haus/draußen
14:00–15:00	Kaffeetrinken	Betreuungskräfte/Fachkraft	Speisesaal Marktcafé
15:00–16:00	Einzelbetreuung	Fachkraft	Im Hause/ draußen
15:00–20:00	Einzelbesuche 43b/Spiele im Speisesaal Marktcafé	Betreuungskräfte	Im Haus/draußen
Samstag			
7:00–13:00	Schongruppe	Fachkraft	Wohnzimmer Auengrund
10:00–11:00	Offene Gruppe	Fachkraft/Betreuungskraft	Speisesaal Marktcafé
12:30–14.00	Wandergruppe	Fachkraft/Betreuungskraft	Im Haus/draußen
14:00–15:00	Kaffeetrinken	Betreuungskräfte/Fachkraft	Speisesaal Marktcafé
14:00–20:00	Einzelbetreuung Marktcafé	Betreuungskräfte	Im Haus/draußen
Sonntag			
7:00–13:00	Schongruppe Demenz	Fachkraft	Wohnzimmer Auengrund
9:30–10:00	Gottesdienst	Betreuungskräfte	Speisesaal Marktcafé
12:30–14:00	Wandergruppe	Fachkraft/Betreuungskraft	Im Haus/draußen
14:00–15:00	Kaffee	Betreuungskräfte	Speisesaal Marktcafé
14:00–20:00	Einzelbetreuung 43 b/Marktcafé	Betreuungskräfte	Im Haus/draußen

5.1.8 Zusätzliche Veranstaltungen

Zusätzliche Veranstaltungen hängen monatlich neu aus. Manche Häuser versehen die Veranstaltungspläne mit Symbolen.

Tab. 8: Extrablatt »Haus an der Stadtmühle: Veranstaltungen im Juli 2019«

Datum	Veranstaltung
1. Juli 2019	14:00 Uhr Besuch der Stadtmühle mit den Konfirmanden
4. Juli	15:15 Uhr Lebensfragen mit Frau HC Im Wohnzimmer
5. Juli	Gottesdienst (katholisch) in der Kapelle
7. Juli	14:30 Uhr Sommerfest Einweisung des Ablaufes Frau HC und Frau E.
11. Juli	15:15 Uhr Lebensfragen mit Frau HC
	17:00 Uhr Kirchenchor Ahorn im Garten
12. Juli	15:15 Uhr Heimkino im Rosenzimmer
18. Juli	Lebensfragen Frau HC im Wohnzimmer
19. Juli	Gottesdienst (evangelische Kapelle)

5.2 Die passenden Räumlichkeiten

Bei den Räumen für Angebote der Aktivierung und Betreuung müssen sehr häufig Kompromisse eingegangen werden. Grundsätzlich muss der Raum, in dem ein Angebot stattfindet, aber ruhig und reizarm sein. Keine Gruppe kann entspannt stattfinden, wenn sie ständig gestört wird. Das Verständnis für die passenden Räumlichkeiten erwächst zunehmend durch die Schulung der Pflege- und Betreuungskräfte, aber auch hier muss die Leitung dahinter stehen.

Die Räume für Gruppenangebote sollten **dezenten Wohncharakter** haben und in sich geschlossen sein. Sie bieten keine Störquellen, um Reizüberflutung zu vermeiden (kein TV oder Radio (▸ Kap. 5.1.3)). Die Ausstattung ermöglicht eine jahreszeitlich angepasste, dezente Dekoration. Die Beleuchtung entspricht mit 500 Lux dem Expertenstandard »Sturzprophylaxe in der Pflege«. Die Möblierung ist altengerecht, d. h. hoch genug, die Bestuhlung verfügt über Armlehnen und wasserdichte Polsterung.

Die **Ausstattung** der Einrichtung und der Ankauf der Materialien erfolgt über die Pflegesatzverhandlungen. Fördervereine können um Spenden gefragt werden. Im Rahmen von Veranstaltungen, z. B. Basaren, können kleinere Beträge erwirtschaftet werden. Bei externen Gästen aus dem Quartier, die am Angebot des Gedächtnistrainings im Haus teilnehmen, kann ein kleiner Unkostenbeitrag erhoben wird.

Tipp

Im Rahmen der Wirtschaftlichkeit sollten Sie einmal im Jahr eine Inventur durchführen. Hochwertige Spiele und teure Geräte werden gern nach einem Besuch einer Altenpflegemesse angeschafft. Verlässt die zuständige Fachkraft die Station, werden diese Geräte und Spiele oft weggeräumt und vergessen.
Hier hilft die Auflistung aller Geräte und Spiele einmal im Jahr mit allen Mitarbeitern der sozialen Betreuung.

Gemeinsam wird ein zentraler Platz gesucht oder geschaffen, von dem sich jeder Mitarbeiter für seine Arbeit Material holt und auch wieder zurückbringt. Hektisches Herumsuchen vor einer Gruppenveranstaltung ist nicht professionell. Eine klare Struktur ist bei den sehr knappen Zeitressourcen von großer Bedeutung. Diese Struktur muss eingehalten werden, damit das Material auffindbar, gebrauchsfertig und ordentlich bleibt. Diszipliniertes Aufräumen und Reinigen ist daher unumgänglich – so gehören z. B. gehören CDs nach Gebrauch wieder in richtige Hüllen!

Tipp

Überprüfen Sie vor der Gruppenstunde die Kleidung der Bewohner, denn sie muss bei allen Aktivitäten bequem und gut sitzen, darf weder einengen noch zu weit sein (Verletzungsgefahr!). Mittlerweile sind Jogginganzüge in den Seniorenheimen angekommen, was für Bewegungsübungen die geeignetste Bekleidung darstellt. Bei den Schuhen ist auf guten Sitz zu achten, um eine Sturzgefahr zu verringern.*

* Hammerla M (2016): Bewegen ist Leben. Schlütersche Verlagsgesellschaft, Hannover

5.2.1 Die Materialien

Es gibt einen großen Markt an unterschiedlichsten Materialien für den Altenpflegebereich. Auch hier müssen Sie als Fachkraft wissen, was sinnvoll genutzt werden kann. Sport und Fitnessgeräte sind noch zu Beginn einer Demenz gut nutzbar.

Später sollte ein Fundus geschaffen werden, der aus bekannten Gegenständen besteht. Alte Gegenstände für die Zeit am Nachmittag, aber auch zwischendurch, werden von Menschen mit Demenz gern genutzt. Die Beschaffung kann bei Einzug über die Angehörigen ermöglicht werden. Ein Aushang oder ein Projekt, Haushaltsgegenstände mitzubringen, erleichtert auch den Angehörigen den Umgang mit dem Umzug in eine Einrichtung.

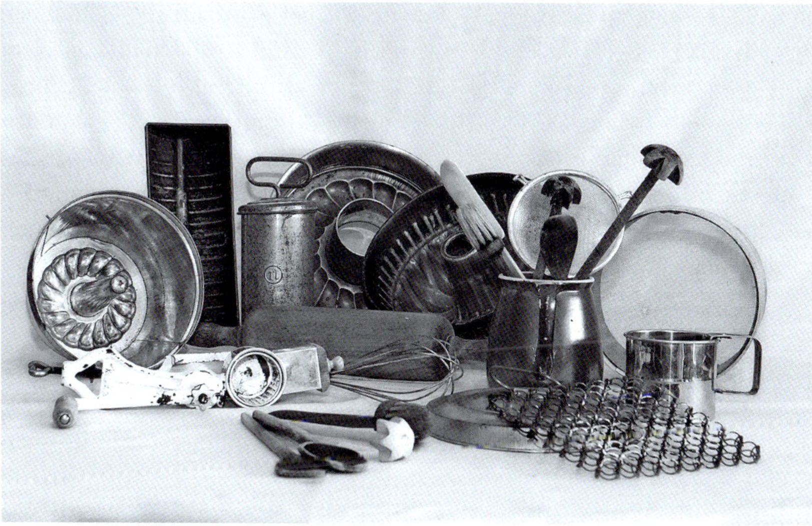

Abb. 5: Altbekannte Utensilien fürs Backen, die von den Bewohnern leicht wiedererkannt werden.

Die Bewohner selbst fühlen sich durch bekannte Gegenstände angesprochen (▶ Kap. 5.1.3).

Tipp

Flohmärkte bieten eine günstige und gute Möglichkeit, schöne Dinge zu erwerben, die biografisch bekannt sind und bei schwerster Demenz noch als Anregung dienen.

Materialien für Gruppenstunden

- Bälle in allen Größen und Formen sollten aus weichem Material beschaffen sein.
- Softbälle eignen sich sehr gut zum geraden Zielschießen. Sie lassen sich gut fangen und können zielgenau zurückgeworfen werden.

- Igelbälle eignen sich zum Weiterreichen bei Konzentrationsübungen. Außerdem lassen sie sich für Massagen an Händen, Füßen und auf dem Rücken verwenden. Sie sind gut greifbar und vermitteln gute taktile Reize.
- Luftballons haben sich bewährt – hier wird mit Spaß das Reaktionsvermögen trainiert, dazu noch Arme, Beine, Rumpf und die Hand-Auge-Koordination.
- Dehnbänder (30 cm lang) trainieren Arme, Beine, Rumpf und ganz allgemein die Kraft.
- Dehnschnüre (bis zu 12 Meter lang) sind etwas für die größere Gruppe: Hier können bis zu 15 Personen an die Schnur und ihre oberen Extremitäten gut bewegen.
- Schwungtücher sind für draußen hervorragend geeignet, um Arme, Schulter, Rumpf und das Reaktionsvermögen zu trainieren. Für drinnen gibt es kleine Schwungtücher.
- Gewichte, gekauft oder selbst hergestellt (z. B. ein leeres Fläschchen einer Trinknahrung o. ä., mit Sand gefüllt, Verschluss zugeklebt) eignen sich hervorragend für das Krafttraining.
- Tanzbänder haben sich durch die dicken Griffe bewährt und trainieren Arme und Schultern. Sie sind wegen der klaren Farbgebung gut erkennbar, die Länge variiert zwischen 30–40 cm. Die verschiedenen Stoffbänder assoziieren bei hochbetagten Bewohnerinnen immer wieder »Tanzkleider«. Der Vorteil liegt auch in der guten Greifbarkeit der Ringe, die von Menschen mit Arthrose, Rheuma oder Spastik gut gehalten werden können. Auch Menschen mit Demenz greifen noch sehr lange gezielt zu und bewegen sich in der Gruppe gern mit. Das Gewicht der Tanzbänder wird von den Benutzern (im Gegensatz zu den Chiffontüchern) wahrgenommen und gibt dadurch einen Impuls: »Ich habe etwas in der Hand«. Die Tanzbänder sind solide verarbeitet und waschbar, für Sitztänze und Aufführungen unverzichtbar.
- Klangkugeln für rhythmische Übungen – Arme, Schultern, Takt, Hören.
- Rhythmusgeräte (Rasseln, Stäbe, Holzblocktrommeln, Schellenring) zur Begleitung von Musik oder Singen fördern die Konzentration und machen viel Spaß. Es sind keine Vorkenntnisse nötig. Alle Instrumente sind im Fachhandel erhältlich.

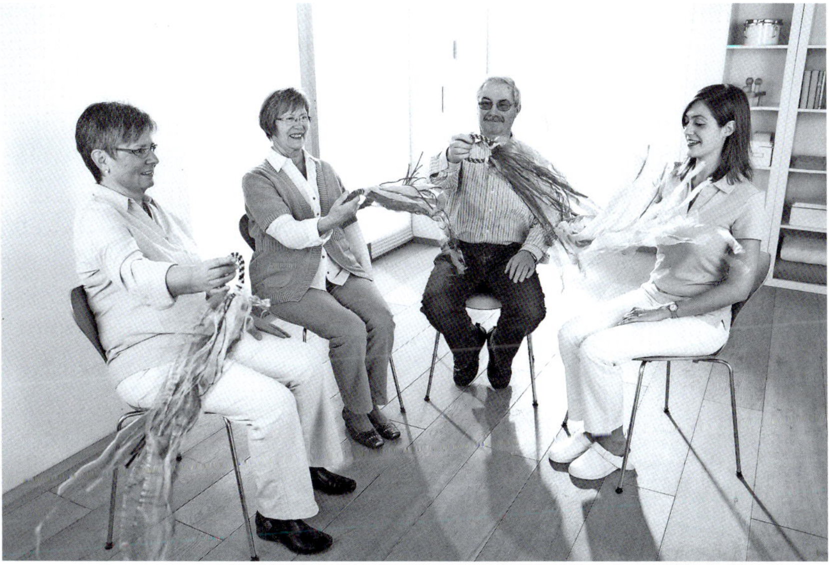

Abb. 6: Tanzbänder (mit freundlicher Genehmigung der Fa. Wehrfritz).

5

- Klangschalen eröffnen den Bewohnern auch in der Einzelbetreuung positive Gefühlswelten. Die Anwender müssen allerdings geschult werden, da es zu sehr unterschiedlichen Reaktionen während der Therapie kommen kann.
- Diverse Textilien (Stoffreste, Tücher, Socken, Schals) sind für feinmotorische Übungen geeignet.
- Greifzöpfe: Durch eine überwiegende Immobilität bei Menschen mit Demenz in der Spätphase gehen die Körperwahrnehmungen an den Extremitäten zuerst zurück, doch taktile Empfindungen sind noch ausgeprägt (in den Fingerkuppen und Lippen befinden sich spezielle Mechanorezeptoren). Greifzöpfe regen visuell durch ihre Signalfarben, auditiv durch Glöckchen an, zuzugreifen. Die Menschen drücken, ziehen, fühlen, halten inne und sind für einige Zeit mit einem Gegenstand beschäftigt, der sicher ist. Die Greifzöpfe wurden von Ergotherapeuten getestet und für gut befunden
- CDs mit Textheften oder Blättern.

- Snoezelen-Wägen sind für die Einzelbetreuung am Bett gut geeignet. Die Zusammenstellung des Inhaltes ist je nach Wunsch individuell wählbar (▶ Kap. 5.6.7). Es gibt viele Möglichkeiten der Einsätze bei den Bewohnern. Der Vorteil ist, dass alles auf dem Wagen (bei guter Ordnung) liegt. Betreuungs- und Fachkräfte arbeiten kräftesparend und rückenschonend.
- Seit einigen Jahren werden digitale Angebote (Touchscreen, Tablets) vertrieben. Die Generation, die jetzt in den Heimen lebt, ist mit diesen Medien nicht sehr vertraut, spricht aber durchaus darauf an. Das bedeutet, dass eine Betreuungskraft erklären und unterstützen sollte.
- Touchscreens: Durch Handberührung erscheinen Bilder mehr oder weniger schnell. Jeder darf auf bestimmte Punkte greifen. Die Hygienemaßnahmen müssen hier sehr ernst genommen werden.
- Streicheltier werden gut angenommen, aber auch hier stellt sich Aufgabe der richtigen Hygiene. Eigentlich reicht der Hauskater, der sich für eine Zeit auf den Schoß des Bewohners setzt und streicheln lässt.

5.3 Angebote in der Frühphase der Demenz

Wichtige Informationen zu Pflege und Betreuung sowie Angebote mit Beispielen für Tagesstruktur und Standards zu Gruppen finden Sie im Kapitel 6.

Generell gilt: Alle Mitarbeiter sind im person-zentriertem Ansatz geschult. Ist die Gruppenleitung oder Betreuungsperson nicht authentisch, wird das schnell entlarvt sein und der »Funke« springt nicht über.

Bewohner/Gäste in der Frühphase sind oft noch ehrgeizig, gesellig, teilen sich noch gut mit. Sie haben leichte kognitive Störungen, fühlen sich in Gruppen mit fachgerechter Leitung wohl. Die Bezugsperson im Pflege- und Betreuungsbereich wird erkannt.

5.3.1 Morgenrunde

Motogeragogische Gruppenangebote (▶ Kap. 6.10) werden vormittags von 10:00 bis 11:00 Uhr.

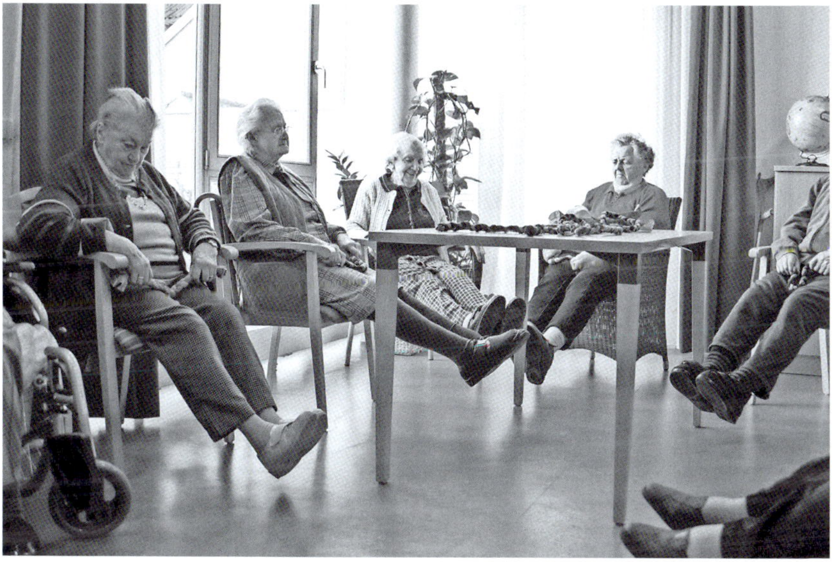

Abb. 7: Bei der Morgenrunde werden freudig die Übungen durchgeführt.

5.3.2 Nachmittagsrunde

Kreatives Gestalten und Spiele sind für den Nachmittag gut geeignet. Bewährt haben sich z. B. »Malgruppen« mit fachlicher Betreuung.

»Freie Malerei« kann ein Angebot für Menschen mit Demenz sein, um ihnen durch den künstlerischen Prozess autonomes Handeln, emotionalen Ausdruck und Lebensfreude in einem geschützten Rahmen zu ermöglichen.

Zunächst gilt es, einen Ort zu schaffen, an dem Kunst sich ereignen kann. Das Angebot an künstlerischem Material muss den verbliebenen kognitiven Fähigkeiten angepasst sein; Materialerfahrung und Wahrnehmungsschulung sind nur möglich, wenn ein Einstieg zu freudigem Tun gelingt, der Funke also überspringt.

Das Ziel dieser Arbeit liegt im gestaltenden Prozess, im Ausschöpfen von gestalterischer Freiheit, im Ausdruck und im Erleben des Moments.

Für Begleitende steht die Qualität der Begegnung im Fokus, nicht das Ergebnis. Es geht nicht um richtig oder falsch, um gut oder schön. Es geht vielmehr darum, dass die Menschen mit Demenz in ihrer Individualität anerkannt sind und in ihrer Originalität bestärkt werden, damit sie in diesem kreativen Tun Vertrauen in die eigenen Fähigkeiten entwickeln können.

Eine Veränderung durch diese Arbeit ist möglich, sie kann zu mehr Wachheit und Lebhaftigkeit führen, und sie kann auch die Emotionalität verstärken, sowohl positiv als auch negativ. Deshalb ist auch Nachsorge und Auffangen hier von Bedeutung.[51]

Frauen gestalten gerne Blumensträuße, leichte Handarbeiten im Winter sind biografisch bekannt. Kleine Ausbesserungsarbeiten an Textilen werden von Frauen noch gut und gerne durchgeführt.

Befindet sich eine Werkstatt im Haus, sind Männer immer für bekannte Arbeiten zu haben. Das Abschleifen eines kleinen Möbelstücks mit anschließendem Anmalen stärkt das Selbstbewusstsein.

Beliebt ist bei Männern auch das Autopolieren, nach der Wäsche bringt ein Angehöriger dem Vater den Wagen vorbei, im Hof kann mit Betreuern oder den Angehörigen der Wagen verschönt werden. Reparaturen können noch gut ausgeführt werden. Männer mit PC-Erfahrung haben, sind in der Lage, Fotos zu gestalten/bearbeiten.

---

[51] Autorin Sabine Gillde, Kunstgeragogin und freischaffende Malerin, Großwalbur

5.3.3 Neigungsgruppen

Das **Chorsingen** kann noch gut gelingen, wenn Freunde die Bewohner zur Probe abholen und wieder nach Hause bringen. In vielen Häusern gibt es auch bereits Heimchöre. Wer immer schon gern gesungen hat, kann einem Chor beitreten – gerne dem örtlichen Kirchenchor. Neben den förderlichen sozialen Kontakten und den seelischen Streicheleinheiten durch die Musik ergibt sich durch das Singen ein intensives Atemtraining, das sich erwiesenermaßen sehr gut auf die Abwehrkräfte auswirkt.

Gartenarbeit, Pflanzen: Beim Gang zum Friedhof können z. B. die Menschen mit Demenz zum Mithelfen animiert werden. Die Technik des Pflanzens können viele noch erinnern und freuen sich über diese Aufwertung ihres Selbstwertgefühls, indem sie tatkräftig mithelfen. Auch ein Marktbesuch erfreut viele noch.

Der sonntägliche **Gottesdienst** kann gut organisiert werden. In kleinen Gemeinden oder Stadtquartieren gelingt dieses Vorhaben noch lange Zeit.

5.3.4 Feiern

Feiern (▶ Kap. 6.3) sind oft ausgelassen und heiter, ein Miteinander macht die Bewohner froh. Das erlebte Fest wirkt noch lange nach.

5.3.5 Spiele am Nachmittag

Spiele am Nachmittag werden individuell geplant. Bei schönem Wetter können Spiele im Garten stattfinden und ab dem Herbst in reizarmen Räumen.

Beispiele: Flaggenspiel für Männer. »Stadt, Land, Fluss«. Wer Freude an Mühle, Dame, Halma hat, findet sich zusammen.

Die Lebensfragen (▶ Kap. 6.7) eignen sich hervorragend für kognitiv gesunde und demenziell leicht eingeschränkte Menschen. In entspannter

Runde werden das freie Sprechen, die Wortfindung, Konzentration angeregt und geübt. So entstehen ein Zusammengehörigkeitsgefühl und Freude. Durch die Biografie werden eigene Lebenssituationen reflektiert. Die Lebensfragen eignen sich auch für Einzelbetreuung. Eine Lebensrückschau wird oft als bereichernd erlebt, »was alles geleistet wurde.« Somit stärkt sie das Selbstwertgefühl und die Identität.

5.3.6 Sport mit Freude

Viele Menschen mit Demenz können noch turnen, schwimmen oder einfach längere Strecken gehen. Wenn sich hier Ehrenamtliche oder Angehörige finden, die die Aufgabe der Begleitung übernehmen, tragen diese zur positiven Teilhabe am Leben teil.

Beliebt ist der Wettbewerb »Gehen mit dem Schrittzähler«. Die Laufgruppe mit Betreuer beginnt im Frühjahr. Die Betreuungskraft geht eine Strecke zuerst allein ab. Jeder Läufer erhält zu Beginn des Trainings einen Schrittzähler. Nach jeder Runde wird die Schrittzahl in ein Karteikärtchen eingetragen. Nach dem Sommer werden die besten Läufer im Rahmen eines Festes prämiert.

5.3.7 Kulturangebote

In Großstädten, mittlerweile auch in kleineren Städten, gibt es seit einigen Jahren Initiativen, die Kulturangebote für Menschen mit Demenz in ihr Programm nehmen. Die Angebote sind zeitlich kürzer, die Mitarbeiter zum Thema Demenz gut geschult. Die Einteilung und Koordination obliegt der Leitung der sozialen Betreuung.[52] Durchgangszimmer sind wegen der Störung ungeeignet.

---

52 Vgl. DNQP 2018, S. 120 f.

5.3.8 Heimkino

Heimkino (▶ Kap. 6.4) erfreut Bewohner immer. Die Durchführung kann von Betreuungskräften, Ehrenamtlichen oder Fachkräften angeboten werden. Der Inhalt der Filme sollte immer positiv sein. Die Themenvielfalt ist groß: Landschaftsaufnahmen, Tiere, Historisches, Reisebeschreibungen, z. B. nach Italien, altes Handwerk (Mühlen, Schmiede, Hutmacher). Die Dauer sollte 45 bis 60 Minuten nicht überschreiten. Seit einigen Jahren gibt es eine Filmstelle (www.mediendienste.info) für diese Angebote. Der Raum muss ruhig und zum Abdunkeln geeignet sein.

Tipp
Kino ist ein Geschenk, ein Freizeitvergnügen. Legen Sie doch die Kinokarte gleich am Montagfrüh am Frühstücksplatz aus oder geben Sie sie nach der Morgenrunde aus. Dann steigt die Vorfreude!

5.3.9 Literaturkreise

Zusammenkünfte im Literaturkreis haben sich bewährt. So wählt die Gruppenleitung ein Werk von einem bekannten Autor aus. Alles biografisch Bekannte kann in Frage kommen. Balladen, Romane, auch viele Gedichte haben einen hohen Erkennungswert. Viele Bewohner können noch selbst lesen und sind häufig bereit, vorzulesen. Auch damit erfährt die Person Anerkennung und Wertschätzung. In Zusammenarbeit mit einer Buchhandlung kann 2 x jährlich eine Lesung durchgeführt werden. Anschließend können Gespräche darüber geführt werden.

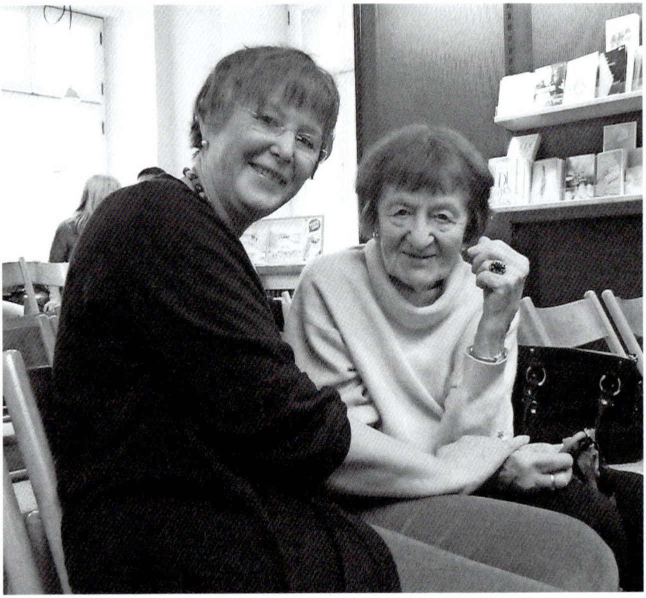

Abb. 8: Im Anschluss an eine Lesung unterhält sich Frau Z. mit der Autorin.

5.3.10 Männergruppe

Die Männergruppe (▶ Kap. 6.9) trifft sich z. B. am Freitagnachmittag um 15:00 Uhr. Mal werden bestimmte Themen besprochen, mal hat jemand eine Frage: »Erklären Sie mir doch bitte, wie das Internet funktioniert.« Dieser Wunsch wird in der nächsten Woche erfüllt: Die Gruppenleitung erläutert dann mit Unterlagen und dem persönlichen Laptop, wie man Kontakt zum Internet erhält usw.

Für die Männergruppe bereitet die Leitung immer ein bestimmtes Thema vor, oftmals ergeben sich dann Gespräche, die sehr häufig biografisch sind. Bei Männern sehr beliebt sind sogenannte Suchbilder. Die Gruppenleitung nimmt bestimmte Gebäude oder markante Dinge der Umgebung auf. Diese werden dann als Suchbilder entweder auf dem PC gezeigt oder Fotos herumgegeben. Hier sind neben dem Erkennen auch immer kleine Anekdoten zu erfahren. In der Männergruppe befinden sich die rüstigen Herren, die sich noch gut mitteilen können.

Mit der Männergruppe werden durchweg gute Erfahrungen gemacht, die Kommunikation ist höflich, es gibt im Gegensatz zu den Damengruppen kein Streit. Männer haben eine andere Gesprächskultur.

Die Gruppe dauert eine Stunde, die Leitung fragt nach Wünschen für die nächste Gruppe, bedankt sich und verabschiedet sich.

5.3.11 Projekte

Projekte in Seniorenhäusern müssen geplant, begleitet und abgeschlossen werden. Das Projekt »Alt und Jung« wurde z. B. von der Leitung gewählt. Nach einem Gottesdienst fragte die Leitung den Pfarrer, ob er Interesse hätte, seine Konfirmanden mit einbinden zu wollen. Es wurde ein Termin vereinbart und die jungen Leute fragten, was sie tun müssten, einfache Antwort der Leitung: »Kommen Sie einfach, alles andere ergibt sich.«

Beim ersten Treffen begeben sich die Jugendlichen auf einen Rundgang durchs Haus. Ausgewählte Bewohnerzimmer dürfen nach Absprache mit Bewohnern und Angehörigen gezeigt werden. Der Höhepunkt ist das Hoch- und Herunterfahren im Pflegebett (selbstverständlich nach Hygienevorschrift). Nach dem Rundgang wird eine Vorstellungsrunde durchgeführt. Häufige Fragen der alten Menschen waren, was die jungen Menschen einmal arbeiten wollen. Die Konfirmanden fragten häufig nach dem Beruf der Senioren oder ob sie Schmerzen hätten.

Im weiteren Verlauf des Projekts besuchten Konfirmanden jeden Monat das Heim, spielten mit den alten Menschen, machten gemeinsam Ausflüge. Am Ende einer jeden Begegnung sangen Alt und Jung Kirchenlieder. Hier waren die jungen Menschen so erstaunt vom auswendig gelernten Liedgut der alten Menschen.

Am Ende des Projekts wurde mit dem Pfarrer eine Andacht gehalten, es gab Kaffee und Kuchen. Einige der Konfirmanden blieben dem Haus treu und leisteten ein Praktikum oder entschlossen sich, einen sozialen Beruf zu ergreifen. Zur Konfirmation wurde die Projektleitung eingeladen.

5.3.12 Ausflüge

Jeder Ausflug muss gut geplant werden. Der Zielort wird im Voraus von zwei Mitarbeitern der sozialen Betreuung besucht. Am Zielort werden Barrierefreiheit geprüft, die Türrahmen ausgemessen, auch die der Toiletten. Der Termin für den Ausflug wird vereinbart.

Im Heim werden die Bewohner schriftlich eingeladen, auch die Zusage erfolgt schriftlich. Für jeden Bewohner steht eine Begleitperson (Ehrenamt, Angehöriger) zur Verfügung. Erfahrungsgemäß sagen kurz vorher einige Bewohner ab, daher werden immer mehr Personen eingeladen als wirklich mitgenommen werden können. Der Fahrdienst wird informiert.

Am Tag des Ausflugs sind die Rollstühle zu kontrollieren (Fußstützen). Die Leitung achtet auf Kleidung und Notfalltasche (u. a. Vorlagen und Blutdruckgerät). Da die Ausflüge schon nach der Mittagpause beginnen, ist es sinnvoll, das Kaffeetrinken entweder vor Ort zu organisieren oder zwei Begleitpersonen kümmern sich um ein Picknick.

Die Ausflüge dauern drei bis vier Stunden. Die Fotos davon finden sich im »Lebensbuch« wieder.

Tipp

Zum Einzug bekommen alle Bewohner ein Lebensbuch (Schnellhefter). Hier werden alle Briefe der Angehörigen und Freunde abgeheftet. Ebenso Fotos, die bei Feiern oder Ausflügen entstehen, Ankündigungen von Festen, die Heimkinokarte oder schriftliche Arbeiten aus der Erinnerungsarbeit. Bis zum Lebensende wird alles eingeheftet, im regelmäßigen Turnus geht eine Betreuungskraft nachmittags zum Abheften in die Zimmer.

Nach dem Tod des Bewohners bekommen die Angehörigen das Lebensbuch überreicht. Dabei werden sie immer gefragt, ob sie sich ein Ehrenamt im Haus vorstellen könnten. 40 Prozent der befragten Angehörigen kamen nach einem Jahr zum Ehrenamt. Sie kannten das Haus, das Personal, den Ablauf, sie konnten helfen und wurden dadurch in die Gemeinschaft eingebunden.
Auf allen Bildern im Lebensbuch erkannten sie ihren Vater oder Mutter in entspannter Haltung, lachend und froh. Alle Angehörigen teilten mir das oft mit: »Frau H., ich habe nicht gewusst, dass meine Mutter hier so glücklich war. Immer wenn ich zu Besuch kam, wollte Mutter nach Hause.« Das Lebensbuch ist keine große Arbeit, die Kunst ist die Kontinuität beim Aktualisieren.

5.3.13 Ein Tag im Leben von Herrn X.

Biografie: Herr X. (83) lebt seit einem halben Jahr im Haus an der Stadtmühle. Er hat sich das Haus mit ausgesucht, kennt es seit seiner Kindheit. Das Haus liegt in einer kleinen Stadt, die von einer Stadtmauer umgeben ist und jeder kennt jeden. Herr X. war hier Postbote und kennt sich gut aus.

Früher sang Herr X. gern im Chor, gründete die örtliche Feuerwehr mit. Vor zwei Jahren starb seine Frau. Die Tochter wohnt in Bremen, dahin wollte er nicht ziehen. Doch seine Demenz machte es erforderlich, dass er in ein Heim zog.

Pflege: Der Tag beginnt bei Herrn X. zwischen 6:00 und 6:30 Uhr, schließlich musste er immer früh aufstehen. Die Fachkraft ist in dieser Zeit in der Nähe und schaut ins Zimmer. Sie begrüßt ihn freundlich und lässt ihn erst einmal auf der Bettkante sitzen. Er klagt morgens oft über Schwindel. Mit Hausschuhen und Morgenmantel geht er selbstständig mit Rollator zum Badezimmer. Die Morgentoilette erledigt Herr X. noch gut allein. Die Fachkraft lüftet, macht das Bett und räumt etwas auf. Herr X. möchte gerne duschen. Die Fachkraft ist anwesend, er trocknet sich allein ab. Im Zimmer zieht er sich langsam, aber allein an. Die Fachkraft hat seine Brille geputzt und die Hörgeräte kontrolliert (Batteriewechsel 1 x wö.).

Nach der Grundpflege am Morgen geht Herr X. in den Speiseraum für Rüstige. Hier hat er einen Stammplatz am Männertisch. Die Begrüßung ist herzlich und nun bekommt Herr X. sein Frühstück, einen Pott Kaffee, das Roggenbrot richtet er selbst, mit guter Butter, Wurst oder Käse. Gegen 8:00 Uhr ist er fertig, wartet aber noch auf seine Tabletten, die er mit Wasser einnimmt.

Nach einem Gang zur Toilette folgen Aktivierung und Tagessgestaltung: Jetzt geht er aber noch eine »Runde drehen«. Seine Tour am Morgen, bei Wind und Wetter, wie früher als Postbote. Gegen 9:45 Uhr kommt er zurück, um an der Morgenrunde teilzunehmen. In dieser Gruppe hat er viel Freude. Er kann die gymnastischen Übungen noch gut umsetzen, zu jahreszeitlichen oder biografischen Themen hat er noch viel zu sagen. Die Gruppenleitung ist immer freundlich und hat ein gutes Wort für jeden. Am liebsten aber singt Herr X. in der Gruppe mit, und er kann die meisten Lieder auswendig. Als langjähriger Chorsänger wird er auch für seine schöne Stimme gelobt.

Pflege: Nach der Gruppe schnell noch zur Toilette, die Pflegekraft macht auf das Händewaschen aufmerksam. Jetzt steuert Herr X. wieder seinen Stammplatz an. Heute gibt es Wirsing mit Hackbraten, Kartoffelpüree und Soße, außerdem Nachspeise. Die Pflegehelferin prostet Herrn X. zu, sonst hätte er nichts getrunken. Nach dem Mittagessen zieht sich Herr X. auf sein Zimmer zurück und legt die Beine etwas hoch.

Beschäftigung: Um 13:30 Uhr trifft sich Herr X. mit drei anderen Mitbewohnern, die Gruppe geht selbstständig in einen kleinen Kaffeeraum, der selten genutzt wird. Hier spielt die Gruppe Mensch-ärgere-dich-nicht. Man neckt sich, schimpft beim Rauswurf und hat Spaß.

Pflege: Nach 14:00 Uhr kann man den Kaffeeduft wahrnehmen. Die Küchendamen backen hier selbst, manchmal backen auch Mitbewohnerinnen, die noch richtig gute Rezepte kennen. Nach dem Kaffeetrinken schnell noch zur Toilette.

Beschäftigung, Teilhabe: Am Schluss der Morgenrunde hatte die Gruppenleiterin heute Morgen persönliche Einladungskärtchen ausgeteilt. Alle neun Gruppenteilnehmer bekamen eine Einladung. Um 15:00 Uhr geht es mit den Konfirmanden Richtung Stadtmühle.

Herr X. kennt die Mühle seit seiner Kindheit. Jeder Konfirmand ist einer Person zugeordnet. Der Weg ist nicht weit, nach fünf Minuten hat die Gruppe ihr Ziel erreicht. Die Gruppenleitung von heute Morgen ist auch dabei. Die Gruppe betritt das alte Mühlengebäude. Die Konfirmanden staunen nicht schlecht, Herr X. kennt ja alles noch genau und kann gewisse Geräte benennen. Der Müller erzählt nun, wie es früher war, er hat das Mühlenhandwerk von seinem Vater gelernt.

Nach der Besichtigung werden alle noch zu einem Glas Limonade oder Wasser eingeladen. Die Gruppenleitung hat noch eine Überraschung: Sie verteilt Textblätter mit Mühlenliedern. Nach sechs fröhlichen Liedern verabschieden sich die Besucher und laufen wieder nach Hause. Es war für alle eine gelungene Abwechslung und lehrreich für die jungen Leute. Kurz vor 17:00 Uhr ist die Gruppe wieder angekommen. Herr X. setzt sich noch auf die Bank vor dem Haus und plaudert mit den Mitbewohnern, es geht um die gute alte Zeit.

Pflege: Um 18:00 Uhr trifft man sich wieder im Speisesaal. Herr X. wartet auf seine Tabletten, die er mit Wasser einnimmt. Zum Abendessen streicht er sich wieder zwei Scheiben Brot, es gibt Wurstsalat und ein alkoholfreies Bier. Bis 19:00 Uhr bleibt Herr X. meist noch sitzen, dann zieht er sich zurück. Die Pflegerin kommt so gegen 19:30 Uhr und fragt, ob sie helfen kann. »Noch nicht«, sagt Herr X. Er hat sich seinen Pyjama und Morgenmantel angezogen und wird die Tagesschau verfolgen. Um 21:00 Uhr schaut eine Pflegekraft noch einmal in das Zimmer. Herr X. ist dann schon so müde, dass er in sein Bett möchte. Nach diesem langen Tag wirkt er zufrieden und schläft gleich ein. Die Nachtschwester darf zweimal schauen, aber kein Licht machen. Dieser Wunsch wird umgesetzt.

5.4 Mittlere Phase

Standards zu Gruppen finden Sie im Kapitel 6.

5.4.1 Kleingruppe, Gruppenangebot bei nachlassender Kommunikation

Für Kleingruppen eignet sich sehr gut die Zeit vormittags zwischen 10:15 und 11:00 Uhr. In dieser Gruppe ist das Tempo langsamer, es wird mehr gesungen, Redewendungen ergänzt, einfache Bewegungsübungen sind immer dabei.

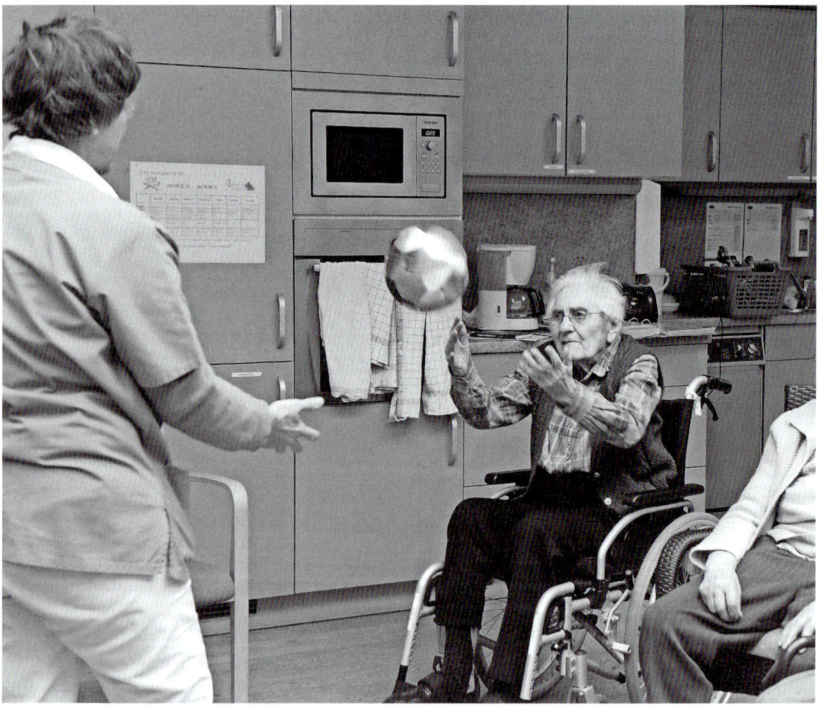

Abb. 9: Musik und Bewegung in der Kleingruppe.

5.4.2 Spielformen am Nachmittag

Spiele, die Spaß machen

Schwungtuch: Im Sommer sorgt ein Schwungtuch draußen für viel Freude. 8–10 Personen können ohne Probleme teilnehmen. Die bunten Farben, die Reaktionen der Bewohner beflügeln die Gruppe. Bis zu einer halben Stunde Spieldauer ist keine Seltenheit bei dieser Aktion. Danach ein Getränk reichen.

Suchspiel: Knöpfe nach Farben oder Größe sortieren macht Spaß (früher waren Knöpfe ein Spielmaterial für Kinder). 5

Schusser oder Murmeln können auf einem Tisch mit Gummibelag gespielt werden. Spiele wie Memory, allerdings offen auf den Tisch gelegt, sind anregend. Man schaut, vergleicht, findet die passende Karte und freut sich darüber.

Kartenspiele: Das Blumen- oder Kräuterquartett (Karten werden auf DIN A 5 gescannt und laminiert). Bei einer Teilnehmerzahl von fünf bis sieben Personen werden die Karten alle vergeben und dann durch Fragen zum Quartett zusammengesucht. Die Bezugsperson gibt Hilfestellung.

Fotos: Menschen mit Demenz sind durch alte Bilder aus ihren Jugend- oder Kindertagen gut zu erreichen. Angehörige werden gebeten, alte Bilder auf ein Format 15 x 20 cm zu scannen und zu laminieren, der Name der Person vom Bild sollte auf der Rückseite stehen, um eine Kontaktaufnahme zu erleichtern.

Bilder anschauen: Kalenderbilder (Natur, Tiere, Heimat usw.) auf DIN A 4 zuschneiden und laminieren, so sind sie haltbar und desinfizierbar. Die Bilder werden je nach Themen auf den Tisch gelegt, eine Reaktion wird sich sofort einstellen. Das Spiel richtet sich nach den Teilnehmern, die Langzeiterinnerung wird hier geweckt, ganz häufig werden Worte genannt, die im Tagesgespräch nicht mehr zu hören sind

Männer helfen

In vielen Heimen ziehen immer mehr Männer ein. Das Angebot für sie ist oft recht dürftig. Männer haben durch ihren Beruf eine andere Prägung erhalten als die jetzigen Hausfrauen. Männer wollen etwas tun, helfen, arbeiten. Von großem Vorteil ist, wenn die Hausmeister eine Demenzschulung durchlaufen haben (▸ Kap. 6.8).

Spaziergang

Ein Spaziergang wirkt sich immer positiv auf die Bewohner aus, weil bekannte positive Reize wahrgenommen werden (▸ Kap. 5.4.7).

5.4.3 Musikangebote

Eine gute Möglichkeit, den Menschen mit Demenz zu erreichen, ist, ihm Musik vorzuspielen. Sehr gute Erfahrungen wurden mit Flötenspiel gemacht. Auch der pensionierte Professor für Trompete, der einmal im Monat auf Station vorspielt, erfreut alle, die ihn hören können.
Kontakte zu Musikschulen oder durch Anzeigen erleichtern die Suche nach dem Musikangebot. Der Kindergarten kann seine Lieder vorsingen, ausgewählte Sänger dürfen am Bett vorsingen.

Schüler haben die Möglichkeit, ihre Fähigkeiten zu üben, lernen den Kontakt mit Menschen mit Demenz. Der Nachmittag eignet sich erfahrungsgemäß besser, weil hier die Wachphasen häufiger sind.
Hat der Betroffene Klavier gespielt und ist das Hörvermögen noch vorhanden, kann ein Schüler mit dem E-Piano im Zimmer vorspielen.

Musikalisches Rätselraten: Für dieses Angebot kommt ein pensionierter Musiklehrer 2 x monatlich. Ideal am Nachmittag durchzuführen. Nach dem Kaffeetrinken werden Bewohner in den Raum gebracht. Der ehemalige Musiklehrer (85 Jahre) begrüßt die Bewohner und spielt die erste Operettenmelodie an. Die Reaktion der Bewohner lässt nicht lange auf sich warten. Sofort wird mitgesungen, das nächste Lied wird angespielt, und so geht es eine halbe Stunde lang. Operetten, Schlager, alles was bekannt und beliebt ist, wird gespielt. Nach dem Raten kann noch mit Texten mitgesungen wer-

den. Diese Stunde vergeht schnell, es ist ein beliebtes Angebot im Haus, begleitet von Betreuung und Pflegehelfern.
Chöre, die regelmäßig zum Vorsingen kommen, haben sich etabliert.

5.4.4 Tiere kommen zu Besuch

Die Therapie mit Tieren ist seit ca. 30 Jahren fester Bestandteil in allen therapeutischen Zweigen geworden. Die Therapie mit Hunden (▶ Kap. 6.5) ist anerkannt. Tiere lösen Spannungen und Blockaden. Ein Hund vermittelt Bewegungsanreize, aktiviert nonverbal, vermittelt angenehmen Körperkontakt, ist ein Gefühlsvermittler und motiviert positiv zum Gehen. Die positive stabilisierende Wirkung des Tieres auf den Menschen mit Demenz ist bekannt. Alte Erinnerungen können mit dem Streicheln eines Tieres plötzlich wieder auftauchen, es kann der Name des Tieres sein. Tiere geben ihren »Streichlern« aber mehr, das Immunsystem wird angeregt, Endorphine freigesetzt, diese verursachen ein Glücksgefühl und verringern die Schmerzempfindung. In Heimen haben sich Tierbesuche schon lange etabliert.
Die tiergestützte Therapie mit ausgebildeten Therapiehunden eignet sich für Bewohner, die schwer zugänglich sind und nur noch wenig kommunizieren.

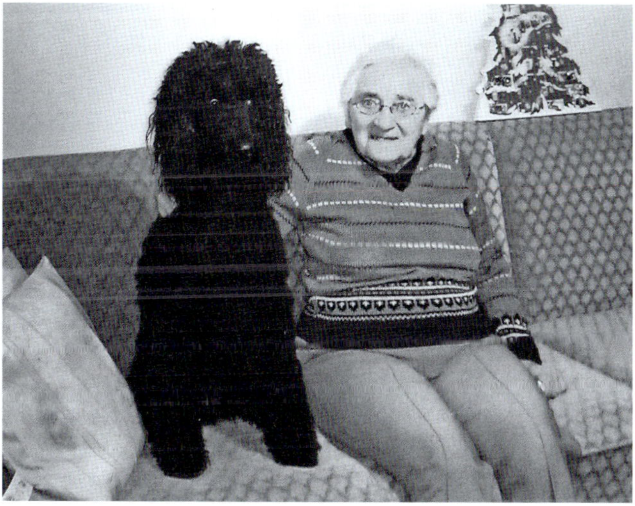

Abb. 10: Ihr Leben lang hatte Frau M. Pudel und bis heute ist einer an ihrer Seite.

5.4.5 Ruhige Feste

Für Menschen mit Demenz müssen Reize reduziert werden, damit in entspannter Atmosphäre gefeiert werden kann (▶ Kap. 6.2).

Wichtig **Vorsicht bei Faschingsfeiern**

Bei Faschingsfeiern werden gerne alle Bewohner mit einbezogen und verkleidet. Auch hier sollte die Biografie beachtet werden, sonst ist es entwürdigend.

5.4.6 Angebote am Nachmittag

Am Nachmittag bieten sich Angebote in Kleingruppen an oder ein Spaziergang in der Natur. Einzelbetreuung gibt es für alle, die überwiegend in ihren Zimmern verweilen.

Tipp

Die meisten Männer aus handwerklichen Berufen interessieren sich für Bautätigkeiten. Befindet sich in der Nähe der Einrichtung eine Baustelle, kann im Rahmen der Betreuung regelmäßig dieser Ort aufgesucht werden. Auf dem Rollator sitzend schauen Männer diesen Arbeiten gern zu.

Die 10-Minuten-Aktivierung

Die 10-Minuten-Aktivierung[53] hat sich im Heimbereich gut etabliert. Die Bewohner erhalten die Möglichkeit, geistig und körperlich aktiviert zu werden.

---

[53] Vgl. Schmidt-Hackenberg U (1996): Wahrnehmen und motivieren. Vincentz Verlag, Hannover, S. 36

Alte Gebrauchsgegenstände (Kaffeemühlen, Taschentücher, Wäscheleinen, Wäscheklammern, große Knöpfe, Parfumflaschen, Muscheln, Kochlöffel, Tücher, Gürtel, Wolle, Holzringe, Geschenkbänder, Kiefernzapfen, Kopftücher, Werkzeug, Bürsten, Stifte, Stempel usw.) in eigenen Pappschachteln auf den Tisch stellen (Inhalt nicht mehr als 5–10 Gegenstände), Deckel öffnen und Reaktionen abwarten.

Jeder Bewohner wird persönlich aufgefordert, einen Gegenstand zu entnehmen. Auf Reaktionen warten, auch ein staunendes Befühlen ist eine positive Reaktion, Zeit geben. Jede Reaktion loben.

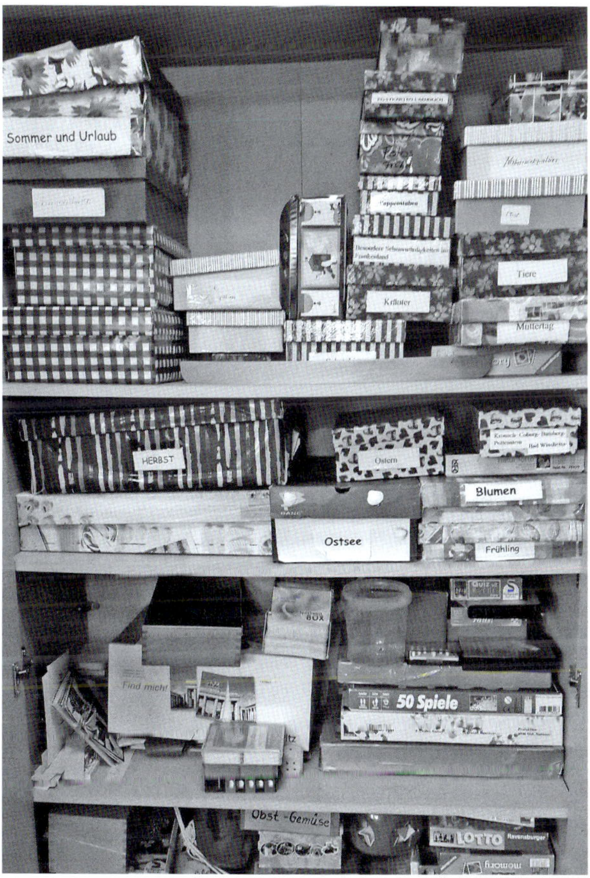

Abb. 11: Übersichtlich und griffbereit: themenspezifische Schachteln für die 10-Minuten-Aktivierung.

5.4.7 Ein Tag im Leben von Frau W.

Biografie: Frau W. (87) lebte lange zu Hause und wurde von der Ambulanz der Diakonie versorgt. Früher hat sie als Gemeindeschwester gearbeitet und so waren ihr die Schwestern gut vertraut. Frau W. verlor vor drei Jahren ihren Mann, der für alles sorgte. Nach seinem Tod war sie völlig hilflos und traurig. Ihr Sohn schaute regelmäßig nach dem Rechten, doch für Frau W. wurde die Welt immer schwieriger. Ihre Vergesslichkeit machte ihr zu schaffen, aber keiner sollte es merken. Ihre Schwiegertochter schimpfte oft, wenn sie ungewaschene Unterwäsche fand. Frau W. vergaß ihre Medikamente, auch die Mahlzeiten, die von der Schwiegertochter gekocht wurden und nur gewärmt werden sollten. Irgendwann, sie war wieder nachts unterwegs, stürzte sie und musste in die Klinik. Hier änderte sich ihr Leben.

Frau W. zog trotz Trauer und Wut um, ihr Sohn war streng mit ihr. Die Fachkraft im Wohnbereich der Hausgemeinschaft führte das Gespräch vor dem Einzug und ging sehr behutsam vor. Sie ermutigte die Familie, das Zimmer der Mutter so persönlich wie möglich zu gestalten.

Pflege: Nun ist Frau W. schon drei Monate in der Hausgemeinschaft. Sie wirkt fröhlich. Ihr Tag beginnt ab 7:00 Uhr. Die Schwester kommt, Frau W. kennt schon alle, merkt sich aber die Namen nicht. Frau W. ist noch sehr müde, war nachts wieder unterwegs. Die Fachkraft lässt sie schlafen.

Um 9:00 Uhr kommt Frau W. im Nachthemd aus dem Zimmer und hat Hunger. Die Alltagsbegleiterin zieht ihr den Morgenmantel und die Hausschuhe an, holt die Brille und die Teilprothese und nimmt Frau W. mit in den Speisesaal. Hier genießt sie den Kaffee und ihre Marmeladenbrote, dick mit Butter bestrichen.

Die Fachkraft kommt mit den Tabletten, die Frau W. mit Wasser einnimmt. Nach dem Frühstück geht es ins Bad. Mit Unterstützung gelingt die Morgentoilette noch gut. Die Kleidung, die bereitliegt, kann noch mit leichter Hilfestellung allein angezogen werden. Jetzt geht es Frau W. gut.

Beschäftigung: Die Fachkraft begleitet Frau W. zur Kleingruppe, die um 10:15 Uhr beginnt. Gleich erkennt Frau W. ihre Freundinnen, auf die Frage, wie es geht, meint Frau W.: »Schlechten Leuten geht es immer gut«, alle lachen. Sie nimmt ihren Platz ein und singt und bewegt sich beim Bewegungslied (▶ Kap. 6.13) mit.

Die Gruppenleitung beginnt mit Redewendungen, nach zwei Wörtern weiß Frau W. schon weiter, es ist fast ein Wettstreit in der Gruppe, die Gruppenleitung lobt, es wird viel gelacht. Frau W. erfährt Wertschätzung und ist stolz. Beim Singen der Lieder ist sie auch dabei. Welche Freude ihr das bereitet, kann man ihr ansehen.

Pflege: 11:00 Uhr, die Toilettengänge werden angeboten, dann geht es zum Mittagstisch. Hier sitzen wieder ihre Freundinnen mit am Tisch und es wird mit Appetit wird gegessen. Die Medikamente werden verteilt, auf die Anzahl der Tabletten ist manche Dame stolz. Um ca. 13:00 Uhr gibt es den nächsten Toilettengang. Frau W. putzt sich ihre Restzähne, die Teilprothese setzt sie noch allein ein. Die Mittagsruhe dauert bis 14:30 Uhr, Frau W. war etwas eingeschlafen.

Betreuung: Die Betreuungskraft kommt in das Zimmer, Frau W. weiß momentan nicht, was los ist. Sie bekommt eine Einladung zum »Kaffeeklatsch« im kleinen, ruhigen Aufenthaltsraum, hier erkennt sie ihre Freundin. Frau W. genießt den Kaffee und den frischgebackenen Kuchen, den die Backgruppe früh herstellte.

Gegen 15:15 Uhr fragt die Betreuungskraft, wer mit zur Kirche möchte, drei Damen melden sich. So setzt sich um 15:45 Uhr die kleine Gruppe in Bewegung. Zwei Damen schieben den Rollator, Frau W. hakt sich gerne bei der Betreuerin ein. Man geht zur Stadtkirche, alle möchten hinein. Jede Frau kennt noch ihren alten Platz und setzt sich auch dort hin. Die Betreuerin hat Kopien von drei Kirchenliedern mitgebracht. Gemeinsam werden die Lieder gesungen, nach einem »Vaterunser« geht die Gruppe weiter in Richtung Friedhof. Konzentriert geht jede Dame über den Friedhof, hält inne und liest die Namen der Verstorbenen. An den persönlichen Gräbern wird auch innegehalten, an den Blumen gezupft. Langsam setzt sich die Gruppe zum

Heimgang in Bewegung. In der Stadt trifft man alte Bekannte, bleibt stehen und spricht einige Worte. Kurz vor 17:00 Uhr kommt die Gruppe wieder heim.

Pflege: Nach dem Toilettengang wird der Aufenthaltsraum aufgesucht, eine Präsenzkraft prostet den Damen zu, das Abendessen wird serviert und je nach Fähigkeit schmiert sich jede Dame ihre »Stulle« selbst. Dezente Unterstützung wird gewährt. Die Hausmannskost mundet, immer mit Butter als Unterlage. Die Tischnachbarin von Frau W. hat noch ein Brot auf dem Teller, dieses nimmt sich Frau W., wickelt es in ein Taschentuch und lässt es in ihrer Handtasche verschwinden. Die Medikamente werden wieder verteilt, mit Wasser geschluckt und es wird noch ein bisschen geplaudert.

Betreuung: Um 18:30 Uhr geht Frau W. mit der Betreuungskraft, die noch fünf weitere Personen ausgesucht hat, nach draußen. Hier stehen Bänke, es werden noch Abendlieder gesungen und weil es so warm ist, gibt es noch eine Limonade.

Pflege: Um 19:30 Uhr kommt die Pflegekraft und lädt zum kühlen Fußbad ein. Ein Fußbad kennt Frau W. noch von früher, das tut gut. Die Schwester cremt ihr die Füße nach dem Fußbad ein. Jetzt kann Frau W. entspannt in ihr Bett, ein Gute-Nacht-Gebet gehört zum Abendritual.

5.4.8 Die Badefreuden Frau K.

Frau K. kam als Kind nach Kriegsende mit ihrer Mutter aus Breslau/Polen nach Überlingen am Bodensee. Frau K. wuchs dort auf, erlernte das Schneiderhandwerk und gründete eine Familie. Nach einigen Jahren hatte Frau K. sich einen guten Namen gemacht, sie hatte gute Kundschaft. Frau K. heiratete 1957 und bekam zwei Töchter. 1969 verstarb ihr Mann plötzlich. Frau K. zog die Kinder auf, sie konnte zu Hause weiterarbeiten. Seit ihrer Kindheit besuchte Frau K. »ihr Strandbad«. Aufgrund der Umstände war es ihr auch mit Beruf und Kindern möglich, im Sommer dahinzugehen. Das waren ihre Sommer, ihr Glück und ihre Freude.

2011 begann ihre Demenzerkrankung. Anfangs fand sie den Weg zum Strandbad noch allein, aber irgendwann nicht mehr nach Hause und irrte hilflos umher. Der Alltag wurde von der Ambulanz, der Tochter und der Enkelin abgedeckt. Irgendwann in der Nacht wollte Frau K. nach Hause. Die Tochter nahm auf Anraten des Hausarztes Kontakt mit der Gedächtnisambulanz auf. Die Diagnose »Demenz« wurde gestellt. Ein Einzug in eine geeignete Einrichtung wurde zusammen diskutiert. Die Vorsorgevollmacht und Patientenverfügung hatte Frau K. vor einigen Jahren schon gewünscht, da der plötzliche Tod ihres Mannes sie vor viele Fragen gestellt hatte. Frau K. war mit den Gesprächen überfordert, sie weinte und wollte zu Hause bleiben. Die Tochter veranlasste mit der Mutter ein Probewohnen. Gemeinsam verbrachten sie einige Tage in der Einrichtung. Frau K. beruhigte sich, der Umzug wurde vollzogen. 5

Die Einrichtung entsprach der Lebensweltorientierung (▶ Kap. 5.1.3), die Leitung der sozialen Betreuung erstellte die Biografie mit Frau K. und der Tochter. Die Tochter brachte einen Koffer mit alten Modezeitschriften, Schnittmustern und Stoffproben mit, dieser »Erinnerungsschatz« hat Platz in einem Schränkchen gefunden.

Frau K. konnte sich einleben, traf ihre alten Freundinnen. Im Sommer veränderte sich die Stimmung von Frau K.: Sie wollte in ihr Strandbad! Häufig zog sie sich aus, um sich zu sonnen. Aus der Biografie konnte die Leitung die Sehnsucht nach dem Strandbad erkennen. In einer Teambesprechung wurde der Fall mit der Tochter erörtert. Mit den Enkeln wurden nun Badebesuche organisiert.

Sooft die Zeit und das Wetter es zulassen, wird Frau K. abgeholt, trägt ihre Badetasche stolz zum Strand. Nach dem Strandbadbesuch kommt Frau K. immer stolz und sehr entspannt zurück. Sie zeigt ihren Freundinnen ihre braunen Beine und lacht.

5.5 Schwere bis schwerste Demenz: Pflege und Betreuung

Standards finden Sie im Kapitel 6.

5.5.1 Vormittagsgruppe Demenz

In dieser Gruppe wird ein Personenkreis von 5–8 Bewohnern tagsüber regelmäßig betreut. Die Pflegehelfer und Betreuungskräfte sind in der Kommunikation nach Nicole Richard und im person-zentrierten Ansatz geschult. Der Tagesablauf ist geprägt von regelmäßigen Ritualen, Sinnesanregungen, die Biografien sind bekannt.

5.5.2 Beispielhafte Tagesstruktur in der Demenzgruppe »Wohnzimmer«

Beginn 7:00 Uhr: Zwei Damen, die schon wach und angezogen sind, werden von Pflegekräften gebracht. Die freundliche Begrüßung durch die Leitung für Gerontopsychiatrie wird von den Damen nur knapp erwidert, aber ihre Mimik erhellt sich bei der Begrüßung. Gesprochen wird wenig, die Damen laufen umher.

Pflege: Die Pflegekraft reicht den Damen Fingerfood, dieses wird sofort verzehrt. Der Tisch wird von der Pflegekraft eingedeckt. Jeder Bewohner hat seinen festen Stammplatz, eine Dame sitzt seit kurzem mit dem Blick zur Wand – durch die reduzierten Reize isst sie besser, auf ihrem alten Platz hatte sie durch die Glasfront immer wieder Ablenkung und kam kaum zum Essen. Nach und nach füllt sich der Raum, die Damen und Herren werden mit dem Rollstuhl gebracht, wer aufstehen kann, wird auf einen Stuhl gesetzt.

Die Pflegekraft kennt die Fähigkeiten der Bewohner. Frau S. bekommt eine »Stulle« in die Hand, eine leichte Bewegung gegen den Unterarm signalisiert, in das Brot zu beißen. Frau S. beginnt mit dem Essen. Dieser Impuls muss immer wieder angeregt werden bis das Brot verspeist ist. Frau S. trinkt den Kaffee angedickt mit der gleichen Impulsgebung. Drei Bewohner brauchen volle Unterstützung bei der Nahrungs- und Flüssigkeitsaufnahme. Ab 10:30 Uhr haben alle Bewohner ihr Frühstück bekommen. Das Geschirr wird abgeräumt, die Pflegekraft verlässt die Wohngruppe nicht. Nach dem Frühstück werden die Bewohner zum Toilettengang abgeholt. Wer laufen kann, wird geführt, alles langsam und bedächtig.

Teilhabe Beschäftigung: Danach ist Zeit für Bewegungseinheiten, wer sich nicht ausruhen möchte, sitzt im kleinen Stuhlkreis und bekommt einen Luftballon zugeworfen. Bei diesem Spiel sieht man die Bewohner wach und mit guten Reaktionen, für die Treffer wird gelobt. Die Damen können gezielt Lieder hören, gute Erfahrungen wurden mit Volksliedern und Kirchenliedern gemacht. Ein bis zwei Lieder reichen aus. Gespräche werden kaum geführt, da massive Wortfindungsstörungen vorliegen. Nonverbal wird durch Lächeln oder ein Tätscheln kommuniziert. Zum Abschluss wird immer wieder der Luftballon geworfen, immer kleine Bewegungseinheiten, die Reaktion ist sofort erstaunlich, wache Mimik, ein sicheres Zurückwerfen, teilweise mit Wörtern: »Na, da oder fang.«

Bei Ermüdungserscheinungen steht ein Fernsehsessel zur Verfügung, der von zu Hause mitgebracht wurde. Kein Bewohner muss »passiv« an Gruppen teilnehmen, die zu lange dauern oder nicht für ihn zugeschnitten sind (▸ Kap. 2.3).

Nach der Bewegungseinheit kann eine Berührungseinheit folgen. Die Betreuungskraft sitzt der Bewohnerin gegenüber und legt die Handflächen auf die Handflächen der Bewohnerin. Mit der Anweisung die, »Arme hoch« strecken beide die Arme 3–4 x gemeinsam hoch. Viele Bewohner mögen die Berührung und wirken durch Timalation (▸ Kap.) sehr entspannt.

Als Abschluss der Bewegungszeit kann das Treppensteigen mit der Betreuungskraft noch angeboten werden. Das Treppensteigen ist immer mit dem Hausarzt abgeklärt. Eine Pflege- oder Betreuungskraft geht neben der Bewohnerin, die mit einer Hand den Handlauf benutzt, die Treppe hoch. Alle Bewegungen sind langsam und achtsam. 10 Stufen hoch und 10 Stufen zurück. Bei schönem Wetter geht es hinaus.

Pflege: Nach 11:15 Uhr findet man sich wieder in der Wohngruppe ein, Getränke werden gereicht und teilweise eingegeben. Schon bei diskreten Schluckstörungen werden Logopäden herangezogen und die Getränke konsequent angedickt. Zum Mittagessen weiß die Pflegekraft wieder, wer mit Anweisungen essen kann. Zur Essenseingabe kommt Hilfe aus der Pflege. Die Atmosphäre ist ruhig und entspannt. Nach der Nahrungsaufnahme werden Zähne bzw. Prothesen geputzt und Toilettengänge durchgeführt. Manche Bewohner sind müde, andere möchten laufen. Hier findet sich die Wandergruppe zusammen (▸ Kap. 6.12).

5.5.3 Die Wandergruppe

Die Wandergruppe (▸ Kap. 6.12) ist für Menschen mit schwerer Demenz, die in der Kommunikation schon sehr eingeschränkt sind, aber einen uneingeschränkten Bewegungsdrang haben. Eine Fachkraft und/oder Betreuungskraft, Praktikant und/oder Pflegehelfer können als Begleiter fungieren. Die Betreuungskraft hat eine person-zentrierte Haltung, ist zugewandt und aufmerksam.

Laufen und schauen in der Gruppe baut Spannungen ab. Die Gruppe braucht eine Person die mitgeht, langsam und ruhig – bloß keine Hektik. Gegenstände werden wahrgenommen: in der Adventszeit eine geschmückte Fichte, zu Ostern ein Strauß Weidenkätzchen, die Hausdekoration, alle diese Gegenstände und eventuell entgegenkommende Personen werden wahrgenommen, kommentiert und gewürdigt. Die Gruppe bespricht nicht viel, meistens will ein »Läufer« zwischendurch wieder nach Hause, sucht nach der Bushaltestelle oder nach der Mutter. Die Gruppe setzt sich immer wieder in Gang. Manche Bewohner wollen gehalten werden, manche folgen der Gruppe. Bis 1 ½ Stunden läuft diese Wandergruppe, im Sommer gerne draußen. Nach 60–90 Minuten kann der Speisesaal wieder aufgesucht werden, dann wird ein Getränk gereicht, jetzt kann z. B. ein Luftballon für die Armbewegung eingesetzt werden, falls noch Bewegungsdrang vorhanden sein sollte. Diese Art der Bewegung lockt jeden, und man staunt über die Reaktionen und die entspannte Mimik. Die Mitarbeiter der Pflege haben die entspannte Wirkung des Laufens wahrgenommen, auch Pflegehelfer begleiten die Gruppe gerne. Nach dem »Wandern« gibt es Kaffee. Die Wandergruppe im Heim ist nicht spektakulär, aber wirksam und wohltuend.

Beispiel **Immer unterwegs**

Menschen mit Demenz bauen mit Bewegung, dem Laufen, Stress ab. Manche schieben Möbel, tragen Gegenstände hin und her. Menschen mit Demenz, die sich bewegen wollen, laufen lassen.

Sitzecke
Nicht alle Bewohner lassen sich zum Gruppentreffen einladen, oft suchen sich Bewohner eigene Plätze, auf denen sie ruhen oder schauen. Mit Freundinnen kann man hier sitzen, schauen, Hände halten. Markante gemütliche Sitzecken sind sehr beliebt (▶ Kap. 5.1.3).

5.5.4 Die Nachmittage

Die Nachmittage werden in der Wohngruppe individuell gestaltet, ob Wandergruppe (▶ Kap. 5.5.3, ▶ Kap. 6.12), Kuscheltiere (▶ Kap. 5.5.5) oder Hände begreifen (▶ Kap. 5.5.7) – erlaubt ist, was gefällt.

5.5.5 Ein Kuscheltier/eine Puppe ist wunderbar

Bei fortgeschrittener Demenz werden sehr oft Plüschtiere oder Puppen angenommen und geherzt. Puppen können angeboten werden, die Biografie sollte hier wieder ein Schlüssel zur Persönlichkeit des Betroffenen sein, bei einer positiven Wirkung sind Beruhigung und Entspannung zu erkennen. Angehörige und Pflegekräfte sind anfangs befangen, ob einem verwirrten, alten Menschen ein Stofftier oder eine Puppe gereicht werden kann. Nach dem Ausprobieren wird schnell ersichtlich, ob eine Puppe oder Stofftiere angenommen werden oder nicht, hier entscheidet nur der Mensch mit Demenz.

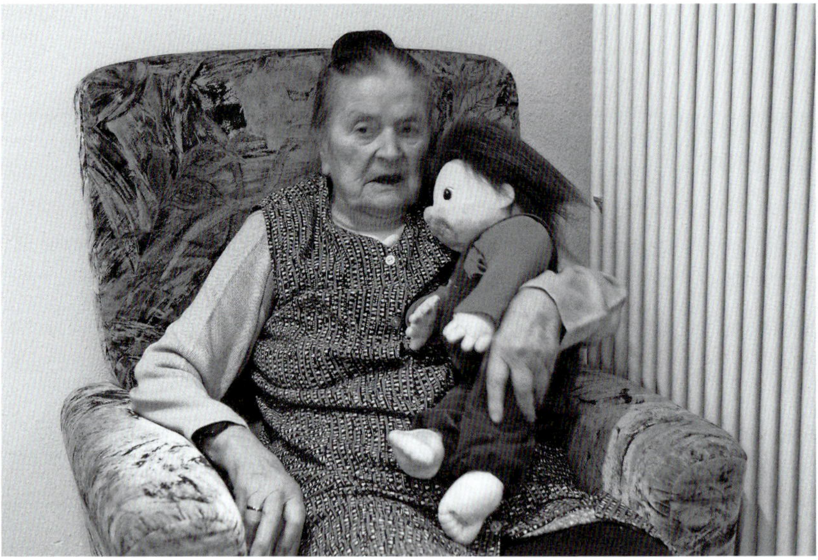

Abb. 12: Frau X. hatte viele Kinder. Eine Puppe im Arm zu haben ist eine vertraute Gewohnheit für sie.

5.5.6 Tanzcafé

Am Samstag findet das Tanzcafé (▸ Kap. 6.11) statt, früher wurde am Wochenende getanzt. Menschen mit Demenz können noch lange mit Partner tanzen, was in »Fleisch und Blut« übergegangen ist, kann lange durchgeführt werden ohne nachzudenken, es ist motorisch gespeichert.

Tanz ist Bewegung, Tanzen kann schon ein Wippen mit dem Fuß der Teilnehmer sein. Was Tanzen genau bewirkt, haben Hirnforscher in Kanada und Texas untersucht: Tanzen erzeugt den Wunsch des Nachahmens; die Forscher fanden heraus, dass allein bei der Vorstellung, Walzer zu tanzen, ein Prozess des Erinnerns und Denkens im Gehirn einsetzt. Schon beim Zuschauen werden die für Bewegung zuständigen Gehirnregionen nachweislich aktiv. Je bekannter der Tanz, desto intensiver ist die Wirkung auf das Gehirn der Teilnehmer. Die physiologische und psychologische Wirkung des Tanzens ist unbestritten. Eine freudig ausgeübte Sportart baut Muskeln,

Sehnen und Gelenke auf. Aus dem Bewegungsimpuls heraus werden ohne Nachdenken Ausdauer, Koordination, Bewegungsabläufe eingeübt, eine Steigerung der Leistungsfähigkeit erfolgt unbewusst.

Der Bewegungsimpuls setzt bei allen Menschen ein, selbst »Bewegungsmuffel« lassen sich mit einer freundlichen Überredung zu Bewegung motivieren. Menschen mit Demenz haben oft wenige Vorbehalte, wenn es um Bewegung geht. In der Gruppe fühlt sich keiner beobachtet, alle sind zwanglos und fröhlich. Das Gemeinschafts- und Zugehörigkeitsgefühl wird gesteigert. Wortfindungsstörungen fallen beim Tanzen nicht ins Gewicht, denn es wird nonverbal kommuniziert, die Körperhaltung verändert sich, Bewegungskompetenz und Selbstvertrauen werden aufgebaut.

Durch Bewegung werden Spannungen abgebaut, Tanzen vermindert Stress. Tanzschritte sind noch lange möglich, und beim Tanztee erfreuen sich gerade Paare an der gemeinsamen Aktion. Neben der Bewegung wird auch das Gefühlsleben stimuliert, gemeinsames Tanzen weckt viele gute Erinnerungen für beide Seiten. Jede Biografie spielt mit beim Tanzvorhaben, die jeweilige Phase der Einschränkung auch. Individuelle Impulse müssen beachtet werden, genauso aber auch die Ressourcen.

Beim Tanzen sind für Ältere auch gleichgeschlechtliche Paare normal, zumindest zwei miteinander tanzende Frauen sind keine Seltenheit, denn biografisch gesehen waren Männer nach dem Krieg eben Mangelware.
Das Tanzcafé sollte alle 14 Tage im Heim geplant werden. Ehepaare erleben, wenn sie zusammentanzen, schöne Momente. Selbst wenn der Partner nicht mehr laufen kann, ist das Zusammensitzen bei Musik ein Augenblick des Glückes.[54]

---

[54] Hammerla M (2016): Bewegen ist Leben. Schlütersche Verlagsgesellschaft, Hannover. DNQP 2018, S. 60 und 144

5.5.7 Hände begreifen

Je mehr die Worte fehlen, desto mehr sind Angebote wichtig, die aus früherer Zeit, aus dem Berufsleben und dem Privatleben bekannt sind. Die Hände »begreifen«, kennen den Gegenstand und stimmen zufrieden. Bei diesem Angebot befinden sich drei bis vier Bewohner in einem ruhigen Raum, auf dem Tisch liegen verschiedene biografisch bekannte Gegenstände. Mit Ruhe darf geschaut werden, die Gruppenleitung gibt einen Gegenstand in die Hand und wartet. Es wird nicht gefragt, sondern einfach abgewartet, Hände begreifen und befühlen und der Körper erinnert sich.

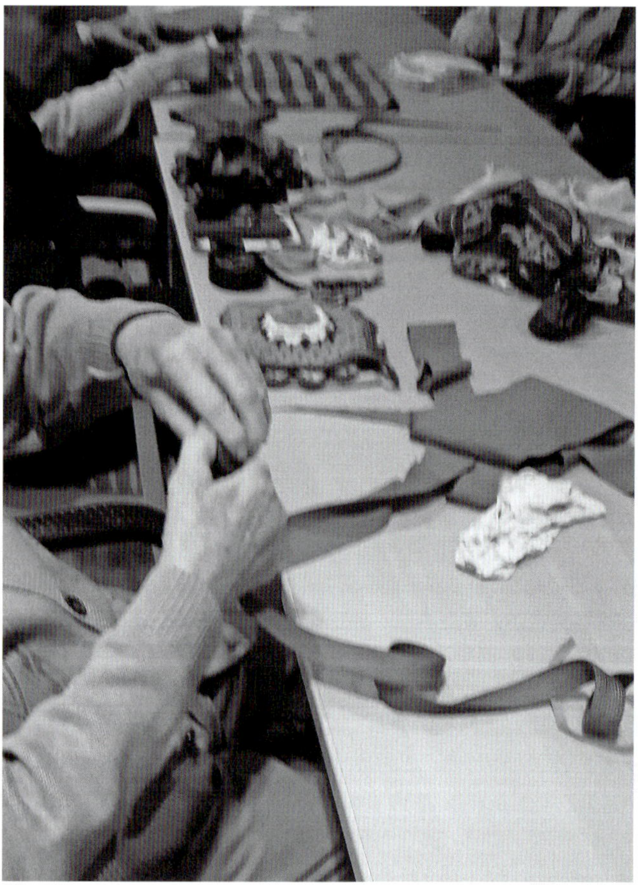

Abb. 13: Herr Q. ordnet Bänder mit viel Liebe zum Detail.

Gegenstände aus dem Beruf:

- Bäuerin: Kartoffeln
- Schmied: handgeschmiedete Nägel, Hammer
- Schreiner: Hobel
- Schneiderin: Stoffe
- Kürschner: Pelze
- Maurer: Ziegelstein
- Krankenschwester: Mullbinde
- Postbeamte: Stempel
- Sekretärin: Bleistift, Block, Schreibmaschine
- Pianisten: Platz am Klavier ermöglichen
- Pastor: Gesangbuch

5.5.8 Eine Tagesstruktur, wenn es keine Regeln mehr gibt

Abwehr und Hinlauftendenz

Herr D. wurde vor 83 Jahren in einem kleinen Dorf im Frankenwald geboren. Seine Eltern kamen durch einen Unfall ums Leben und er wurde mit fünf Jahren mit seiner Schwester zu einem Onkel gebracht, dort wuchs er auf. Schon früh musste er arbeiten, mit 14 Jahren begann er eine Lehre bei einem Schreiner. Sein bisheriges Leben war mit Arbeit angefüllt. Er gründete eine Familie, wurde Vater zweier Töchter. Vor ca. acht Jahren begannen Veränderungen aufzufallen. Herr D. war immer freundlich, anfangs besuchte er eine Tagespflege, in der er sich wohlfühlte. Vor drei Jahren kippte der Tag-Nacht-Rhythmus, Herr D. wollte mitten in der Nacht zur Arbeit. Die Familie setzte sich zusammen und brachte den Vater schweren Herzens in einem Heim unter. Herr D. konnten den Heimablauf, die starren Regeln nicht verstehen, er verweigerte sich, schubste Betreuungskräfte weg, die ihn mit in die Gruppe nehmen wollten.

Herr D. lief sehr häufig weg, was Pflege- und Betreuungskräfte sehr viel Kraft kostete. Herr D. ging nachts durch das Haus und knipste alle Nachtlichter aus, die Nachtschwester war verzweifelt, ließ ihn aber gewähren. In einem Nachtdienst, in dem ein Pfleger Dienst hatte, kam es zu Handgreiflichkeiten zwischen den Männern. In der Frühschicht wurde der Ruf nach einer Einweisung in die Psychiatrische Klinik, um Herrn D. medikamentös einstellen zu lassen, laut. Die Einweisung wurde noch am Vormittag umgesetzt. Die Angehörigen erfuhren am späten Nachmittag von der Einweisung. Nach dem Klinikaufenthalt war Herr D. stark verändert. Er konnte nicht mehr gehen, verweigerte Nahrung, seine Angst und Abwehr wurden immer größer. Die Tochter hatte sich kurz nach dem Einzug an eine Beratungsstelle gewandt. Mit der Familie wurde der Umzug in das Drei-Welten-Haus beschlossen (▶ Kap. 5.1.2).

Der Wechsel in das neue Haus bekam Herrn D. gut. Die Fachkraft kümmerte sich beim Einzug um den Bewohner und um die Angehörigen, ließ die Medikamente durch den Facharzt für Psychiatrie kontrollieren (▶ Kap. 3.1).

Das hochdosierte Neuroleptikum wurde ausschleichend reduziert (▶ Kap. 3.7). Herrn D. ging es zunehmend besser. Er nahm in der ruhigen Umgebung wieder Nahrung zu sich und hielt sich überwiegend in seinem Zimmer auf. Hier arbeitete er, d.h., er schob Möbel, riss die Gardinen herunter und entfernte Gegenstände. Herr D. konnte sich verbal nicht mehr äußern. Das erfahrene, geschulte Team besprach sich und legte fest, dass Herr D. ruhig »arbeiten« sollte. Der Raum wurde geändert, gesicherte Steckdosen und Lichtschalter wurden angebracht, Herr D. wirkte zufrieden. Die Tochter sagt: »Es war ein schmerzhafter Prozess für uns alle, diese Krankheit anzunehmen. Wir sehen aber jetzt, wie entspannt der Vater wirkt, so ist es gut.«

Fluktuierende Zustände

Frau M. lebt seit vier Jahren im Heim. Sie ist eine freundliche Frau, die sich in der Gemeinschaft wohlfühlt. Bei der Grundpflege bemerkt die Pflegehelferin bei Frau M. ein anderes Verhalten wie sonst. Frau M. geht zögerlich mit in das Badezimmer, als sie auf der Toilette sitzt, reißt sie die Augen auf und sagt: »Aua!«

Die Pflegehelferin nimmt nach dem Abnehmen der Vorlage einen unangenehmen Uringeruch wahr. Frau M. will sich nicht waschen und schlägt nach der Pflegekraft. Der Pflegehelferin gelingt es mit validierenden Worten, eine Vorlage anzulegen und begleitet Frau M. mit Nachtwäsche und Bademantel wieder in ihr Zimmer. Frau M. will in den Fernsehsessel, hier wird sie in eine

Decke eingehüllt, die Pflegehelferin ruft die Präsenzkraft, diese bringt das Frühstück. Frau M. will nur eine Tasse »Kaba«. Die Helferin nimmt Kontakt mit der Fachkraft auf und beschreibt das Verhalten und den Geruch des Urins. Zeitnah findet eine Urinkontrolle statt und dem Übel wird ein Ende gesetzt (▶ Kap. 3.5).

Wichtig **Genaue Beobachtung**

Ein Harnwegsinfekt, Obstipation, Schmerzen, Hunger oder Angst können Menschen mit Demenz quälen, ohne dass sie es benennen können. Die genaue, engmaschige Beobachtung ist deshalb von allen Beteiligten in Pflege und Betreuung unerlässlich. Die Information geht an die Fachkraft.

Angst und Wahn

Herr. S. wuchs in einer Großstadt auf. Er absolvierte die Schule und erlangte die Hochschulreife. Er ging zur Bundeswehr. Herr S. war immer sportlich. Er engagierte sich ehrenamtlich beim THW und nahm an Einsätzen in Katastrophengebieten teil. Privat hatte er anfangs eine glückliche Zeit, drei Kinder wurden geboren. Nach 15 Ehejahren verließ die Ehefrau die Familie. Herr S. war damals sehr hilflos, nach zwei Jahren entwickelte sich mit einer ehemaligen Schulfreundin eine Partnerschaft.

Zu Hause lebte Herr S. noch alleine. Seine Lebensgefährtin kommt 3-5 x in der Woche, am Wochenende übernachtet er bei ihr. Im Nachhinein sind ihr schon vor ca. vier Jahren Verhaltensweisen aufgefallen, die merkwürdig waren, Herr S. spielte, darauf angesprochen, alles herunter. Herr S. wurde nach wiederholten Ausflügen in der Nacht mit einer Distorsion des Sprunggelenkes in die Klinik gebracht. Die Diagnose Morbus Alzheimer wurde gestellt, der Arzt wies auf den Verlauf hin und bat die Familie, sich zusammenzusetzen. Ein Termin mit der Sozialarbeiterin wurde mit allen Beteiligten wahrgenommen.

Die Familie regelte zusammen mit der Lebensgefährtin bei einem Notar alles Nötige für die weitere Zeit. Der Rat, in ein Betreutes Wohnen zu ziehen, wurde immer wieder hinausgezögert. Nach einem Jahr konnte der Umzug in eine neue Einrichtung mit betreutem Wohnen umgesetzt werden. Herr S. zog in ein Zimmer in der Eirichtung. Die Lebensgefährtin konnte ein kleines Apartment beziehen. Die Kinder richteten das Zimmer des Vaters modern ein, er erkannte es oft nicht, ein großer Fernseher sollte ihm helfen, die Zeit zu vertreiben. Die Lebensgefährtin stellte, wenn sie ging, ein Programm ein. Herr S. wusste mit der Bedienung des Fernsehapparates nichts mehr anzufangen und so sah er teilweise Nachrichten mit Katastrophenmeldungen.

Herr S. geriet in Angst und Panik, er konnte nicht mehr realisieren, dass es nur ein Programmbeitrag war. Er war mittendrin! (▶ Kap. 3.4) Herr S. rief laut um Hilfe, er wurde völlig hilflos von der Pflegekraft vorgefunden. Mit einer validierenden Kommunikation konnte sie Beruhigung schaffen. Die Situation mit den falschen Programmen ereignete sich noch einige Male. Das Team hielt daraufhin eine Fallbesprechung ab, an der auch die Lebensgefährtin teilnahm. Die Leitung der sozialen Betreuung führte danach Gespräche mit der Lebensgefährtin (▶ Kap. 3.2). Herr S. kann die aktuellen Situationen nicht mehr richtig einschätzen. Die Leitung bat um eine Visite durch den Neurologen, dieser bestätigte Angst- und Wahnsymptome. Ein Mittel wurde verordnet. Mit der Lebensgefährtin überlegte man, was seine Lebensthemen sein könnten (▶ Kap. 2.6).

In der Tagestrukturierung wurden andere als die bisherigen Maßnahmen gewählt. Den Fernseher bekam ein Enkel. Herr S. wirkt nun zufriedener. Bei nächtlichen Ausflügen im Heim nimmt ihn die Nachtschwester mit auf Tour, das Lebensthema THW greift, »denn man muss für Sicherheit sorgen.«

5.6 Schwerste Demenzform, überwiegend immobil

Hier überwiegt die Pflege, die Konzentrationsphasen sind kurz, manchmal wird nicht mehr oder nur nonverbal reagiert. In der letzten Lebensphase ist es ratsam, eine Fachkraft für Palliativ care mit einzubeziehen. Alle Mitarbeiter sollten in ein ruhiges würdevolles Arbeiten unterwiesen sein. Person-zentriertes Arbeiten ist bekannt (▸ Kap. 2.2.1).

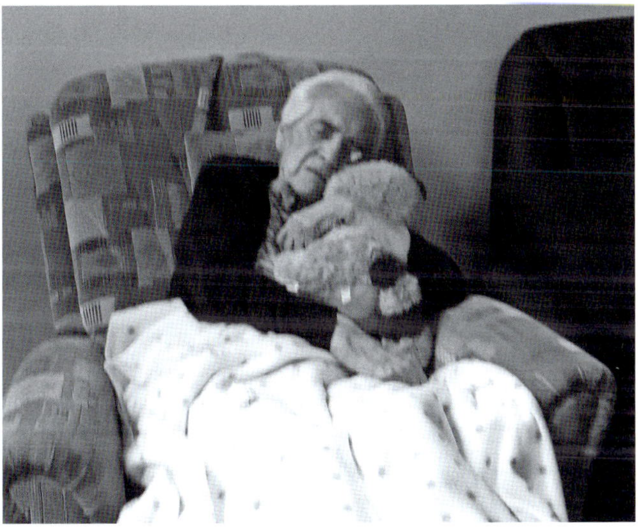

Abb. 14: Wenn das Lebensende näher rückt, wird das Umsorgen immer wichtiger.

5.6.1 »Torte geht immer«[55]

Im Laufe einer Demenzerkrankung ändert sich die Geschmackswahrnehmung. Viele Pflege- und Betreuungskräfte beobachten, dass süße Speisen und Getränke gut angenommen werden. Hier sollte nicht mehr auf Vollwertkost aufmerksam gemacht werden. Gute Zutaten ja, aber wenn Torte, Pralinen und Limo schmecken, ist es gut so.

[55] Vgl. Eigenberz I, Kröhnert-Nachtigall A (2014): Torte geht immer. Handbuch Ernährung bei Demenz. Vincentz Network, Hannover

Beispiel **Die Köchin des Grafen**

Frau V. war Köchin bei einem Grafen. Ihr Leben lang hatte sie also mit hochwertigen Speisenzubereitungen zu tun. Bei einem Abendessen sitzt Frau V. in Ihrem Sessel und bekommt ein Leberwurstbrot, in Pfefferminztee eingeweicht, gereicht. Frau V. probiert, spuckt das Essen aus und ruft »Pfui Teufel«. Die Pflegehelferin bringt ihr Problem in die Übergabe. Die Kollegin kennt die Dame und weiß, dass Grießbrei mit Malzbier am Abend gerne verzehrt wird.
Tagsüber bekommt Frau V. regelmäßig Besuch von ihrer Nichte. Frau V. sitzt in ihrem Sessel am Fenster. Hier wird regelmäßig genüßlich die mitgebrachte Torte gereicht. Frau V. wirkt sehr zufrieden und entspannt.

5.6.2 Musik ist immer schön

Im Wohnbereich für Menschen mit fortgeschrittener Demenz werden Musikangebote in kleinen Dosen angeboten (▶ Kap. 2.7). Männer reagieren auf Marschmusik stark, bei Frauen sind Walzer der Favorit. Hier darf die Betreuungskraft wohldosiert anbieten. Ein Lied wird noch lange mitgesungen.

Beispiel **Musik erzeugt Reaktionen**

Drei Damen haben in der Hausgemeinschaft einen festen, gemütlichen Platz. Nach dem Kaffee und dem Spaziergang sitzen sie am Nachmittag scheinbar teilnahmslos. Mit dem Musikangebot werden Reaktionen bemerkt. Eine Dame wippt mit den Füßen, die andere klatscht in die Hände, die dritte Dame lächelt.

5.6.3 Frische Luft

Wie in den vorausgegangenen Angeboten können auch bei schwerster Demenz Angebote draußen Freude erzeugen. In vielen Einrichtungen ist es möglich, mit dem Pflegebett auf einen Balkon zu fahren. Die Reaktion der Bewohner ist immer erstaunlich und wohltuend. Kurze Spaziergänge sind gut umsetzbar.

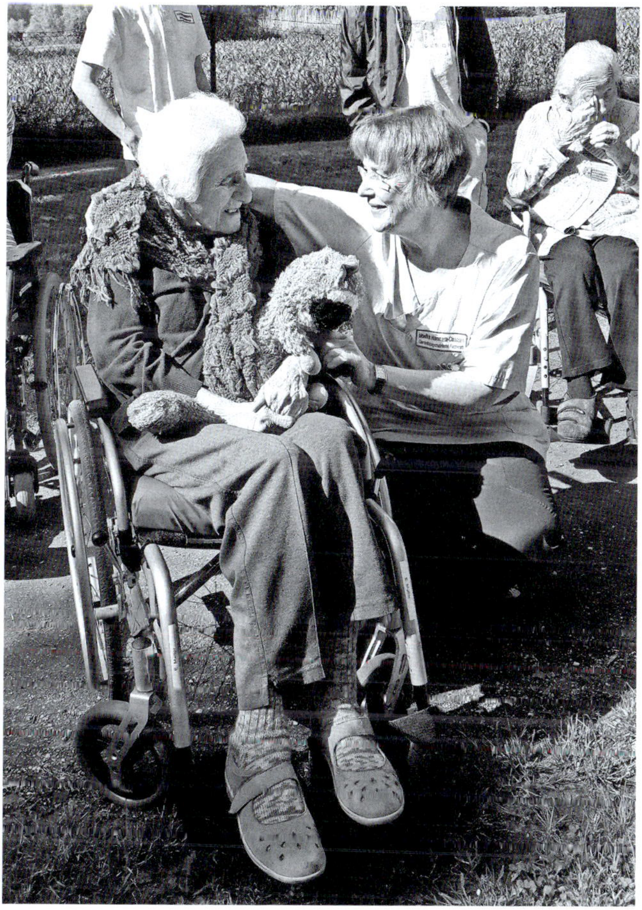

Abb. 15: Sonne, frische Luft und ein wenig Unterhaltung sorgen für Entspannung und Abwechslung.

Beispiel **Keine Reaktion? Neuer Versuch!**

Herr O. lag oft mit geschlossenen Augen in seinem Bett. Reaktionen zeigte er kaum. Er kommunizierte nur reduziert auf einige Silben »da, da« oder nonverbal durch ein Lächeln.
An einem Nachmittag im Spätsommer schiebt die Betreuungskraft Herrn O. auf den Balkon. Hier konnte Herr O. die Vögel hören, er nahm eine sitzende Haltung ein und lauschte konzentriert.
Diese Begebenheit wurde in der Übergabe mitgeteilt und als Maßnahme mit aufgenommen.

5.6.4 Basale Stimulation®

Basale Stimulation® hat sich in den letzten Jahrzehnten gut in der Pflege bei Menschen mit schwerster Demenz etabliert.

Entwickelt wurde Basale Stimulation® 1975 von Andreas Fröhlich, der als Sonderpädagoge ein Konzept der Basalen Stimulation zur Förderung körperlich und geistig behinderter Kinder entwickelte.[56] Davon ausgehend, dass selbst schwerstwahrnehmungsgestörte Kinder und Erwachsene wahrnehmen können, selbst wenn für Nahestehenden kaum Veränderungen sichtbar sind. Es sind elementare Anregungen, die gezielt und geplant Informationen geben über die eigene Person und über die Welt um sie herum. Einfache Kommunikationsformen, die auch beantwortet (nonverbal) werden können. Die Stimulationen sollen klar und eindeutig sein, da sie sonst verunsichern und das Gegenteil bewirken können. Mit Christel Bienstein, einer Krankenschwester und Diplompädagogin, wurde Konzept erweitert und auf die Krankenpflege übertragen.

[56] Bienstein C, Fröhlich A (2016): Basale Stimulation® in der Pflege. Die Grundlagen. 8. Auflage. Hogrefe AG, Göttingen.

In der Pflege ist die Basale Stimulation® eine sehr gute Möglichkeit des Menschen mit Demenz zu erreichen. Es entsteht eine Beziehung zwischen Pflegenden und Betroffenen. Die Pflegenden sollten mit der Basalen Stimulation® vertraut sein, Erfahrungen durch Kurse haben, um nachvollziehen zu können, was mit einem völlig hilflosen Menschen getan oder nicht getan oder falsch getan werden kann. Durch ein hohes Maß an Sensibilität können Pflegende herausfinden, welche Methoden das Wohlbefinden verbessern. Voraussetzungen sind immer geschultes Personal, Motivation, Geduld und von allen gleiche Vorgehensweisen.

- Pflege als Basis für eine ganzheitliche Form der Wahrnehmung muss regelmäßig, voll Vertrauen und im Zusammenhang mit dem Betroffenen und seiner Umgebung umgesetzt werden.
- Im Pflegebereich mit Bezugspflege kann sich eine Beziehung aufbauen, die echte und positive Beziehung sein kann. Probleme mit Nähe und Distanz müssen klar sein.
- Ein Tagesrhythmus kann durch BS unterstützt werden. Pflegende wissen, welche Gewohnheiten der Betroffene früher hatte. Früh nur kleine Morgentoilette und ein Beruhigungsbad am Abend oder wurde der Tag ausführlich mit einer Ganzkörperwäsche begonnen.
- In Kontakttreten und Verabschieden sollte ein bewusstes, wichtiges Signal für den Bettlägerigen sein. Anklopfen, Begrüßung, warten auf Reaktion, Öffnen der Augen, Vertiefung der Atmung, jetzt steht der Pflegende im Blickkontakt und gibt auch nonverbal ein Signal durch eine sogenannte »Initialberührung«. Wichtig ist dabei nur, dass alle Pflegenden und Kontaktpersonen gleiche Vorgehensweisen umsetzen, dass eine Eindeutigkeit vermittelt wird. Die Initialberührung kann sein: Zur Begrüßung Hand des Pflegenden auf die linke Schulter legen heißt: »Hallo ich bin da.« Zur Verabschiedung legt der Pflegende seine Hände auf die Hände oder eine Hand und verabschiedet sich. Die Methode der Kontaktaufnahme hat sich bewährt.
- Zu unterlassen ist ein Streicheln oder Tätscheln im Gesicht, dies ist ganz privat!
- Im Mobilisierungsstuhl eine Katze auf den Bauch legender geliebte Hund wenn nicht zu groß darf auch in das Bett. Die Reaktionen sind oft überwältigend.

Info

Bis an das Lebensende werden Stimmen wahrgenommen. Für Angehörige oder Betreuungskräfte ist es sehr häufig eine neue Erkenntnis, dass Menschen, die sich nicht mehr mitteilen können und in der Reaktion sehr eingeschränkt sind, erreicht werden können. Langsames Vorlesen oder eine kleine Geschichte erzählen tun gut.*

* Vgl. Lamb I (2015): Umsorgt sterben. Kohlhammer Verlag, Stuttgart, S. 22–24.

5.6.5 »Was mache ich bei Frau W.? Sie reagiert nicht!«

In vielen Unterrichten und Schulungen wird immer wieder hingewiesen, dass die Person wahrgenommen wird, die Stimme noch gehört. Angehörige sind so vertraut, dass der Mensch mit schwerster Demenz noch reagiert. Die Atmung, die Haut, die Körperhaltung wird reagieren. Mit dieser Erkenntnis gehen Angehörige, Betreuungs- und Pflegekräfte anders auf den Betroffenen zu.

- Den Tag mit Elementen der Basalen Stimulation® beginnen oder enden lassen.
- Wie bei allen Kontakten mit dem Betroffenen sollten biografische Kenntnisse vorliegen. Die Generation, die jetzt 80 Jahre alt ist oder älter, war nicht so freizügig im Berühren wie 30- oder 40-Jährige heute.
- Bei allen Annäherungen von vorn in Augenhöhe mit sanfter, verständlicher Stimme in Kontakt treten. Auch wenn der Kranke Augen geschlossen hat, Hand auf die Schulter legen und begrüßen. Bei angespannter Mimik mit Kontakt aufhören und dies verbal mitteilen.

Leider wird die Möglichkeit der Basalen Stimulation bei Schwerstpflegenden noch zu wenig angewandt.

Im häuslichen Bereich und im Heimbereich wäre es eine hervorragende Möglichkeit, mit dem Schwerstkranken in einen angenehmen Kontakt zu treten.

5.6.6 Ein Tag im Leben von Frau P.

Biografie: Frau P. ist 89 Jahre alt, sie kommuniziert seit ca. vier Jahren nicht mehr.

Pflege: Ihr Tagesablauf beginnt um 6:00 Uhr mit einem Lagerungs- und Inkontinenzwechsel. Die Fachkraft oder Pflegehelferin nimmt freundlich Kontakt mit der wachen Bewohnerin auf. Gegen 7:30 Uhr reicht die Pflegekraft das Frühstück. Frau P. hat aufgrund einer diagnostizierten Gaumensegelparese Schluckstörungen. Nahrung und Flüssigkeit werden konsequent angedickt. Die Verabreichung erfolgt mit Ruhe und zugewandter Haltung durch eine Fachkraft. Gegen 8:30 Uhr führt die Pflegekraft/Helferin die Grundpflege durch. Hier werden biografisch bekannte Pflegeprodukte verwendet. Die Durchführung erfolgt unter Kenntnis der Basalen Stimulation. Circa 9:30 Uhr wird Frau P. im Mobilisierungsstuhl in das Wohnzimmer, einen Schonraum für Menschen mit Demenz, gefahren. 5

Betreuung: Frau P. hat die Augen offen und wird freundlich von einer Betreuungskraft, die immer hier eingesetzt ist, begrüßt. Heute reicht die Betreuungskraft Frau P. eine Streichelkatze. Die Hände der Dame fangen an, das Fell zu streicheln. Die sonst schweigsame Dame nennt den Namen: »Peterle«, dann verstummt sie wieder. Frau P. streichelt eine Weile, dann verliert sie die Konzentration.

Pflege: Um 10:00 Uhr wird Inkontinenzwechsel und Mikrolagerung vorgenommen, 10:20 Uhr wird ein angedicktes Getränk und eine Zwischenmahlzeit angeboten. Frau P. liebt süßes Essen, im Rahmen der Demenzerkrankung hat diese Vorliebe noch zugenommen. Torte wird regelmäßig gereicht.

Frau P. wirkt müde, sie wird in ihren Entspannungssessel im Wohnzimmer gesetzt. Die Pflegekraft legt ihr ihr Kuscheltier in den Arm, deckt sie zu und lässt sie schlafen. Um 12:00 Uhr wacht Frau P. auf. Die Pflegehelferin nimmt die Bewohnerin mit in ihr Zimmer und wechselt die Vorlage. Jetzt wird das Mittagessen verabreicht. Langsam mit Ruhe und Bedacht. Nach dem Essen ruht Frau P. im Zimmer in ihrer Umgebung aus. Nach dem Schichtwechsel gegen 14:30 Uhr kommt die Pflegekraft und nimmt Inkontinenzwechsel vor. Dann wird Frau P. in den Mobilisierungsstuhl gesetzt und in das Wohnzimmer gefahren. Kaffee und Torte werden gereicht.

Betreuung: An fünf Nachmittagen die Tochter, am Wochenende der Schwiegersohn. Bei schönem Wetter geht es raus zum Spaziergang. Hier kann Frau P. Geräusche hören, die sie kennt. Das Geschnatter der Gänse, die Begrüßung der Stadtbewohner, der Klang der Kirchenglocke, das Rauschen des Mühlenbaches. Bei schlechtem Wetter ist genug Patz im Haus, um Reize anzubieten. Die Bilder zum Anschauen, die Katze, die gestreichelt werden kann, die Musik, die für eine kleine Gruppe bewusst ausgewählt wird. Am Gottesdienst nimmt Frau P. teil, sie wirkt dann immer präsent.

Pflege: Gegen 16:30 Uhr wird Frau P. in ihr Zimmer gebracht, die Helferin nimmt eine Pflegehandlung im Intimbereich vor. Das Abendessen wird gegen 18:00 Uhr gereicht. Mundpflege toleriert Frau P., sie lässt die Prothese entfernen, das Gurgelwasser trinkt sie.

Montag, Mittwoch und Freitag ist ein Entspannungsbad geplant. Um ca. 19:00 Uhr genießt Frau P. das Vollbad, danach schläft sie nach Angeben der Pflegekräfte immer besonders gut. Um 21:30 Uhr beginnt die Nachtbetreuung. Wenn Frau P. schläft wird sie nicht geweckt

5.6.7 Snoezelen

Das Kunstwort »Snoezelen« entstand in den 1970er Jahren in Holland aus den Worten »snuffelen« und »doezelen«. Ursprünglich wurde Snoezelen im Bereich der Behindertenbetreuung angewandt. Um eine harmonische Beziehung in dem besonders gestalteten Raum zur Kontaktaufnahme zwischen Pfleger und Bewohner aufzubauen, braucht der Begleiter unbedingt gute Kenntnisse im pädagogischen und therapeutischen Bereich (Neurologie).

Diese Kenntnisse bilden die Basis für den Wirkungsprozess und helfen Strukturen aufzubauen. Über die verfügbaren Geräte im Snoezelenraum werden verschiedene Reize angeboten. Diese Reize wie Musik, Farbspiele, Düfte, Vibration, Tastgeräte wirken im sensorischen Bereich des Gehirns.

Die verschiedenen Impulse werden im Gehirn verarbeitet. Impulse können anregen oder beruhigen.

Hierzu muss der Begleiter die zu begleitende Person sehr genau kennen, die Maßnahmen hierzu werden geplant und immer evaluiert. Bezugspersonen haben sich auch hier bewährt. Bei richtig durchgeführten Anwendungen wurde von allen Personen eine angenehme Erfahrung beschrieben.

Die Anwendung der Snoezelenräume ist im Vorfeld genau zu planen. Die Kosten sind anfangs hoch, allerdings ist der Nutzen auf Dauer nur positiv. Nach zahlreichen Untersuchungen mit Bewohnern in verschiedenen Einrichtungen reduzierte sich der Verbrauch von Schlafmitteln und Beruhigungsmitteln. Pflege- und Betreuungskräfte berichteten nach regelmäßigen Besuchen im Snoezelenraum von Wohlbefinden. Somit wäre auch für die Mitarbeiterpflege etwas getan.[57]

Snoezelen ist immer eine Eins-zu-Eins-Betreuung. Der Patient darf nicht alleine im Raum bleiben!!

Info

Nach einem Tageseminar im »Weißen Raum« der Firma Wehrfritz in Bad Rodach fassten neun Teilnehmer ihre Erfahrung des Tages mit folgenden Worten zusammen: *»Snoezelen erzeugt Wohlbefinden und wirkt entspannend. Wir kamen zur Ruhe, gleichzeitig regte es an. Es steuert und ordnet Reize, ruft Erinnerungen hervor, es ordnet, nimmt Ängste und schafft Sicherheit, es kann Menschen lenken, es bindet und fördert Beziehungen, es hat Spaß und Freude bereitet.«*

[57] Vgl. Mertens K (2004): Snoezelen. Verlag modernes lernen, Dortmund.

Snoezelen wirkt im Bereich der Pflege durch eine bewusste »Face-to-Face«-Morgentoilette. Die Anwendung mit Snoezelen-Techniken erfolgte über Monate und wurde evaluiert. Bei der Pflegehandlung wurde auf nonverbale Kommunikation, Augenkontakt, bewusstes Berühren und eine empathische Haltung geachtet. Die Reaktion bei den Bewohnern führte zu sichtbaren Veränderungen während der Durchführungen der Pflegehandlungen, Abwehrhaltungen wurden reduziert. Hieraus lässt sich folgern, dass eine sensorische Stimulation eine sinnvolle, nützliche therapeutische Intervention darstellt.[58]

Snoezelenwagen/Sinneswagen

Die Einzelbetreuung am Bett wird in sehr vielen Einrichtungen mit einem Snoezelenwagen durchgeführt. Die Einrichtungen erhalten eine Einweisung und erarbeiten den Standard zur Durchführung. Wie bei dem Raum sollte auch hier auf Kontinuität und auf einen individuellen Maßnahmenplan geachtet werden, um ein größtmögliches Wohlbefinden zu erzeugen. Die Durchführung sollten alle Pflege- und Betreuungskräfte kennen, um ein tägliches Angebot zu ermöglichen. Der Vorteil dieser Zuwendung ist, dass der Bewohner im eigenen Zimmer bleiben kann, die Gegenstände können biografisch gewählt werden und somit einen Bezug zur Lebensgeschichte herstellen.

Alle Sinne können mit einem Snoezelenwagen stimuliert werden:

- **Akustische Stimulation**: Klänge der Natur, Vogelgezwitscher, Glockenklang, Fröschequaken, Tierstimmen von Cassette kommen noch an.
- **Taktil-haptische Stimulation** durch Zureichen von Gegenständen (jahreszeitlich, z. B. im Herbst: Tannenzapfen, Äpfel, Birnen, Blätter, Heu, Schnee), streicheln von Fell, Wolle, darreichen von Puppen oder Kuscheltieren.
- **Visuelle Stimulation** durch bekannte Bilder, Gegenstände, Lichtsäulen, Aquarien,
- **Orale Stimulation** durch Eingabe von Essen, unter Berücksichtigung der Defizite (Blindheit, Demenz). Nur von Fachkräften.

58 Vgl. DNQP 2018, S. 140–141.

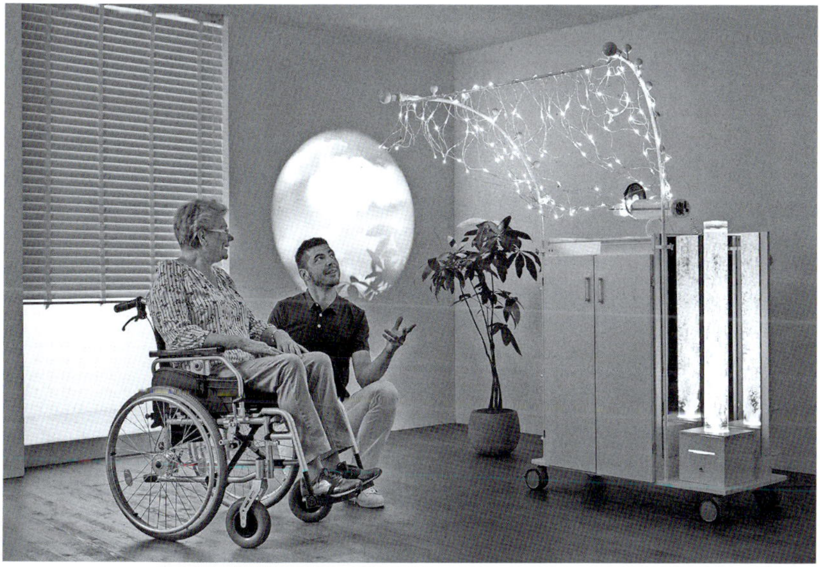

Abb. 16: Sinneswagen (mit freundlicher Genehmigung der Fa. Wehrfritz).

- **Vestibuläre Stimulation**, in den Arm nehmen und sanft wiegen, Schaukelstuhl (mit Sicherheitsvorkehrungen), Vibrationsliegen z. B. mit Geräuschen.
- **Olfaktorische Stimulation** durch bekannte Gerüche, die gezielt eingesetzt werden (Blumen, Erde, Heu, Kuchen, Gemüse, Kräuter, Gewürze). Alle bekannten Gerüche anbieten (beliebte Düfte müssen bekannt sein)
  - Ein Lavendelduftsäckchen, Blumen je nach Jahreszeit.
  - Auf ein Taschentuch Kölnisch Wasser oder Lieblingsparfum auf eine Schulter legen, nach 20 Minuten das Tuch wieder entfernen.

Wichtig **Gründliche Hygiene**

Alle Materialen müssen gereinigt werden können. Nach jeder Anwendung ist eine Reinigung und Desinfektion durchzuführen. (Hygienekonzept je nach Haus)

5.6.8 Greifzopf

Bei Menschen mit einer schwersten Demenz haben sich Greifzöpfe bewährt. Greifzöpfe bestehen aus geflochtenem Material. Am Bett oder dem Rollstuhl befestigt regen diese zum Greifen an. Die Zöpfe sind dick genug, um gut zu greifen. Im Zopf sind Bänder, Holzkugeln, Glöckchen eingearbeitet.

Die Greifzöpfe werden sicher verarbeitet und getestet. Nach dem Aufhängen des Zopfes entsteht bei den Bewohnern Interesse, ein Hingreifen und Betasten oder Ziehen am Zopf wird beobachtet. Die Dauer des Vorganges richtet sich nach dem Bewohner, bis zu 30 Minuten kann damit »gearbeitet« werden. Bei Ermüdungserscheinungen wird der Zopf abgehängt. Greifzöpfe fördern die Beweglichkeit der Hände, üben Muskeln im Schulter-, Nacken-, Arm- und Brustbereich.

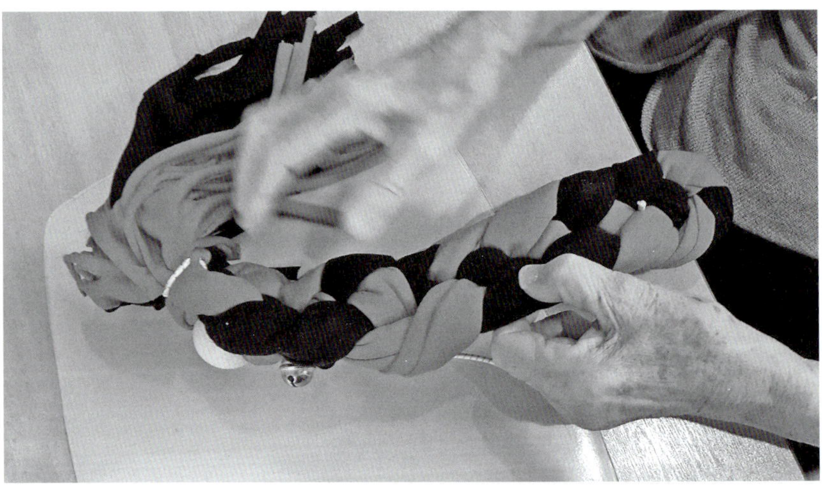

Abb. 17: Der Greifzopf trainiert Hände, Arme und Schultern.

5.6.9 Einzelangebote

Die Pflege am Bett nimmt am Lebensende mehr Raum ein und ist von großer Bedeutung, da Tagesrhythmus, Wahrnehmung, Sicherheit, Kontakt zum anderen Menschen als Kommunikation beim Pflegen vermittelt werden kann. Bei allen pflegerischen Maßnahmen sind Zeit und Ruhe ein wichtiger Faktor.

Die Angebote für die überwiegend immobilen Bewohner werden wieder biografische gewählt. Kleine Zeiteinheiten werden regelmäßig geplant. Sinnvoll ist hier das Einbeziehen von Hospizmitarbeitern, die zusätzlich eine Hilfe und Entlastung darstellen.

5.7 Angebote der Ambulanz

In der ambulanten Versorgung (▶ Kap. 4.3) werden Gruppenangebote von den Ambulanten Diensten angeboten. Die Gruppenangebote werden von einer Fachkraft für Gerontopsychiatrie erstellt und betreut.

In Betreuungsgruppen finden sich bei zehn Gästen zwei Betreuungskräfte ein. Jede Betreuungskraft holt die Gäste mit dem Dienstauto ab und bringt die Gäste auch wieder nach Hause. Die Fachkraft die die Gruppe leitet bringt ebenfalls Gäste mit.

Für jeden Monat wird ein Plan erstellt, wer teilnimmt, welches Thema behandelt wird, die Vorbereitungen und den Kuchen stellen die Betreuungskräfte her. Unkosten werden erstattet. Die Dauer der Gruppe beträgt mit Kaffeetrinken, Toilettengängen und der Durchführung der Themen ca. 2,5 Stunden.

5.7.1 Einzelbetreuung

Im häuslichen Bereich

Die Betreuungskräfte oder die Fachkraft, die im häuslichen Bereich eingesetzt werden haben gute biografische Kenntnisse durch die Angehörigen. Bei der Aufnahme schätzt die Fachkraft den Grad der Demenz ein. In der Dokumentation findet sich die Maßnahme für den Klienten.

Praxis

Herr N. war Maurer und Leiter des örtlichen Posaunenchors, außerdem sang er jahrzehntelang mit im Kirchenchor des Dorfes. Herr N. leidet an einer Hemiplegie rechts, starker Sehbehinderung auf beiden Augen, der Facharzt hat eine Alzheimerdemenz in der Frühphase diagnostiziert.

Die Stunde mit der Fachkraft oder Betreuungskraft beginn mit einer freundlichen Begrüßung. Zum Einstimmen werden bekannt Gegenstände gereicht. Bei einem Ziegelstein weiß er sofort um welchen Gegenstand es sich handelt, die Stunde lässt auch Zeit zum Mitteilen. So erzählt Herr N., gerne und oft welche Aufgaben er schon als Lehrling hatte und wie stolz er auf seine erste Lohntüte war. Weitere Gegenstände sind, ein Lot, eine Wasserwaage und ein Kelle.

Nach dem Arbeitsthema wendet sich die Fachkraft oder Betreuungskraft der Freizeit zu. Begonnen wird mit Hörübungen; alte Schlager, Volkslieder Kirchenlieder werden geraten. Nach der Hörübung wird mit der Fachkraft oder Betreuungskraft selbst gesungen (mit CD-Player). Zum Abschluss wird eine kleine Geschichte vorgelesen, zu der sich die Ehefrau gerne dazusetzt.[59]

Praxis

Eine Dame mit fortgeschrittener Demenz die unter großen Wortfindungsstörungen leidet bekommt 2 x in der Woche für 45 Minuten Besuch von einer Fach- oder Betreuungskraft. Nach der persönlichen Begrüßung wird zum Tanz eingeladen. Die Dame erhält ein Tanzband (▶ Kap. 5.2.1).

[59] Vgl. Hammerla & Keller 2012

Die Betreuungskraft stellt nun eine Walzermelodie im CD-Player an. Beide sitzen sich gegenüber die Dame macht die schwingenden Bewegungen der Betreuungskraft nach. Rechts und links im Wechsel. Nach einer Trinkpause werden Redewendungen ergänzt, danach bekannt Gegenstände gereicht. Reißverschlüsse werden von der Dame auf und zu gemacht. Nach 10 Minuten verliert sie das Interesse. Zum Abschluss ist das Werfen mit dem Luftballon ein Vergnügen. Bei schönem Wetter wird spazieren gegangen.

5.8 Tagespflege

Tagespflegen zu leiten ist anspruchsvoll, da selten eine homogene Gruppe zustande kommt. Teilweise kommen Gäste nur einmal die Woche, sind kognitiv wach und haben bestimmte Wünsche. Menschen mit stärkeren kognitiven Einschränkungen, die sich an keine Regeln mehr halten, nach Hause wollen oder durch stereotype Sätze stören machen einen harmonischen, Tagesablauf unmöglich. Glück hat, wer genug Personal (auch Ehrenamt) hat.

Menschen, die laufen wollen, dürfen das tun. Der Anspruch mitzuhelfen wird von der Klientel irgendwann nicht mehr erfüllt werden können. Hier ist die Erfahrung und die Fachkompetenz einer Gerontopsychiatrischen Fachkraft viel wert. Sie weiß um die Bedürfnisse der Gäste und wird jeden Morgen mit ihrem Team. (5 Min) klären wie der Tag durchzuführen ist (▶ Kap. 4.4).

5.8.1 Praxis

Jeden Morgen bevor die Gäste kommen setzt sich das Team kurz zusammen, man geht genau den Tagesplan durch und bespricht wo ggf. interveniert werden muss. Ist beispielsweise an diesem Tag eine fitte Dame zu Besuch die gerne kocht, darf sie dies (nach Hygienemaßnahmen) auch gerne tun. Kommen an diesem Tag vier Gäste in der mittleren Demenzphase kann eine motogeragogische Kleingruppe sinnvoll sein. Für einen Herrn mit Hinlauftendenz wurde ein ehrenamtlicher Mitarbeiter eingeteilt. Nach der Mittagspause ist ein Spaziergang geplant, bei Regen Luftballonwerfen. Gegen 15:00 Uhr wird Kaffee getrunken, danach werden Lieder gesungen. Der letzte Toilettengang wird durchgeführt, dann das Begleiten zur Garderobe und das Warten auf den netten Fahrer.

5.9 Angebote in der Klinik

In Kliniken richtet sich der Fokus auf die Behandlung. Einige Kliniken haben sich jedoch mit entsprechenden Angeboten auseinandergesetzt und bieten diese unter den gegeben Möglichkeiten an (▸ Kap. 4.5).

6 Standards erleichtern die Arbeit

6.1 Demenz (Vormittagsgruppe)

Mitarbeiter kennen den Umgang mit Menschen mit Demenz, agieren ruhig und wertschätzend, Validation ist bekannt

Zielgruppen:

- Bewohner mit auffälligen kognitiven Einschränkungen im Alltag,
- Bewohner die einen überschaubaren Raum brauchen,
- Bewohner die Ruhe für Alltagsaktivität brauchen,
- Bewohner die geführte Tagesstruktur gut annehmen,
- Bewohner die Unterstützung bei alltäglichen Verrichtungen brauchen (Toilette, Essen und Trinken).

Ziele:

- Kontinuität im Alltag,
- ganzheitliche Vorgehensweise durch biografisches Wissen und Vorgehensweise,
- alltagbezogene Umgebung und Tätigkeiten,
- entspannte Umgebung mit entsprechenden Angeboten,
- emotionale Wertschätzung,
- Erhalt der Beweglichkeit.

Maßnahmen:

- Gemeinsames Vorbereiten der Mahlzeit,
- feste Plätze bieten Sicherheit und Vertrautheit,
- Rituale beim Frühstück mit bekannten Merkmalen (Butter, Marmelade, Porzellantassen) offen,
- gemeinsames Essen ohne Störquellen (Radio),
- Alltagstätigkeiten, Zusammenstellen und Spülen der Teller (Hygiene- Geschirr wird nachgespült),
- Tische abwischen, abtrocknen, Handtücher zusammenlegen,
- Toilettengänge mit Pflege,
- Jahreszeitliche Tätigkeiten im Sommer:
  - in den Hof Blumen schauen, gießen, Spaziergänge,
  - Im Zimmer: Stuhlkreis mit leichter Gymnastik,
    - Dehnband,
    - Schwungtuch,
    - Softball,
- Lieder singen,
- Redewendungen,
- bekannte Gegenstände zeigen und in die Hand geben,
- Gespräche anregen,
- nonverbale Reaktionen anregen, Dauer ca. 45 Minuten,
- Getränke reichen,
- Tisch decken,
- Mahlzeiten in Ruhe einnehmen,
- Mittagspause- Transfer in das Zimmer oder aufs Sofa,
- Wandergruppe,
- Nachmittags jeweilige Gruppe, Besuch individuell.

Nacharbeit:

- Dokumentation bei Abweichungen.

Qualifikation:

- Fachkraft für Gerontopsychiatrie, Ergotherapeutin, Pflegehelfer, Alltagsbegleiter, Betreuer

6.2 Demenz – Ruhige Feste

Mitarbeiter sind im Umgang mit Menschen mit Demenz geschult, agieren ruhig und wertschätzend, Validation ist bekannt

Zielgruppen:

- Bewohner mit Konzentrationsstörungen und Wortfindungsstörungen,
- Angehörige,
- Mitarbeiter,
- Ehrenamtliche Personen,

6

Ziele:

- Präsentation des Hauses nach außen.
- Gestaltungen eines biografisch und kulturell besetzten Höhepunktes im Jahresablauf,
- Ganzheitliches Wohlgefühl durch passende Gemeinschaft,
- Steigerung der Lebensqualität,
- Wir-Gefühl entwickeln,
- Begegnung der Bewohner (Homogenität),
- Förderung der Kommunikation.

Voraussetzungen:

- Zielgruppe: Bewohner Konzentrationsstörungen, Unruhe, Wortfindungsstörung,
- Sitzordnung muss genau geplant werden,
- geeignete Räume,
- Zeit für Vorbereitung, Durchführung und Nachbereitung ca. 3 Stunden,
- Personal im Dienstplan vermerkt: Welche Personen mit welchen Qualifikationen werden für Vorbereitung, ggf. Transport der Teilnehmenden, Durchführung, ggf. Rücktransport der Teilnehmenden und Nachbereitung gebraucht,
- Gestaltungsmittel: (Dekoration, Handreichungen wie Liederblätter, Musikaufnahmen, Bilder etc.) müssen zur Verfügung stehen?
- Technik: CD-Spieler

Maßnahmen:

- Vorbereitung:
  - Jahresplanung und Absprache mit Heimleitung, Pflegedienstleitung, Pflegebereiche, Küche, Hauswirtschaft und Hausmeister,
- Planung und Organisation der musikalischen Gäste acht Wochen im Voraus,
- Einladung der Angehörigen oder Bezugspersonen,
- Planung und Organisation der Verpflegung vier Wochen im Voraus,
- Planung und Vorbereitung der Dekoration (Koordination mit laufender Arbeit),
- Absprache mit Hauswirtschaft, Raum geputzt, Geschirr, Personaleinsatz zwei Wochen im Voraus,
- Feinplanung des Programms mit den Mitarbeitern der Sozialen Betreuung,
- Transfer der Bewohner klären,
- Moderation durch das Programm (Begrüßung und Führung durch das Programm).

Durchführung:

- Genauen Ablaufplan erstellen,
- Bewohner persönlich begrüßen und zu seinem Platz bringen,
- Durchführung erfolgt in einem ruhigen Tempo, mit Kommunikationsregeln für Menschen mit Demenz,
- Dauer des Festes ca. 45–60 Minuten

Beispiel Erntedankfeier

Liste von allen Bewohnern und Gästen mit Platzordnung (zuständig: Pflege und Betreuung).

Ablauf:
- Begrüßung der Gäste und Bewohner,
- Hinführung zum Thema: Erntedank*
- Lied: alle
- Text:
- Lied: alle
- Gebet
- Lied:

* Hammerla 2012

Festgestaltungen etwa alle 8–12 Wochen: Fasching, Ostern, Muttertag, Maifeiern, Sommerfest, Eisdielenfest, Erntefest, Adventsfeste, Nikolausfeiern, Weihnachtfest.

Grundlegendes:
- Feste strukturieren den Jahresablauf. Der Alltag wird unterbrochen, mit dem Fest erleben Bewohner gute Erinnerungen und Höhepunkte.
- Feste sind nach alten und nahezu weltweiten Rhythmen ausgerichtet. Traditionell unterschiedlich, dadurch bieten sie unterschiedliche Anknüpfungspunkte in der individuellen Lebensgeschichte (Bewohner aus Schlesien, Oberbayern, Nordsee).
- Feste sollten möglichst homogen ausgerichtet werden.
- Bei schwachen Gruppen Programm entsprechend kürzer und Personenanzahl höchstens 8–10.
- Immer auf Reizüberflutung achten!

Nachsorge:
- Persönliche Verabschiedung, Transfer zurück auf die Zimmer,
- Aufräumen,
- kurze Auswertung und Feedback des Festes durch Personal,

- ggf. Einbeziehung der Auswertungsergebnisse in die nächsten Planungen,
- Dokumentation.

Qualifikation:
- Mitarbeiter des Sozialen Dienstes.

6.3 Feier für fitte Bewohner

Zielgruppen:
- Bewohner,
- Angehörige,
- Mitarbeiter,
- Ehrenamtliche.

Ziele:
- Gestaltungen eines biografisch und kulturell besetzten Höhepunktes im Jahresablauf,
- ganzheitliches Wohlgefühl durch passende Gemeinschaft,
- Steigerung der Lebensqualität,
- Wir-Gefühl im Haus entwickeln,
- Begegnung der Bewohner (Homogenität),
- Förderung der Kommunikation,
- Spaß und Freude gewinnen,
- Präsentation des Hauses nach außen.

Voraussetzungen:
- Zielgruppe:
  - Homogen, kognitiv leicht eingeschränkt, körperlich fit und/oder eingeschränkt; Sitzordnung – muss genau geplant werden
- Räume festlegen
- Zeit: Nachmittag
- Im Dienstplan vermerktes Personal,
- Gestaltungsmittel: Dekoration, Handreichungen wie Liederblätter, Musikaufnahmen, Bilder etc.
- Technik (Hilfsmittel, CD-Player etc.).

Maßnahmen:
- Vorbereitung:
  - Jahresplanung und Absprache mit Heimleitung, Pflegedienstleitung, Pflegebereiche, Küche, Hauswirtschaft und Hausmeister
- Planung/Organisation der musikalischen Gäste – acht Wochen vorher,
- Planung und Organisation der Verpflegung – vier Wochen im Voraus,
- Planung und Vorbereitung der Dekoration,
- Absprache mit Hauswirtschaft, Raum geputzt, Geschirr, Personaleinsatz – zwei Wochen im Voraus,
- Feinplanung des Programms mit der Sozialen Betreuung,
- Ankündigung und Einladung durch Plakate und in der Hauszeitung,
- Transfer der Bewohner klären,
- Moderation durch das Programm (Begrüßung, Führen durch das Programm).

Durchführung:
Genauer Ablaufplan muss erstellt werden. Von der Begrüßung bis zum Abschlusslied sind die Abläufe festgelegt. Jeder Mitarbeiter weiß Bescheid. Wo sitzen beispielsweise die Musikanten, wie viel Lieder werden gespielt, soll mitgesungen werden, etc.

Beispiel **Das Erdbeerfest**

Der Ablauf:
- Begrüßung der Gäste und Bewohner
- Hinführung zum Thema: Erdbeerfest*
- Lied: alle
- Text:
- Lied: alle
- Text mit Dialog
- Lied:
- Text zu Ausklang
- Kaffee trinken Ausklang
- Erdbeerquiz zum Abschied als »Hausaufgabe« mitgeben.

* Hammerla & Keller 2012

Nachsorge:
- Transfer zurück auf die Zimmer,
- Aufräumen,
- kurze Auswertung und Feedback des Festes durch Personal,
- Anerkennung der Anteile der einzelnen Mitarbeiter des Teams zur Stärkung des Zusammenhaltes,
- ggf. Einbeziehung der Auswertungsergebnisse in die nächsten Planungen,
- Dokumentation bei Abweichungen.

Festgestaltungen etwa alle 8–12 Wochen: Fasching, Ostern, Muttertag, Maifeiern, Sommerfest, Eisdielenfest, Erntefest, Adventsfeste, Nikolausfeiern, Weihnachtfest.
- Feste strukturieren den Jahresablauf. Der Alltag wird unterbrochen, mit dem Fest erleben Bewohner gute Erinnerungen und Höhepunkte.
- Feste sind nach alten und nahezu weltweiten Rhythmen ausgerichtet. Traditionell unterschiedlich, dadurch bieten sie unterschiedliche Anknüpfungspunkte in der individuellen Lebensgeschichte (Bewohner aus Schlesien, Oberbayern, Nordsee).
- Feste sollten möglichst homogen ausgerichtet werden. Für kognitiv gesunde Bewohner ein Programm über eine Stunde. Bei schwachen Gruppen, Programm entsprechend kürzer und Personenanzahl höchstens 15–20.

Qualifikation:
- Mitarbeiter des Sozialen Dienstes.

6.4 Heimkino

Zielgruppen:

- Bewohner, mit leichten kognitiven Einschränkungen,
- Angehörige,
- interessierte Dritte, Besucher.

Ziele:

- Kurzweilige und/oder informative Unterhaltung,
- Wiederbegegnung mit altvertrauten Geschichten, Landschaften, Schauspielern,
- gezielte Ansprache emotionaler Inhalte,
- lebensrhythmusgerechter Medieneinsatz,
- biografische Orientierung,
- geistige Aktivierung,
- Erinnerungsarbeit.

Maßnahmen:

- Vorbereitung: Quartalsplanung der Filme/Dias nach thematischen Schwerpunkten,
- Ankündigung und Einladungen in Hauszeitung,
- Kinofreikarten,
- Herrichten des Raumes (Bestuhlung, Aufstellung, Video, Beamer, PC, Anschlüsse, TV)
- Begrüßung/Transfer der Bewohner.

Durchführung:

- etwa eine Stunde reine Veranstaltungszeit,
- Moderation (Begrüßung, Einführung, Inhaltsangabe, Verabschiedung).

Nachsorge:

- Begleitung der Bewohner im Rollstuhl (falls notig),
- Aufräumen,
- Dokumentation.

Hinweise:

- Rhythmus: 1 x wöchentlich von15:00 bis 16:00 Uhr,
- immer derselbe Raum,
- immer dieselben Personen,
- keine Problemfilme, biografische Themen.

Qualifikation:

- Mitarbeiter des Sozialen Dienstes

6.5 Hundebesuch

Zielgruppen:

- Menschen, die Hunde mögen,
- einsame, bettlägerige Bewohner,
- emotional schwer zugängliche Bewohner,
- Aphasiepatienten,
- Menschen mit Demenz.

Ziele

- emotionale Anregungen des Bewohners,
- Wecken von Erinnerungen (biografisches Wissen),
- körperliche Entspannung, Lösen von Blockaden durch Streicheln des Hundes,
- Aufbau einer konstanten Beziehung durch regelmäßigen Besuch,
- Motivation sich zu bewegen.

Maßnahmen/Vorbereitung:

- Hundebesitzer hat bestimmte Bewohner, die regelmäßig besucht werden sollen,
- biografisches Wissen über die Bewohner,
- für Ruhe während des Besuches sorgen,
- Fach- oder Betreuungskraft begleitet anfangs.

Maßnahmen/Ausführung:
- Ankündigung bei kognitiv gesunden Bewohnern.
- Zeit zum Einlassen geben.
- nach Besuch mit Aussicht auf Wiederholung verabschieden.

Nachsorge:
- Dokumentation in Sozialer Betreuung und auf Station bei verändertem Verhalten des Bewohners,
- positive und negative Veränderungen vermerken,
- Besuche sind in der Tagesstruktur vermerkt.

Das Medium Hund spielt in der Therapie speziell in Altenheimen beim Umgang mit demenziell veränderten Bewohnern eine immer größere Rolle.

Hunde eignen sich hervorragend zur Aufnahme der nonverbalen Kommunikation, spenden für die Besuchszeit Freude und Entspannung.

Qualifikation:
- Hund tierärztlich untersucht, mit Impfpass, Hundeschule,
- Halter muss Tier gut kennen,
- Personal muss den Tierhalter begrüßen und regelmäßig Rücksprache mit ihm halten, Feedback.

6.6 Kleingruppe

Mitarbeiter kennen den Umgang mit Menschen mit Demenz, agieren ruhig und wertschätzend, Validation ist bekannt Die Bewohner müssen zusammen passen (homogene Gruppe).

Bevor es losgeht, sollte die Kleidung der Bewohner inspiziert werden, denn sie muss bei allen Aktivitäten bequem und gut sitzen. Die Kleidung darf die Beweglichkeit der Teilnehmer nicht stören, sie einengen oder zu weit am Körper hängen (Verletzungsgefahr!). Bei den Schuhen ist auf guten Sitz zu achten, um eine Sturzgefahr zu verhindern. Hilfsmittel wie Brille und Hörgeräte sollten ein, bzw. aufgesetzt sein.

Zielgruppen:

- Bewohner mit auffälligen kognitiven Einschränkungen im Alltag,
- Bewohner mit Konzentrationsstörungen,
- Bewohner, die einen überschaubaren Raum brauchen,
- Bewohner, die Ruhe für Alltagsaktivität brauchen,
- Bewohner, die geführte Tagesstruktur gut annehmen,
- Bewohner mit Wortfindungsstörungen.

Ziele:

- Kontinuität im Alltag,
- ganzheitliche Vorgehensweise durch biografisches Wissen und Vorgehensweise,
- Erhalt der Beweglichkeit durch Umsetzung von Bewegungselementen,
- emotionale Wertschätzung,
- Freude an der Gemeinschaft.

Maßnahmen:

- Feste Plätze bieten Sicherheit und Vertrautheit,
- Stuhlkreis mit leichter Gymnastik,
- Dehnband, Schwungtuch, Softball (▶ Kap. 5.2.1),
- Lieder singen,
- Redewendungen,
- bekannte Gegenstände zeigen und in die Hand geben,

- Gespräche anregen,
- nonverbale Reaktionen anregen,
- Dauer ca. bis 40 Minuten.

Nacharbeit:

- Dokumentation bei Abweichungen.

Qualifikation:

- Fachkraft für Gerontopsychiatrie, Ergotherapeutin, Pflegehelfer, Alltagsbegleiter, Betreuungskraft

6.7 Lebensfragen

Bei Fragen nach Erlebtem ist die Unterhaltung garantiert. Ob kognitiv gesunde oder leicht demenziell eingeschränkte Spieler, in der Gruppe oder einzeln – vielfältige Fragen aus sechs biografie-orientierten Themenbereichen wecken schöne Erinnerungen und bringen Lebenserfahrung ins Gespräch. Hier sind alle Gewinner, denn das Ziel ist es, einander zu erzählen, zuzuhören und gemeinsam zu lachen. Hier werden Krankheitssymptome vergessen.

Zielgruppen:

- Jeder interessierte Bewohner aus Pflege, Kurzzeitpflege und Tagespflege, auch Gästen können an dem Spiel teilnehmen,
- Bewohner, die noch kommunizieren können,
- Bewohner, die Gruppenfähigkeit besitzen.

Ziele:

- Die Erinnerung wird gezielt angeregt,
- Krankheitssymptome werden vergessen,
- Erhalt und Förderung der Kommunikation, freies Sprechen und das Formulieren eines Satzes werden ohne Ablenkung umgesetzt,
- eine Lebensrückschau wird als Bestätigung für die Lebensleistung empfunden,
- Stärkung des Gruppengefühls durch ähnliche Biografien,
- Ressourcen werden aktiviert, die eigene Lebensgeschichte wird reflektiert.

Vorbereitung:

- Oft nachmittags nach dem Kaffee,
- die Teilnehmer werden vormittags in der Morgenrunde eingeladen und kommen allein zur Gruppe,
- der Raum ist gelüftet,
- jeder hat seinen Platz.

Maßnahmen:

- Persönliche Begrüßung, Nennung des Namens, Begleiten zum Platz,
- auf neue Bewohner eingehen, vorstellen,
- Lebensfragen liegen auf dem Tisch – mit dem Text nach unten,
- jedes Themenfeld ist ein Stapel für sich:
  - Kindheit, Schule, Beruf,
  - Familie, Freizeit (Reisen, Kino, Konzerte, Sport, Musik und Tanz),
  - Körper, Gesundheit (Kräuter, Hausmittel),
  - Glaube, Seele, Sinn (Leben nach dem Tod, Gebete, inkl. Palliativ-Thema, etc.),
  - Haushalt, Essen, Trinken,
  - Natur, Tiere (Haus- und Nutztiere).
- Die Gruppenleitung beginnt rechts mit dem ersten Bewohner. Sie fragt: »Welche Farbe oder welches Thema möchten Sie?«
- Die Leitung liest die Karte vor, manche Bewohner wollen selbst vorlesen.
- Nacheinander teilt jeder seine Erfahrungen zu dem Thema mit.
- Die Gruppenleitung hat Erfahrung in Gesprächsführung und kennt die Biografie der Teilnehmer.
- Nach 60 bis 90 Minuten wird das Ende angesagt.
- Die Gruppenleitung bedankt sich.
- Persönliche Verabschiedung.
- Evtl. Transfer in den Speisesaal oder am Sitzplatz für Speiseeinnahme platzieren.

Nachsorge:

- Aufräumen des Veranstaltungsortes,
- Materialien ordnungsgemäß zurück in den Aufbewahrungsraum,
- Abweichungen von der Tagestruktur dokumentieren.

Einsatzmöglichkeit:

- Die Karten sind ideal für eine interaktive Biografiearbeit, Gruppen-oder Einzelbetreuung in der Altenpflege, Geriatrische Rehabilitation, Logopädie, offenen Seniorengruppen, im privaten Bereich, im Hospizbereich.

Qualifikation:

- Gerontopsychiatrische Fachkräfte, Ergotherapeuten, Sozialpädagogen, Heilerziehungspfleger, Betreuungskräfte nach § 43 b, ehrenamtlich nach Einweisung.

6.8 Männer helfen

Hausmeister sollten idealerweise im Umgang mit Menschen mit Demenz geschult sein, dann sind die (vorzugweise männlichen Bewohner dort auf gut betreut. Wenn es die Arbeit erlaubt, gehen die Männer (bis zur mittleren Phase der Demenz) mit auf »Tour« und führen bekannte Tätigkeiten gerne durch. Autowaschen ist beliebt, das Nachfüllen des Kühlwassers, Auto polieren, Gartenarbeiten, Holz hacken, Sägen, Harken, Tiere versorgen, Einkäufe tragen (z. B. Getränkekisten), Müll mit wegbringen (unter Aufsicht).

Das Haftungsrecht bei Unfällen und oder bei Sachschäden muss vor dem Werkeinsatz mit der Leitung abgeklärt werden. Welche Versicherung greift bei einem Schaden?

Zielgruppen:

- Bewohner, die sicher gehen können,
- Bewohner mit leichten bis mittleren kognitiven Leistungseinbußen,
- Interessierte Bewohner, meistens Männer.

Ziele:
- Förderung der Gemeinschaft,
- Freude und Selbstwert durch helfen können,
- Steigerung des Wohlbefindens durch sinnvolles Tun,
- Verbesserung der Motorik in den Händen,
- Wertschätzung durch Arbeit fühlen,
- Verbesserung der Armbeweglichkeit,
- Verbesserung der Kraft,
- Verbesserung von Koordination und Ausdauer,
- Sturzprophylaxe (z. B. Treppensteigen beim Rundgang).

Maßnahmen:
- Regelmäßige Arbeiten sind festgelegt,
- persönliche Einladung durch den Hausmeister,
- Abholen der Männer zu den Arbeiten,
- auf Sicherheit achten: Schuhe und zweckmäßige Kleidung,
- anstehende Arbeiten zeigt der Hausmeister,
- Begleitung der Tätigkeiten,
- Dauer ca. eine Stunde.

Qualifikation:
- Hausmeister mit Demenzschulung

6.9 Männergruppe

Zielgruppen:
- Männer, die allein wohnen, schwer hören,
- Männer, die Geselligkeit unter sich wünschen,
- Männer, die sich für den Gesprächskreis interessieren.

Ziele:
- Persönliche Gespräche mit biografischem Hintergrund,
- positiver Austausch von Lebenserfahrungen,
- Entspannung durch »Lebensfragen-Karten« mit biografischen Fragen,
- Fördern von sozialen Kontakten, emotionale Erinnerung.

Maßnahmen:
- Vorbereitung im Zimmer (reizarm),
- Bilder, Literatur, Stundenbilder bereithalten.

Ausführung:
- Persönliche Begrüßung,
- Blitzlicht: »Wie war Ihre Woche?«
- zum jeweiligen Thema hinführen,
- Lebensfragen vorlesen,
- je nach Thema gezielt und mit freundlicher Neugier fragen,
- am Ende der Stunde ein Kirchenlied singen,
- persönliche Verabschiedung.

Qualifikation:
- Pflegekraft für Gerontopsychiatrie, Ergotherapeuten, Sozialpädagogen,
- Betreuungskräfte, Ehrenamtliche nach Schulung.

6.10 Morgenrunde

Die Bewohnerklientel muss zusammen passen (homogene Gruppe). Bevor es losgeht, sollte die Kleidung der Bewohner inspiziert werden, denn sie muss bei allen Aktivitäten bequem und gut sitzen. Die Kleidung darf die Beweglichkeit der Teilnehmer nicht stören, sie einengen oder zu weit am Körper hängen (Verletzungsgefahr!). Bei den Schuhen ist auf guten Sitz zu achten, um eine Sturzgefahr zu verhindern. Hilfsmittel wie Brille und Hörgeräte sollten ein, bzw. aufgesetzt sein

Die Morgenrunde ist mit motogeragogischen Elementen aufgebaut. An der Morgenrunde kann jeder Heimbewohner teilnehmen. Der Schwerpunkt der Morgenrunde ist biografisch, kulturell und spielerisch-fördernd ausgerichtet. Dekoration und Themen werden jahreszeitlich und biografisch ausgerichtet. Die Teilnahme ist freiwillig und regelmäßig. Alle Mitarbeiter der Sozialen Betreuung können nach dem Standard arbeiten.

Definition **Motogeragogik**

*»Motogeragogik bedeutet Persönlichkeitsbildung und Persönlichkeitsförderung durch Bewegung im Alter. Ziel ist die Förderung einer stabilen, harmonischen Entwicklung.«**

* www.motogeragogik.at

Zielgruppen:

- Bewohner mit leichten kognitiven Defiziten,
- Bewohner, die neu im Haus sind,
- Bewohner, die am Gruppengeschehen interessiert sind,
- Bewohner, die Spaß an Bewegung haben,
- Bewohner, die Freude am Singen haben,
- Bewohner mit Neugier auf altvertraute Themen (Stundenbild),
- Bewohner, die Freude am sozialen Kontakt haben,
- Bewohner mit Demenz im Frühstadium,
- Bewohner mit Morbus Parkinson,
- Bewohner nach Schlaganfall.

Ziele:

- Aktivierung durch Kenntnis des Lebenshintergrundes,
- Schulung der Wahrnehmung,
- Kontinuität und Struktur im Alltag,
- ganzheitliche Aktivierung durch biografischen Hintergrund,
- Knüpfen neuer Kontakte mit Kontinuität,
- Erhaltung der Selbstständigkeit,
- Training der Bewegung und Geschicklichkeit von Rumpf, Armen und Händen (gymnastische Übungen),
- emotionale Sicherheit und Vertrautheit durch Musikhören und Singen,
- Anregung und Erinnerungsarbeit nach den individuellen Bedürfnissen,
- Wertschätzung durch Gruppengeschehen vermitteln.

Maßnahmen:
- Täglich persönliche Einladung auf Station,
- geeigneten ruhigen Raum vorbereiten, lüften,
- Materialien zum jeweiligen Thema bereitstellen (Tanzbänder, Dehnbänder, große Greifschnur, Gewichte, je nach Wahl),
- geeignete Musik zum Stundenthema,
- Redewendungen,
- Trinkgläser gefüllt bereitstellen,
- Transfer der Bewohner zum Raum (jeder hat seinen eigenen Platz, Schwerhörige in der Nähe der Gruppenleiterin).

Durchführung:
- Persönliche Begrüßung der Bewohner immer in der gleichen Reihenfolge,
- Hinführung zum Thema Stundenbild »Tiere«[60],
- Dekoration zum Thema (Bilder, Plüschtiere),
- Der Reihe nach Fragen stellen: »Wie war das bei Ihnen?«
  Gäste mit leichten Wortfindungsstörungen werden von der Leitung unterstützt (biografische Kenntnisse),
- Lied zur Entspannung,
- Text zum Thema vorlesen,
- Lied zur Entspannung,
- Individuelle Übung, z. B. taktile Reize erfühlen lassen, Geräusche hören,
- Bewegungsübung (Zöpfe, Bälle, Säckchen).

Bewegung mit Dehnbändern (geflochtene Strümpfe):
- Leitung verteilt die Dehnbänder.
- Bewohner werden angewiesen, nicht über die Schmerzgrenze zu gehen.
- Alle Bewohner nehmen eine gerade Sitzhaltung ein.
- Beide Hände ziehen das Band 10-15 oder 20-mal auseinander.
- Linke Hand liegt mit dem Bandende auf dem linken Knie.
- Rechte Hand zieht bei gestrecktem Arm »bis an die Decke«, zunächst 10-mal, dann steigern auf max. 20-mal.
- Band wird um das linke Knie gelegt, die Arme ziehen das Knie nach oben.

---

[60] Vgl. Hammerla & Keller 2012

- Rechts-links im Wechsel, zunächst 10-mal, dann steigern auf max. 20-mal.
- Schultern kreisen lassen.
- Lied zur Entspannung.
- Text.
- Getränke reichen.
- Persönliche Verabschiedung.
- Transfer und Dokumentation bei Abweichung.

Qualifikation:
- Mitarbeiter des Sozialen Dienstes.

6.11 Tanzcafé

Zielgruppen:
- Alle Bewohner,
- Bewohner, die noch alleine gehen können,
- Bewohner im Rollstuhl,
- Bewohner mit Bewegungsdrang,
- Bewohner mit leichten bis schweren Demenz,
- anwesende Besucher und Angehörige,

Ziele:
- Erinnerung an frühere Freizeitbeschäftigung zum Wochenende,
- Fördern der Gemeinschaft,
- Steigerung des Wohlbefindens durch Bewegung,
- Verbesserung von Koordination und Ausdauer,
- Sturzprophylaxe,
- Ritual zum Wochenende.

Vorbereitung:
- Tanzfläche schaffen,
- CD-Player und ausgesuchte CDs bereitstellen (Tanzmusik, biografisch bekannte Schlager), Tanzbänder
- Bewohner zum Nachmittagskaffee platzieren.

Durchführung:

- Kaffee und Kuchen werden serviert.
- Die Bewohner werden dazu angeregt, von Erinnerungen an samstägliche Tanzveranstaltungen zu erzählen, und zur Musik zu schunkeln und mitzusingen.
- Nach dem Kaffeetrinken werden einzelne Bewohner zum Tänzchen aufgefordert bzw. zum Tanzen animiert.
- 1–2 x im Monat,
- Samstag nach dem Kaffeetrinken,
- Auswahl passender Tanzmusik, Abspielen mit kurzen Pausen,
- Bewegung auch bei Rollstuhlfahrern fördern: Schwingen im Takt,
- Raum für biografisches Erzählen geben, gemeinschaftliches Unterhalten weiterführen lassen,
- Dauer: eine Stunde,
- Persönliche Verabschiedung.

Nachbereitung:

- Dokumentation bei Abweichungen.

Qualifikation:

- Fachkraft, Betreuungskräfte, Ehrenamt

6.12 Wandergruppe

Zielgruppen:

- Bewohner, die kaum noch kommunizieren können,
- Bewohner, die ihren Bewegungsdrang umsetzen möchten,
- Bewohner mit mittleren bis schweren kognitiven Einschränkungen,
- Bewohner, die allein gehen können.

Ziele:

- Erhalt der Bewegungsmuster,
- Gruppengefühl vermitteln,
- Stressreduzierung durch Bewegung,
- Erhalt der Muskeln, Gehtraining, Kondition weitgehend erhalten.

Maßnahmen:

- Bewohner mit Hinlauftendenz freundlich begrüßen,
- langsam loslaufen, teilweise Hand haltend, teilweise Rollstuhl schiebend,
- nur laufen, nicht reden, erst während einer Pause wenig Wörter verwenden (Kommunikation und Validation sind bekannt),
- bei markanten Objekten verweilen und schauen lassen,
- langsames Tempo,
- Aufmuntern zum Weitergehen,
- Loben,
- bei Ermüdungserscheinungen einen Platz einnehmen und ein Getränk anbieten.

Qualifikation:

- Fachkraft für Gerontopsychiatrie, Betreuungskräfte, Ehrenamt nach Schulung, Heilerziehungspfleger, Sozialpädagogen

6.13 Bewegungslied

Melodie (Dort droben auf dem Bergl)

Wir sind noch recht müde
und fühlen und schwach,
doch mit der Bewegung
da werden wir wach

Refrain:
Nach vorn, nach hinten, nach links nach rechts,
nach oben unten, das ist nicht schlecht

Denn für unsern Kreislauf
ist Bewegung sehr gut
Sie bringt uns in Schwung
und sie schafft frischen Mut

Refrain

Wir heben die Beine,
und strecken die Arm
Wir heben die Schultern,
dann wird's uns schon warm

Refrain

Ob Sonne, ob Regen
Ob Hagel, ob Schnee
Wir regen die Glieder
Dann tun sie weniger weh

Refrain

Nach zu vielem Kuchen
Und wenig Trab, Trab
Brauchen wir die Bewegung
Sonst werden wir schlapp

Refrain

In unserer Gruppe,
da sind nette Leut
Die wollen sich bewegen
Und haben viel Freud

Refrain

Jetzt geht's allen besser
Wir turnen gut mit
wir sind nicht mehr müde
und fühlen uns fit.

Refrain

7 Dokumentation

Mit der Einführung des Strukturmodels (SIS®) zur Entbürokratisierung der Pflegedokumentation am 1. Januar 2015 (www.ein-step.de) sollte die Effizienzsteigerung der Pflegedokumentation in der stationären und ambulanten Pflege umgesetzt werden.

Das Verfahren bei der bis dahin angewandten Pflegedokumentation verlangte viele unnötige Aufzeichnungen von immer wiederkehrenden Tätigkeiten. Im Gegensatz dazu werden in der SIS® nur noch Abweichungen dokumentiert.

7.1 Strukturierte Informationssammlung SIS®

»Die Anwendung der SIS® sowie die darauf aufbauende Maßnahmenplanung ist ausschließlich eine Aufgabe für Pflegefachkräfte. ... Die SIS® ist in vier Abschnitte eingeteilt (Felder A, B, C1 und C2), die systematisch aufeinander aufbauen und jeweils eine spezifische Funktion haben. Die SIS® wird immer komplett ausgefüllt, kein Feld darf ausgelassen werden.«[61]

[61] MDS (Hrsg.) (2019): Hinweise zur Umsetzung des Strukturmodells zur Effizienzsteigerung der Pflegedokumentation im Zusammenhang mit Qualitätsprüfungen in Pflegeeinrichtungen nach den Qualitätsprüfungs-Richtlinien – QPR, Essen, S. 13

7.1.1 Die vier Felder SIS® und ihre Funktionen

»Feld A: Allgemeine Angaben zur Person, Leiste zur Unterschrift der Pflegefachkraft, die für die SIS® verantwortlich zeichnet sowie das Datum der Erhebung. Es besteht ebenso eine Leiste für die Unterschrift der pflegebedürftigen Person (oder ggf. Angehörige, Betreuer etc.) als Ausdruck der gemeinsamen Verständigung zu wesentlichen Aspekten der Versorgung und Selbstbestimmung. Letzteres ist allerdings in das Ermessen der Pflegeeinrichtung gestellt.

Feld B: Ausschließlich Perspektive und Sichtweise der pflegebedürftigen Person, Angaben zum Unterstützungsbedarf und Äußerungen zum Selbständigkeitserhalt aus ihrer Sicht (narrative Erzählweise). Das Zitieren des Originaltons der pflegebedürftigen Person betont die Bedeutung von Individualität und Wertschätzung ihr gegenüber. Die Perspektive der pflegebedürftigen Person ist in den folgenden Themenfeldern im Rahmen des weiteren Gesprächsverlaufs konsequent von der Pflegekraft mit zu berücksichtigen (person-zentrierter Ansatz).

7

Feld C1: Fachliche Einschätzung der Pflegekraft zum Hilfebedarf, zum Selbständigkeitserhalt und zur Einschätzung der Situation im Hinblick auf die Abwehr individueller gesundheitlicher Risiken im Dialog mit der pflegebedürftigen Person. Die Erfassung der fachlichen Perspektive in den Themenfeldern der SIS® erfolgt in Anlehnung an die Module und Kriterien des Begutachtungsinstruments (BI).

Gleichwohl dienen die SIS® und das BI unterschiedlichen Zwecken (siehe Thesenpapier Homepage EinSTEP: »Unterschiede und Zusammenhänge SIS® und BI«, Beikirch et al. 2016

Feld C2: Matrix zur Feststellung und Dokumentation von Risiken und Phänomenen durch die Pflegefachkraft im Zusammenhang mit den Themenfeldern aus C1(Kontextkategorien) und ggf. zur Notwendigkeit »weiterer Einschätzungen« zur abschließenden fachlichen Beurteilung im Hinblick auf konkrete Maßnahmen zur Abwehr von festgestellten gesundheitlichen Risiken.«[62]

---

[62] Ebd.

7.1.2 Funktion und Anwendung des Maßnahmenplans

Das Strukturmodell führt anstelle des Begriffs »Pflegeplanung« den Begriff »Maßnahmenplanung« ein, da hier neben pflegerischen auch hauswirtschaftliche und betreuende Maßnahmen sowie »Information Dritter« (z. B. des Sozialpflegerischen Dienstes, Ergo- und Physiotherapie, etc.) mit einfließen. Die Änderung der Bezeichnung bedeutet aber nicht den Wegfall der Pflegeplanung, wie es mitunter von Pflegeeinrichtungen dargestellt wird.

Auch im Rahmen des Strukturmodells sind individuelle pflegerische und betreuende Maßnahmen zur Gewährleistung eines gleichbleibenden Niveaus in der Pflege und Betreuung zu planen (Element 2).

7.1.3 Das 4-schrittige Pflegeprozessmodell und Konsequenzen für die Dokumentation

Im vierphasigen Pflegeprozessmodell sind keine gesonderten Festlegungen von Pflegezielen vorgesehen. Dieses Vorgehen gehört zu den Grundentscheidungen bei der Entwicklung des Strukturmodells. Es wird davon ausgegangen, dass sich die Ziele der Maßnahmen durch den Abgleich mit den Wünschen der pflegebedürftigen Person (Frage B/SIS®) ableiten lassen (planungsimmanente Ziele).

Kerngedanke dabei ist, die Abkehr von einer kleinteiligen und fragmentierten Wahrnehmung der pflegebedürftigen Person hin zur Betrachtung der Gesamtsituation und direkt daraus abzuleitender Maßnahmen des Hilfe- und Unterstützungsbedarf (»individuelle Problemlösung« unter dem Aspekt »Erhalt der Selbständigkeit«). **Die Entscheidung für den 4-schrittigen Pflegeprozess** (und damit den Verzicht auf die Schritte 2 und 3 des 6-schrittigen Pflegeprozesses) **dient also keineswegs nur dem Ziel der Aufwandsreduktion**.

Info

Die Umsetzung des Strukturmodells lässt bei der Gestaltung des Maßnahmenplans bewusst viel Spielraum, um die internen Entscheidungsprozesse zur Pflegeprozesssteuerung und Anpassungen an die Konzepte und Zielgruppen zu fördern. In den Schulungsunterlagen wird allerdings auf die obligaten Angaben, die ein Maßnahmenplan immer enthalten sollte und die verbindlich sind, hingewiesen. Für die Tagespflege und die Kurzzeitpflege gibt es sogar verschiedene konkrete Vorschläge zur Strukturierung dieses Dokuments hierzu.

7.2 Funktion und Anwendung des Berichteblatts

Das Berichteblatt ist das **zentrale Element zur Steuerung des Pflegeprozesses im Strukturmodell**, da das Vorgehen im Gegensatz zu Pflegedokumentationen auf der Basis von sechs Schritten ganz wesentlich verändert wurde: Es werden die Abweichungen von den immer wiederkehrenden geplanten Maßnahmen der Pflege und Betreuung dokumentiert und nicht bestätigt, dass »wie geplant« gepflegt wurde.

Eintragungen in dem Berichteblatt erfolgen deshalb mit Fokus auf:

- Abweichungen zu immer wiederkehrenden körperbezogenen Pflegemaßnahmen und pflegerischen Betreuungsmaßnahmen oder anderer festgelegter »Rituale«,
- gezielte und zeitlich befristete Beobachtungen auf der Grundlage der Erkenntnisse aus der SIS® oder Eintragungen im Berichteblatt zur Gefahrenabwehr oder zur Abklärung unklarer Situationen,
- Dokumentation von tagesaktuellen Ereignissen und ggf. entsprechenden pflegefachlichen Reaktionen,
- Bündelung der Erfassung relevanter Informationen von allen an der Versorgung Beteiligten (auch Angehörigen/Betreuern etc.) an einer Stelle.

Zielstellung:

- Informationen zur aktuellen Situation der pflegedürftigen Person und Evaluationsprozesse werden übersichtlich erfasst.
- Veränderungen im Zustand der pflegebedürftigen Person (positive wie negative) werden zeitnah erkannt.
- »Informationsplattform« aller an der Pflege, Betreuung und Therapie Beteiligten und Förderung der bereichsübergreifenden Kommunikation sowie im Team.

In der stationären Pflege sind somit keine Einzelleistungsnachweise für regelmäßig wiederkehrende Maßnahmen und Abläufe in der Pflege und Betreuung erforderlich. Das heißt, die Durchführung der regelmäßig wiederkehrenden Maßnahmen der körperbezogenen Pflegemaßnahmen und der pflegerischen Betreuungsmaßnahmen sowie Zwischenschritte und Selbstverständlichkeiten müssen nicht mittels Einzelleistungsnachweis dokumentiert werden. Hier gilt der sogenannte »Immer-so-Beweis«.

7.2.1 Die drei Säulen des »Immer-so-Beweises«

Kurze Erläuterungen zu den Voraussetzungen und den Anforderungen an das Pflege- und Qualitätsmanagement (auch unabhängig vom Strukturmodell):

1. Eine **erste Voraussetzung**, um »so« zu verfahren, ist die Hinterlegung von schriftlichen Verfahrensanleitungen (auch Leitlinien, Standards, etc. genannt) für die wichtigsten wiederkehrenden Handlungen in der Pflege und Betreuung. In ihnen wird das übliche Vorgehen der regelmäßig wiederkehrenden Maßnahmen kurz beschrieben.
   Diese Leistungsbeschreibungen dienen der Gewährleistung einer einheitlichen Vorgehensweise in der Pflegeeinrichtung sowie der Sicherstellung einer gleichbleibenden Qualität der Versorgung pflegebedürftiger Personen. Qualifikationsvoraussetzungen für die Durchführung dieser Leistungen sind in Stellen- oder Funktionsbeschreibungen zu regeln.
2. Eine **zweite Voraussetzung** ist die einheitliche Regelung im Qualitätsmanagementhandbuch, wie die Verfahrensanleitungen den Mitarbeiterinnen und Mitarbeitern bekannt gemacht werden. Neben der Berücksichtigung

im Einarbeitungskonzept für neue Mitarbeiter, ist ein schriftlicher Nachweis zu führen. Hier bestätigt der Mitarbeiter, dass er die Verfahrensanleitungen gelesen und zu Kenntnis genommen hat.

3. Die **dritte Voraussetzung** ist ein geeignetes und übersichtliches Dokumentationssystem zur Steuerung des Pflegeprozesses im Rahmen der individuellen Versorgung.

Einzelleistungsnachweise in der Pflegedokumentation sind weiterhin erforderlich, im

- ambulanten Bereich:
  - Für verordnete Maßnahmen der Behandlungspflege,
  - für Lagerungs- und Bewegungsprotokolle bei Dekubitusrisiko,
  - ggf. bei individuell festgelegten Maßnahmen im Rahmen des Risikomanagements,
  - für Leistungen nach § 45b SGB XI (Entlastungsbeitrag).
- stationären/teilstationären Bereich:
  - für angeordnete Maßnahmen der Behandlungspflege,
  - für Lagerungs- und Bewegungsprotokolle bei Dekubitusrisiko,
  - ggf. bei individuell festgelegten Maßnahmen im Rahmen des Risikomanagements.

7

Zusammenfassend stellt sich die Verschlankung (Effizienzsteigerung) der Dokumentationspraxis bei vorliegenden Verfahrensanleitungen im Rahmen des »Immer-so-Beweises« wie folgt dar:

- Einzelleistungsnachweise für körperbezogene Pflegemaßnahmen und pflegerische Betreuungsmaßnahmen entfallen im stationären/teilstationären Bereich.
- Für die immer wiederkehrenden Maßnahmen der pflegerischen Versorgung und Betreuung und der Hauswirtschaftlichen Versorgung etc. sind sie im ambulanten Bereich (leistungskomplexe) weiterhin notwendig, da sie als Abrechnungsgrundlage dienen.
- Die Dokumentation und der Durchführungsnachweis ärztlich delegierter oder verordneter Maßnahmen im Rahmen der Behandlungspflege bleiben wie bisher.

7.3 Evaluation

Die Evaluation im Strukturmodell ist im Grundsatz individuell und nicht schematisch ausgerichtet. Die Pflegefachkraft hat damit eine größere Verantwortung wie bisher. Für die Praxis bedeutet das:

- Im Berichteblatt wird gezielt auf akute oder schleichende Veränderungen geachtet und damit kann eine frühzeitige Intervention oder veränderte Maßnahmenplanung umgesetzt werden.
- Die Fallbesprechung wird systematisch als Instrument genutzt, damit gewinnt die Kommunikation im Team mehr an Bedeutung.
- Befristete Zeiträume zur Evaluation gewährleisten die kurzfristige Überprüfung der Wirksamkeit von einzelnen Maßnahmen bzw. ob individueller Anpassungsbedarf in der Pflege und Betreuung besteht. Die Evaluation kann auch genutzt werden um zeitlich befristete und anlassbezogene Maßnahmen in Abweichungen zum Maßnahmenplan im Berichteblatt zu dokumentieren.

»Nach den Prinzipien des Strukturmodells stellt die Dokumentation als Gesamtheit – und nicht deren Reduktion auf einzelne Bestandteile – die Informationsgrundlage für das aktuelle Bild der oder des Versorgten wieder.«[63]

[63] MDS & MDK (2019): Hinweise zur Umsetzung des Strukturmodells zur Effizienzsteigerung der Pflegedokumentation im Zusammenhang mit Qualitätsprüfungen in Pflegeeinrichtungen nach den Qualitätsprüfungs-Richtlinien – QPR. Essen. S. 19

8 Was sagt die Heimaufsicht zum Qualitätsmerkmal »Beziehung«?

Rainer Klein

8.1 Allgemeine Grundsätze zum Schutz der Heimbewohnerinnen und Heimbewohner

Die Nachfolgegesetze der 16 Bundesländer zum ehemaligen Bundesheimrecht sehen alle den Schutz der Rechte der Bewohnerinnen und Bewohner von abhängigen Wohnformen vor. Als Bewohnerschutzgesetze sollen die Interessen der Bewohnerinnen und Bewohner vor Beeinträchtigungen seitens des/der Leistungsanbieter geschützt werden.

Der Schutz der Würde der Bewohnerinnen und Bewohner steht an erster Stelle. Die Förderung der Selbstbestimmung und Selbstständigkeit ist ebenfalls ein sehr hohes Gut.

Die Pflege und Betreuung ist auf die Lebensgeschichte der Bewohnerinnen und Bewohner abzustellen.

Info
Die Leistungen müssen nach dem jeweils allgemein anerkannten Stand fachlicher Erkenntnisse erbracht werden (z. B. Art. 3 Abs. 2 Nr. 3 PfleWoqG). Der jeweils allgemein anerkannte Stand fachlicher Erkenntnisse knüpft an die nach § 113 SGB XI veröffentlichten Expertenstandard an, hier ist auch die verpflichtende Anwendbarkeit des »Expertenstandards Beziehungsgestaltung in der Pflege von Menschen mit Demenz« zu finden.

Auch ist gefordert, dass eine angemessene Qualität der pflegerischen Versorgung der Bewohnerinnen und Bewohner nach dem allgemein anerkannten Stand der pflegewissenschaftlichen Erkenntnisse gesichert ist.

Hierzu gehört insbesondere, dass ausreichend fachlich geeignetes Personal eingesetzt wird, um unter Achtung der Menschenwürde eine nach Art und Umfang der Betreuungsbedürftigkeit angemessene individuelle Lebensgestaltung zu ermöglichen und bei Pflegebedürftigen eine humane und aktivierende Pflege gewährleisten zu können. Die erforderlichen Hilfen zu gewähren sowie freiheitseinschränkende Maßnahmen nur anzuwenden, wenn sie zum Schutz gegen eine dringende Gefahr für Leib und Leben unerlässlich sind (z. B. Art. 3 Abs. 2 Nr. 4 PfleWoqG).

8.1.1 Geschütze Rechte der Menschen mit Demenz in stationären Pflegeeinrichtungen

Die Prüfansätze zum Schutze der Bewohnerrechte sind in den 16 Bundesländern unterschiedlich, stellen mit den jeweils in Kraft gesetzten Prüfvorgehensweisen auf die Erhaltung der Selbstständigkeit und Selbstbestimmung im Rahmen der individuellen Möglichkeiten der Pflegebedürftigen ab. Die Person des Pflegebedürftigen Menschen mit Demenz steht im Mittelprunkt der Prüfung.

Hierbei soll mit der aktivierenden Pflege und Betreuung die Ressourcen der zu Pflegenden genutzt und – soweit möglich – auch erweitert werden.

Den zu Pflegenden soll das Gefühl vermittelt werden, dass sie aktiv – je nach ihren Möglichkeiten – an der Gestaltung der Beziehung zu den Pflegekräften mitwirken können und dadurch eine Selbstbestätigung erfahren.

Bei der Prüfung der Versorgung der zu Pflegenden spielt auch die Beurteilung des Wirkens der Pflegenden für das Wohlbefinden und die empfundene Lebensqualität der zu Pflegenden eine entscheidende Rolle.

Hier schließt sich der Kreis zu den Anforderungen aus dem Expertenstandard Beziehungsgestaltung in der Pflege von Menschen mit Demenz. Die fachliche und persönliche Eignung des Pflege- und Betreuungspersonals spielt eine entscheidende Rolle für das Wohlbefinden des zu Pflegenden – geht es dem Personal gut, geht es auch den zu Pflegenden gut. Die Forderung nach ausreichend fachlich und persönlich geeigneten Personals findet sich in allen Länderregelungen zum Schutze der Bewohnerinnen und Bewohner.

Eine Prüfung der »Beziehungsqualität« kann im multiprofessionellen Prüfteam der Aufsichtsbehörde erfolgen. Die Professionen »Pflegefachkraft« und »Sozialpädagoge« nehmen in den Bereichen »Pflege und Betreuung« den direkten Umgang der Pflegenden z. B. bei der Grund- und Behandlungspflege durch eine teilnehmende Beobachtung wahr und können den Prozess der Beziehungsförderung mit den Bewohnerinnen und Bewohnern aus ihrer fachlichen Sicht beurteilen.

Die Förderung der Selbstbestimmung und Selbstständigkeit sowie der Schutz der Würde kann u. a. im Bereich der Sozialen Betreuung durch den Sozialpädagogen des multiprofessionellen Prüfteams im Rahmen von Angeboten der Einzelbetreuung ebenfalls im Rahmen der teilnehmenden Beobachtung festgehalten und durch Empfehlungen zur Steigerung der Beziehungsqualität zwischen den Pflegenden und den zu Pflegenden unterstützt werden.

Im Rahmen der teilnehmenden Beobachtung kann die Fachlichkeit der Pflegenden und der Umgang mit dem Menschen mit Demenz beobachtet und beurteilt werden.

Eine Methode, den Menschen mit Demenz zu erreichen und ihm mit den erforderlichen Respekt gegenüberzutreten, ist die Integrative Validation nach Richard® (▶ Kap. 2.5). Sie ist eine Weiterentwicklung der Validation nach Feil und basiert auf eine wertschätzende Grundhaltung gegenüber dem Menschen mit Demenz. Im Vordergrund stehen die Ressourcen, nicht die Defizite der Menschen mit Demenz. Die Kommunikation und der Umgang (Begleitung) der Menschen mit Demenz sind die entscheidenden Türöffner zur Welt der Menschen mit Demenz.

Ziel ist der Aufbau einer sicheren emotionalen Beziehung zwischen den Pflegenden und den zu Pflegenden. Die Begleitung der Menschen mit Demenz ist nur in dessen inneren Welt möglich. Im Mittelpunkt stehen die verbliebenen Ressourcen (Gefühle, Antriebe, Lebensthemen).

Die Vertrautheit im Umgang der Pflegenden mit den Menschen mit Demenz gibt diesem Sicherheit und Geborgenheit, nimmt ihm die Angst und Stress. Die Einbindung dieser Vorgehensweise erfolgt im Pflegealltag und im Betreuungsalltag.

Eine wertschätzende und empathische Grundhaltung, die Beziehungsförderung und sichere Bindung sowie die auf die Fähigkeiten des Menschen mit Demenz abgestimmte Form der Kommunikation finden sich im Expertenstandard in der Pflege von Menschen mit Demenz wieder.

Die strukturellen Voraussetzungen zur Förderung der Beziehungsqualität kann durch den Verwaltungsmitarbeiter des multiprofessionellen Prüfteams hinterfragt und durch qualitätsfördernde Hinweise ergänzt werden.

Seitens der Heimaufsichtsbehörden hat sich die Vorgehensweise nach der Föderalisierung der Zuständigkeiten unterschiedlich entwickelt.

Die Strukturen in den Bundesländern bei den Zuständigkeiten der Bewohnerschutzgesetze sind sowohl organisatorisch (welche Behörde ist zuständig) und mit welchen Ressourcen (inhaltlichen Tiefe) die Anforderungen der 16 Bewohnerschutzgesetze geprüft werden.

Um seitens der Heimaufsicht im Rahmen der Prozessqualität und Ergebnisqualität die Umsetzung der Anforderungen der Beziehungsgestaltung in der Pflege von Menschen mit Demenz überprüfen zu können, bedarf es die entsprechenden Professionalitäten (Verwaltung, Pflegefachkraft, Sozialpädagogen, Arzt). Ansonsten ist eine Beratung und Prüfung auf Augenhöhe in der Einrichtung nicht möglich.

Im **Prüfleitfaden der bayerischen Fachstellen für Qualitätsentwicklung und Aufsicht nach dem bayerischen Pflege- und Wohnqualitätsgesetz (PfleWoqG)** (Version 6.0 aus 2012) werden in der Schlüsselsituation »Soziale Betreuung und Lebensbegleitung speziell zum Umgang mit Menschen mit Demenz« folgende Hilfestellungen für die Prüferinnen und Prüfer der FQA (der Prüfleitfaden kann nicht als Checkliste verstanden und verwendet werden, er soll den Prüferinnen und Prüfern den fachlichen Background für die Prüfung vermitteln) gegeben:

Folgende übergeordnete Leitende Qualitätsfrage wird gestellt:

Wie stellt die Einrichtung eine angemessene, den aktuellen Erkenntnissen entsprechende Soziale Betreuung bzw. Lebensbegleitung für demenziell erkrankte Menschen sicher?

In der Formulierung der leitenden Qualitätsfrage nahm der Prüfleitfaden in der o.g. Schlüsselsituation die Inhalte des Expertenstandards »Beziehungsgestaltung in der Pflege von Menschen mit Demenz« bereits 2012 vorweg.

Die Rechtsgrundlage für die »angemessene, den aktuellen Erkenntnissen« entsprechende Soziale Betreuung bzw. Lebensbegleitung findet sich im Schutz der Menschenwürde, der Förderung der Selbstständigkeit und der Sicherung der Selbstbestimmung (z. B. Art. 3 Abs. 2 PfleWoqG).

Nicht nur für die Prüferinnen und Prüfer der Heimaufsichtsbehörden stellt sich die Frage, wie der Expertenstandard »Beziehungsgestaltung in der Pflege von Menschen mit Demenz« in der heimrechtlichen Prüfung eingebunden werden kann (Die rechtlichen Grundlage ist in der Regel ein Hinweis im Landesheimrecht auf die angemessene Qualität der pflegerischen Versorgung der Bewohnerinnen und Bewohner nach dem allgemein anerkannten Stand der pflegewissenschaftlichen Erkenntnisse).

Eine direkte Zuordnung der Hinweise aus dem Prüfleitfaden für die bayerischen Aufsichtsbehörden nach dem PfleWoqG der Struktur- und Prozessqualität wird nicht dargestellt, da in der Prüfung in erster Linie auf die Ergebnisqualität abstellt wird. Es wird versucht, die Lebensqualität des Menschen mit Demenz und in diesem Rahmen auch die gelebte Beziehungsqualität bei der Pflege und Betreuung von Menschen mit Demenz wahrzunehmen und zu beurteilen. Werden in der Ergebnisqualität Defizite gefunden, wird die Prüfung auf die Prozessqualität und die Strukturqualität ausgedehnt.

Beispielshaft werden in der Schlüsselsituation folgende **Wahrnehmungs- und Beobachtungskriterien** genannt:

- **Förderung der Lebensqualität:** Wie sichert die Einrichtung eine Milieugestaltung, die für Menschen mit Demenz ein Gefühl der Vertrautheit des Daheim-Seins unterstützt?
- **Förderung der Selbstständigkeit:** Wie unterstützt die Einrichtung die Orientierung bzw. das Zurechtfinden von Menschen mit Demenz (Realitätsorientierung)?
- **Schutz der Würde:** Wie wird individuellen Begegnungen zwischen Menschen mit Demenz und Mitarbeitern wertschätzendende und unterstützende Haltung, Kommunikation und Interaktion sichtbar?
- **Schutz der Würde:** Wie werden Menschen mit Demenz unterstützt sich im Alltag als kompetent zu erleben, z. B. Lebensgestaltung nach dem Normalitätsprinzip?

- **Förderung der Selbstständigkeit:** Wie zeigt sich in der Tagesgestaltung, in Kommunikation und Interaktion mit Menschen mit Demenz durch Mitarbeiter, die diesen Freude bereiten, Selbstbestimmung sichern und Selbstbewusstsein unterstützen?
- **Schutz der Würde/Förderung der Selbstbestimmung:** Wie wird in der Einrichtung Biografie orientierte Pflege und Betreuung sowie jahreszeitliche, regionale als auch aktuelle Orientierung in der Begegnung und Begleitung von Menschen mit Demenz sichtbar?

Auch wird nach der **Verbindung zur Dokumentation** gefragt:

- Wie zeichnen sich in der Dokumentation das Bewusstsein für Menschen mit Demenz und deren Bedürfnisse, Interessen und Wünsche ab?
- Wie werden Methoden der Zuwendung in der Planung und Durchführung sichtbar?
- Wie wird für Tagesstrukturierung, Sinnesanregungen und Abwechslung bei überwiegend bettlägerigen Menschen mit Demenz gesorgt?
- Wie sichert die Einrichtung den Informationsfluss zwischen den Mitarbeitern in Bezug auf Menschen mit Demenz, was diese individuell als besonders angenehm empfinden, was diese gern tun, worüber diese am besten erreichbar sind?
- Wie wird die Zusammenarbeit der Einrichtung (Pflege, soziale Betreuung etc.) mit den Angehörigen/Betreuern von Menschen mit Demenz sichtbar?
- Wie bildet die Einrichtung die Nutzung der Qualitätsinstrumente Pflegefachgespräch, Pflegevisite, Fallbesprechungen und interne Audits für die bewusste Wahrnehmung der Situation und Bedürfnisse der Menschen mit Demenz ab?

Die **Verbindung zum Qualitätsmanagement** ist ebenfalls von Bedeutung:

- **Strukturqualität:** Wie drückt sich die Haltung und Einstellung zu Menschen mit Demenz im Leitbild, Konzeption, Handlungsleitlinien und Standards aus?
- **Prozessqualität:** Wie sichert die Einrichtung, dass alle Mitarbeiter über die notwendige andere Herangehensweise und Umgehungsweise von Menschen mit Demenz Bescheid wissen?

- **Prozessqualität:** Wie sichert die Einrichtung, dass das erworbene Wissen und die entwickelten Fähigkeiten und Fertigkeiten der gerontopsychiatrischen Fachkräfte auf den Wohnbereichen sowie im ganzen Haus »ins Leben kommen«/umgesetzt werden (z. B. kontinuierliche Multiplikatoren Schulungen durch die Gerontopsychiatrische Fachkräfte)?
- **Prozessqualität:** Wie sichert die Einrichtung, dass die am Pflege- und Betreuungsprozess beteiligten Mitarbeiter den gleichen Stand der Informationen in Bezug auf den Menschen mit Demenz haben: z. B. Standards und Handlungsleitlinien für Übergaben, Pflegevisiten, Fallbesprechungen?
- **Prozessqualität:** Wie unterstützt die Einrichtung die ausgebildeten Gerontopsychiatrischen Fachkräfte bzw. andere Professionen, die als gerontopsychiatrische Fachkraft aberkennt werden (z. B. Ergotherapeuten, Sozialpädagogen) in ihrem Austausch, in ihrer Zusammenarbeit im Gesamtzusammenhang der Auftrag »gerontopsychiatrisches Fachwissen« in der Einrichtung zu etablieren und umzusetzen?
- **Prozessqualität:** Wie sichert die Einrichtung die Zusammenarbeit und Vernetzung der Kompetenzen der vier Professionen: Gerontopsychiatrische Fachkräfte, Mitarbeiterinnen und Mitarbeiter der sozialen Betreuung, zusätzlichen Betreuungskräfte, Mitarbeiterinnen und Mitarbeiter der Pflege?

Folgende **vertiefende Fragen** sollen die Prüfer für die Bedürfnisse der Bewohner mit Demenz sensibilisieren:

- **Ergebnisqualität:** Wie beschreiben die Mitarbeiter einen bestimmten Menschen mit Demenz, z. B. wie drückt sich die Beziehung, die Vertrautheit, das Wissen um Vorlieben, Abneigungen, Gewohnheiten und »was jemand genießen/gern mag« (Wohlbefinden) aus?
- **Ergebnisqualität:** Wie wird der Pflegeprozess seit Einzug eines bestimmten Bewohners erinnert und beschrieben?
- **Ergebnisqualität:** Wie berichten die Mitarbeitenden über bestimmte Verhaltensweisen, die jemand bevorzugt (z. B. fleißiger Spaziergänger, engagierte Räumer, lautstarke Sängerin) und wie gehen sie damit um?
- **Professionelle Ergebnisqualität:** Welche Praxisprojekte während ihre Ausbildung wurden von den gerontopsychiatrischen Fachkräften umgesetzt und welche Wirkung zeigen diese in der Praxis (Nachhaltigkeit z. B. auf dem Wohnbereich, im gesamten Haus)?

- **Prozessqualität:** Wie werden Angehörige von Menschen mit Demenz in den Pflege- und Betreuungsprozess integriert und unterstützt, z. B. Einladung zur Pflegevisite, Unterstützung und Hilfestellung in der Begegnung und Interaktion mit ihren Angehörigen mit Demenz?
- **Prozessqualität:** Wie werden Mitarbeiter aus anderen Bereichen, z. B. Küche, Hauswirtschaft, Haustechnik, Verwaltung, in Bezug auf Verhalten, Kommunikation und Umgang mit Menschen mit Demenz geschult?
- **Prozessqualität:** Wie werden ehrenamtliche Tätige in Bezug auf den Umgang mit Menschen mit Demenz vorbereitet/begleitet?

Vorbereitung für die Prüfung:

- Wie geht das Wochenprogramm der sozialen Betreuung auf die individuellen Bedürfnisse des Menschen mit Demenz ein?
- Wird für Menschen mit Demenz eine gesonderte Wochenplanung erstellt?
- Wie setzen sich die Betreuungsgruppen zusammen? Wird eine homogene oder inhomogene Teilnehmerstruktur in der Betreuungsgruppe gewählt?
- Finden die geplanten Angebote auch tatsächlich statt?

Bei der Prüfung durch die Heimaufsicht geht es in erster Linie darum, wie die Würde und die Selbstbestimmung im Pflege- und Betreuungsalltag geschützt werden und wie die Selbstständigkeit durch die Pflegenden und Betreuenden gefördert wird.

Aus der Sicht des Menschen mit Demenz geht es um seine Lebensqualität, die er für sich subjektiv wahrnimmt und beurteilt. Die Pflegenden und Betreuenden beurteilen die objektive Lebensqualität aus ihrem eigenen fachspezifischen Blickwinkel.

Im Rahmen der heimrechtlichen Prüfung wird die Förderung der Selbstständigkeit und der Selbstbestimmung beurteilt – die Person des Menschen mit Demenz steht im Mittelpunkt dieser Prüfung.

Der Mensch mit Demenz (wie jeder Mensch) nimmt seine subjektive Lebensqualität u.a. anhand folgender Bereiche wahr:

8

- Selbstwertgefühl: Gefühle von Selbstvertrauen, der Zufriedenheit mit dem Geleisteten, Möglichkeiten eigene Entscheidungen zu treffen und zu realisieren,
- positive Emotionen/Humor: Glück, Zufriedenheit, Hoffnung, Erfahrung andere Menschen zu erheitern, Witze zu machen und gemeinsam zu lachen,
- negative Emotionen: Angst, Scham, Niedergeschlagenheit, Einsamkeit, Verärgerung, Trauer, Unsicherheit, Nervosität,
- Zugehörigkeitsgefühl: nützlich zu sein, von anderen akzeptiert und geliebt zu werden,
- sinnliche (schöne) Erfahrungen: positive Reaktionen (Freude, auf sensorische Stimulation durch Musik, Farben, Gespräche, Betrachten der Natur, Kontakt mit Tieren.[64]

Entscheidend für die subjektive Lebensqualität sind die Stimmungen und Emotionen, Selbstwertgefühl und Lebenseinstellung, Verhaltensauffälligkeiten, körperlicher Zustand. Ferner spielen das psychische Befinden, körperlicher Status, soziale Kontakte, Religion und materielle Umgebung eine wichtige Rolle.
Seitens der Heimaufsicht können einige der angeführten Indikatoren für eine durch den Menschen mit Demenz subjektiv empfundene Lebensqualität in der Dokumentation gefunden und nachvollzogen werden.

Für die Prüfsituation ist die **wahrnehmende Beobachtung** (wie gehen die Pflegenden mit dem Menschen mit Demenz in unterschiedlichen Situationen um, wie reagiert der Mensch mit Demenz auf die Kontakte und welche Beziehung entsteht zwischen dem Menschen mit Demenz und den Pflegenden und Betreuenden?) von ausschlaggebender Bedeutung.

Für den Prüfenden kommt es darauf an, die wahrgenommenen Situationen im Hinblick auf die Fachlichkeit des Pflegenden und Betreuenden beurteilen zu können.

---

[64] Vgl. Wojnar J (2004): Lebensqualität Demenzkranker und betreuender Angehöriger. Jahrbuch für Kritische Medizin und Gesundheitswissenschaften. Band 40 – Demenz als Versorgungsproblem. S. 40

Ferner muss der Prüfer die Beziehungsqualität zwischen dem Menschen mit Demenz und den Pflegenden/Betreuenden wahrnehmen, spüren und fühlen können. Dies ist das entscheidende Kriterium, die Ergebnisqualität in der Form der gelebten Beziehungsqualität zu sehen und die Lebensqualität für den Menschen mit Demenz zu bestätigen.

Der Expertenstandard »Beziehungsgestaltung in der Pflege von Menschen mit Demenz« und die Prüfanforderungen der Heimaufsichtsbehörden haben gemeinsam, dass den Menschen mit Demenz die erforderliche Hilfe im Rahmen der Pflege und Betreuung gegeben werden soll, die diese brauchen. Hierbei muss die Würde und die Selbstbestimmung geachtet werden. Die Selbstständigkeit der Bewohner mit Demenz – nach den persönlichen Fähigkeiten – erhalten und gefördert wird. Grundlage ist die Biografie des Menschen mit Demenz. Ohne die Kenntnisse über das bisherige Leben wird jede Hilfe und Unterstützung, die zwar aus Sicht der Pflegenden und Betreuenden fachlich begründet und im Interesse des Menschen mit Demenz sein kann, nicht die subjektive Lebensqualität des Menschen mit Demenz treffen. 8

Hier steht nicht die Lebensqualität in Form der Zufriedenheit im Beruf der Pflegenden und Betreuenden im Mittelpunkt, sondern die Lebensgeschichte und das Wohlbefinden des Menschen mit Demenz.

Folgende weitere Schlüsselsituationen des Prüfleitfaden Version 6.0 der bayerischen Heimaufsichtsbehörden haben ebenfalls Bezug zur Beziehungsgestaltung mit Menschen mit Demenz:

- **Teilnehmende Beobachtung einer Übergabe:** Wie stellt die Einrichtung sicher, dass alle an der Pflege und Betreuung Beteiligten über die aktuelle Situation der Bewohner informiert sind und notwendige Informationen an die nachfolgenden Schichten weitergeleitet werden?
- **Handhabung der Personalbesetzung:** Wie gewährleistet die Einrichtung, dass Pflege- und Betreuungskräfte in ausreichender Zahl vorhanden sind, die für ihre Tätigkeit passende persönliche und fachliche Eignung haben und auch entsprechend eingesetzt werden?
- **Gespräch mit der Pflegedienstleitung:** Wie stellt die PDL sicher, dass die Bewohner ihren individuellen Bedürfnissen entsprechend nach dem anerkannten Stand der fachlichen Erkenntnisse gepflegt und betreut wer-

den? Wird für jeden Bewohner eine individuelle Pflegeplanung erstellt? Wird angemessen dokumentiert? Wird die hausärztliche und fachärztliche Versorgung der Bewohner sichergestellt? Wie organisiert die PDL aktiv den Einsatz des Personals, sodass in den verschiedenen Wohnbereichen bewohnerbezogen gepflegt und betreut werden kann? Wie organisiert die Einrichtung die Tätigkeit der Kräfte für Pflege und betreuenden Tätigkeiten, und wie organisiert und überwacht die PDL, den Einsatz im Pflege- und Betreuungsbereich, damit effektive Arbeitsabläufe und optimale Leistungen gewährleistet sind? Werden in der Einrichtung Qualitätssicherung, Qualitätsprüfung, Qualitätslenkung, Qualitätskontrolle und Qualitätsplanung als zusammenwirkender Regelkreis gewährleistet? Wie erfolgt der Informationsaustausch zwischen den Pflegenden innerhalb des Wohn- und Pflegebereichs und wohnbereichsübergreifend?

8.1.2 Expertenstandard »Beziehungsgestaltung in der Pflege von Menschen mit Demenz« und die Länderheimgesetze

Zur Einführung des Expertenstandards »Beziehungsgestaltung in der Pflege von Menschen mit Demenz« muss der Expertenstandard an die individuellen Rahmenbedingungen in der jeweiligen stationären Einrichtung angepasst werden – der Expertenstand muss Bestandteil des Einrichtungskonzeptes und des hauseigenen Qualitätsmanagements werden.

Info

Im hauseigenen QM-System zur Erfüllung der gesetzlichen Anforderungen an die Betreuung und Versorgung – insbesondere von Menschen mit Demenz – kommt neben der Struktur-, Prozess- und Ergebnisqualität eine weitere Qualitätsebene – die Beziehungsqualität – im PDCA-Zyklus des kontinuierlichen Verbesserungsprozesses hinzu.

Die Gestaltung der Beziehung ist für die Menschen mit Demenz von entscheidender Bedeutung. Die Beziehung zwischen Begleitenden und dem Menschen mit Demenz ist ein wesentlicher Faktor sowohl für den pflegerischen und therapeutischen Erfolg als auch für die Zufriedenheit und Lebensqualität von Menschen mit Demenz.

Die Bedeutung von Beziehung ist so entscheidend, dass für viele Pflegebedürftige die Pflegehandlung selbst weniger wichtig ist als die Haltung und die Interaktion, in der sie ausgeführt wird.

Für die Führungskraft muss die Beziehung immer die Ausgangsposition allen Handelns darstellen. Beziehung findet immer und ständig statt – zu den Bewohnern, zu den Angehörigen, zu den Mitarbeitenden, zu Ehrenamtlichen. Beziehung ist immer, wenn ich in Kontakt zu anderen Personen trete. Beziehung ist immer die Grundlage allen Handelns.

Nicht nur bei Menschen mit Demenz sind Beziehungen zu anderen Menschen – insbesondere zu den Pflegenden – ein wichtiger Meilenstein, um die subjektive Lebensqualität des Menschen mit Demenz entstehen zu lassen.

Beziehungsqualität wird als Grundlage der Pflegehandlungen gesehen, jedoch wenig konkret beschrieben.

Der Expertenstandard »Beziehungsgestaltung in der Pflege von Menschen mit Demenz« kann die Weiterentwicklung des hausinternen Qualitätsmanagements in der konkretisierenden Ausgestaltung der grundlegenden Beziehungsgestaltung unterstützen. Durch die Einführung des Expertenstandards Beziehungsgestaltung für die Pflege von Menschen mit Demenz beschränken sich die Veränderungen in den Strukturen und Prozessen nicht nur auf die Pflege und Versorgung von Personen mit Demenz, sondern wirken sich positiv auf alle Versorgten aus.

Die Mitarbeitenden werden in ihrer Beziehung zu den Versorgten fachlich und persönlich gestärkt. Hierdurch wird der Forderungen aus den Heimgesetzen Rechnung getragen, fachlich und persönlich geeignetes Personal in der Versorgung von Menschen mit Demenz einzusetzen.

Seitens der ordnungsrechtlichen Prüfinstitutionen kann die Implementierung des Expertenstandards zur Beziehungsförderung bei Menschen mit Demenz in den Qualitätsebenen Struktur, Prozess und Ergebnis anhand einer an den Erfordernissen der Einrichtung angepassten Vorgehensweise inhaltlich nachvollzogen werden.

Die Inhalte aus dem Artikel »Wie gelingt die Beziehung« von Birgit Leuderalbert und Mariela Gerdes[65] können ebenfalls zur heimrechtlichen Prüfung herangezogen werden.

Die **Standardebene 1** mit den inhaltlichen Schwerpunkten »Person-zentrierte Haltung, Schulung und Qualifizierung der Pflegenden und Betreuenden, Angehöriger, Betreuer, Ehrenamtlicher ..., Einschätzung der kognitiven Leistungseinbußen und Ablehnung von Beziehungsbedarfen des Menschen mit Demenz« kann anhand folgender Kriterien nachvollzogen werden:

- Lebt die Einrichtung eine person-zentrierte Haltung (▶ Kap. 2.2.1) vor und ist diese im Leitbild/Konzept der Einrichtung verankert?
- Haben die Pflegekräfte vor dem Hintergrund der organisatorischen Rahmenbedingungen die Möglichkeit eine person-zentrierte Haltung zu entwickeln?
- Verfügen die Pflegefachkräfte über die notwendigen Kompetenzen zur Einschätzung kognitiver Leistungseinbußen und damit einhergehender Beziehungsbedarfe?
- Erhalten alle an der Versorgung mit Menschen mit Demenz beteiligten Personen Schulungen zum Thema Demenz und Beziehungsgestaltung von Menschen mit Demenz?
- Gibt es auf jeden Versorgungsbereich einen Mitarbeiter mit gerontopsychiatrischer Zusatzqualifikation?
- Werden alle gerontopsychiatrischen Aktivitäten durch eine übergeordnete Stelle koordiniert?

[65] Gerdes M, Leuderalbert B (2018): Wie gelingt die Beziehung? Altenheim 12/018, Vincentz Network Hannover, S. 52 ff.

Die **Standardebene 2** mit den inhaltlichen Schwerpunkten Wissen und Kompetenz der Pflegefachkräfte zur Planung beziehungsfördernder und gestaltender Maßnahmen und einem person-zentrierten Konzept kann mit folgenden Fragen inhaltlich ausgestaltet werden:

- Verfügen die Mitarbeitenden über das notwendige Wissen über Demenzformen, person-zentrierter Beziehungsgestaltung zu Menschen mit Demenz und Möglichkeiten der Diagnostik und Therapie?
- Lassen die Pflegenden und Betreuenden die persönliche Nähe zum Menschen mit Demenz zu, ohne die erforderliche professionelle Distanz in den Hintergrund treten zur lassen?
- Nehmen die Führungskräfte in der Einrichtung wahr, ob die Pflegenden/Betreuenden persönlich und fachlich zur Beziehungsgestaltung zu Menschen mit Demenz befähigt sind?
- Enthält das Einrichtungskonzept klar definierte Aussagen zur person-zentrierten Pflege (Zielgruppe, Settings, spezifische Besonderheiten, organisatorische Rahmenbedingungen (z. B. Umsetzung Bezugspflege und Prozesse zur Beziehungsförderung/-gestaltung))?

8

In **Standardebene 3** kann die Anleitung, Schulung und Beratung als inhaltlicher Schwerpunkt wie folgt nachvollzogen werden:

- Verfügen die Pflegefachkräfte über allgemeine Kompetenzen hinsichtlich der Beratung, Anleitung und Information?
- Stehen zielgruppenspezifische und adressatengerechte Informationsmaterialien zur Verfügung?
- Gibt es geeignete Räumlichkeiten zur Beratung (geschlossen, angenehme Atmosphäre etc.)?
- Ist die Einrichtung mit anderen Unterstützungs- und Entlastungsangeboten vernetzt?

Die **Standardebene 4** mit dem inhaltlichen Schwerpunkt Beziehungsfördernde und gestaltende Angebote und Maßnahmen kann mit folgenden Fragen erschlossen werden:

- Verfügen die Pflegefachkräfte über die Kompetenzen, beziehungsfördernde und –gestaltende Maßnahmen und Angebote umzusetzen und andere Mitarbeiter anzuleiten?

- Berücksichtigen Sie dabei fluktuierende Zustände der Personen mit Demenz?
- Orientieren sich Personaleinsatzpläne und Tagesabläufe an den Bedürfnissen der Personen mit Demenz?
- Ist das Umfeld unter biografischen und wahrnehmungsfördernden Aspekte gestaltet?
- Sieht die Fort- und Weiterbildungsplanung regelmäßige Veranstaltungen zu beziehungsfördernden und -gestaltenden Maßnahmen vor?
- Gibt es Angebote zur Supervision, Coaching etc.?

In **Standardebene 5** »Evaluation beziehungsfördernder und -gestaltender Angebote und Maßnahmen« können folgende Fragestellungen weiterhelfen:

- Gibt es Instrumente zur Evaluation von beziehungsfördernden und -gestaltenden Maßnahmen im Rahmen der Dokumentation, z. B. Assessmentinstrumente zur Messung von Lebensqualität?
- Sind diese Instrumente in der Einrichtung etabliert? Wie wird die Pflegevisite für den Bereich der Sozialen Betreuung eingebunden?
- Ist ein fester Turnus in der Einrichtung verankert, in dem die Personzentrierte Maßnahmenplanung im Bereich der Sozialen Betreuung überprüft und entsprechend dem PDCA- Zyklus überarbeitet wird?
- Gibt es Möglichkeiten zur regelmäßigen Reflexion von Angeboten und Maßnahmen der Beziehungsgestaltung z.B. durch Fallbesprechungen, Übergabezeiten?

Die heimrechtlichen Regelungen aus dem Ordnungsrecht haben die Rechte der vulnerablen Personengruppe der Menschen mit Demenz im Fokus, um deren Rechte auf Unversehrtheit von Leib und Leben, Menschenwürde, Selbstbestimmung und Selbstverantwortung zu schützen. Die subjektiv empfundene Lebensqualität der Personen mit Demenz und deren personzentrierte Pflege und Betreuung in der stationären Einrichtung ist ebenfalls durch staatlichen Aufsichtsbehörden zu schützen.

Tab. 9: Heimrechtlich geschützte Bewohnerrechte und Ebenen des Expertenstandards Beziehungsgestaltung in der Pflege von Menschen mit Demenz

Heimrechtliche geschützte Rechte	Ebene des Expertenstandards Beziehungsgestaltung
Menschenwürde	Person-zentriert Biografie-orientiert E1a, E2, E4, E5a, E5b
Selbstbestimmung	Person-zentriert Biografie-orientiert E1a, E2, E4, E5a, E5b
Selbstverantwortung	Person-zentriert Biografie-orientiert E1a, E2, E4, E5a, E5b
Lebensqualität	Person-zentriert Biografie-orientiert E1a, E2, E4, E5a, E5b

8

Fazit **Expertenstandards sind Bestandteile der heimrechtlichen Prüfung**

Der Expertenstandards »Beziehungsgestaltung in der Pflege von Menschen mit Demenz« ermöglicht es, die Ressourcen und Bedarfe der Menschen mit Demenz zu erkennen. Unter Berücksichtigung der Biografie kann es gelingen, die Würde zu schützen, die Selbstbestimmtheit und weitgehende Selbstständigkeit des Menschen mit Demenz in der stationären Versorgung zu wahren.

9 Mit dem MDK auf Augenhöhe

Rainer Klein

9.1 Expertenstandard »Beziehungsgestaltung in der Pflege von Menschen mit Demenz« – die erfolgreiche Implementierung

9.1.1 Rechtliche Bedeutung von Expertenstandards

§ 113 SGB XI beschreibt die Maßstäbe und Grundsätze zur Sicherung und Weiterentwicklung der Pflegequalität. In § 113 a SGB XI sind die Expertenstandards zur Sicherung und Weiterentwicklung der Qualität in der Pflege erwähnt. § 114 SGB XI verankert die Qualitätsprüfungen nach den Qualitätsprüfungs-Richtlinien (QPR) im SGB XI. Nach § 115 Abs. 1a SGB XI werden die Ergebnisse von Qualitätsprüfungen dargestellt.

Info
Expertenstandards sind bundesweit gültige, auf aktuellen wissenschaftlichen Grundlagen basierende Richtlinien für das pflegerische Handeln und gewährleisten einheitlich hohe Qualitätsniveaus in der pflegerischen Versorgung.

Der Expertenstandard »Beziehungsgestaltung in der Pflege von Menschen mit Demenz« will durch veränderte Strukturen in der Einrichtung Lebensqualität für Menschen mit Demenz sichern.

Bestehende Versorgungsprobleme bei der Pflege von Menschen mit Demenz treten aktuell in vielen stationären Einrichtungen auf. Oft müssen die Menschen mit Demenz sich an die vorhandenen Strukturen der Einrichtung anpassen. Ein Beispiel kann die individuelle Tagesstruktur des Menschen mit Demenz sein, dessen Zeiten des Aufstehens und des Zubettgehens an die personellen Ressourcen der Einrichtung anpassen muss.

Gründe für auftretende Versorgungsprobleme bei der Pflege von Menschen mit Demenz können sein:

- Defizite in Aus-, Weiter- und Fortbildung beim Personal,
- Personalmangel in Pflegeeinrichtungen,
- fehlendes pflegerisches Gesamtkonzept,
- Betroffene können ihre Beschwerden und Wünsche oft nicht offen vorbringen,
- bei den Menschen mit Demenz werden in erster Linie die Defizite und Bedarfe gesehen, vorhandene Ressourcen treten in den Hintergrund.

9.1.2 »Neue« Pflegeangebote müssen her

Martin Dichter[66] (Deutsches Zentrum für Neurodegenerative Erkrankungen, Witten) spricht im Hinblick auf den Expertenstandard »Beziehungsgestaltung in der Pflege von Menschen mit Demenz« von folgenden erforderlichen Veränderungen in der Pflege von Menschen mit Demenz:

Die Pflegeangebote müssen sich wandeln von funktionsgebundenen Handlungsvollzügen zu offenen Situationen, denen die Art der Pflege, das »Wie« genauso wichtig ist, wie die Handlung selbst. Pflegende müssen funktionale Aufgaben der Pflege in das Beziehungshandeln einbetten.

[66] Dichter M (2019): Der neue Expertenstandard Demenz. Was erwartet die Praxis – was hilft der Praxis. Vortrag auf dem 25. Bundeskongress DVLAB am 22. November 2019

Der Aufbau einer tragfähigen Beziehung als Voraussetzung für die Durchführung funktionaler Tätigkeiten ist anzuerkennen und mit personellen Ressourcen auszustatten.

Folgende Kriterien helfen den Pflegenden und Betreuenden Beziehungsbedarfe der zu pflegenden Person mit Demenz zu erkennen:

- Person vermeidet zu kommunizieren, zu reagieren, zu antworten,
- Reaktion auf eine Interaktion ist nicht adäquat,
- Person gibt an, sich einsam zu führen.

Die Pflegenden werden eher person-zentriert handeln, wenn sie selbst (z. B. durch die Vorgesetzten) person-zentriert behandelt werden. Aktuelles Wissen kann durch Schulungen für alle Personen die in die Pflege von Menschen mit Demenz involviert sind, vermittelt werden. Auf jedem Bereich sollte eine gerontopsychiatrisch weitergebildete Pflegefachkraft im Dienstplan eingebettet sein.

9.2 Die erfolgreiche Implementierung des Expertenstandards

Tab. 10: Erfolgreiche Implementierung des Expertenstandards

Ebene	Inhalt
1	Haltung, Kompetenz, Anamnese
2	Planung und Durchführung der Pflege und Betreuung
3	Anleitung, Schulung, Beratung
4	Angebote gestalten, Maßnahmen
5	Evaluation

Julian-Anselm Bayer[67] schlägt eine Vorgehensweise zur Implementierung des Expertenstandards vor, die Ihnen gern im Folgenden erläutere.

[67] Bayer JA (2018): Vortrag auf dem Infotag »Expertenstandard Demenz« – Rottal-Inn Klinik Eggenfelden, am 22. November 2018.

9.2.1 Ebene 1: Haltung, Kompetenz, Anamnese

Die Pflegefachkräfte sollen die Betroffenen durch eine personen-zentrierte Haltung in ihrer Einzigartigkeit wahrnehmen. Die Pflegedokumentation soll dabei Hinweise zum Unterstützungsbedarf in der Beziehungsgestaltung aufweisen:

- Der Mensch mit Demenz steht im Fokus.
- Anerkennung, Vertrauen schaffen, Akzeptanz signalisieren statt Fehler in den Mittelpunkt stellen.
- Abkehr vom Verrichtungsbezug (Ankleiden, Essen, o. ä.) hin zum Beziehungshandeln.
- Die Interaktion/Kommunikation (verbal, nonverbal) wird als Schwerpunkt der Beziehung gesehen.
- Die Identifikation/das Erkennen der Bedarfe des Menschen mit Demenz in den Bereichen der komplexen Aufmerksamkeit, der exekutiven Funktionen, Lernen und Gedächtnis, Sprache, perzeptuell-motorische Fähigkeiten, soziale Kognition sind Kriterien für ein Assessment und daraus abzuleitender Interaktions-, Kommunikations- und Beziehungsbedarf.
- Der Fokus des Handels bezieht sich auf die Einrichtung, d. h. die Einrichtungsleitung und Führung des Unternehmens müssen dahinterstehen, der Expertenstandard muss von »oben« gewollt werden.
- Die Pflegenden handeln im Kontext der Einrichtung; die Rahmenbedingungen müssen für person-zentrierte Pflege im Rahmen der Implementierung geschaffen werden.
- Schulungen/Qualifikation auf drei Ebenen sind erforderlich:
  - Alle Mitarbeiter erhalten Basisqualifikation;
  - pro Bereich wird eine Geronto-Fachkraft eingesetzt,
  - Managementebene, Zentrale, qualifizierte Koordination müssen im Interesse des Menschen mit Demenz einbezogen werden.

9

9.2.2 Ebene 2: Planung und Durchführung der Pflege und Betreuung

Der Maßnahmenplan sollte gemäß Expertenstandard person-zentriert sein und die auf der ersten Ebene ermittelten Unterstützungsbedarfe sowie mögliche fluktuierende Zustände berücksichtigen. Wichtig ist, dass alle Personen, die an der Pflege beteiligt sind, diesen Maßnahmenplan kennen.

- Zentrales Element ist Wissen und Kompetenz der pflegenden und betreuenden Mitarbeiter über die Kommunikation mit Menschen mit Demenz: verbal/nonverbal (nonverbale Signale beobachten; Verhalten deuten (Biografie) und als Ressource (Aktivitäten) annehmen; nonverbale Kommunikation berücksichtigen.
- Die emotionale Ebene (Mimik, Gestik, Körperkontakt, Zugewandtheit) des Menschen mit Demenz muss akzeptiert werden; nicht widersprechen (gesagtes mitnehmen/aufgreifen/wiederholen/bestätigen; das Verhalten gibt Vertrauen für den Menschen mit Demenz.
- Weitere Voraussetzungen sind die Kenntnisse über Demenzformen/-phasen/-verläufe; das Fachwissen zur Diagnostik, Therapie, Medikamente muss vorhanden sein.
- Alle Beteiligten (Betroffene/Angehörige) haben den Fokus auf die Lebensqualität des Menschen mit Demenz.
- Die Einrichtung entwickelt einen einrichtungsspezifischen (Setting-spezifischen) Ansatz zur person-zentrierten Pflege. Folgende Kriterien sind einzuhalten:
- die Einzigartigkeit des Menschen mit Demenz wird anerkannt; die Individualität wird gefördert.
- Die Selbstbestimmung des Menschen mit Demenz wird geschützt. Hierzu benötigt die Einrichtung benötigt Regelungen zum Verständnis person-zentrierter Pflege, zur Zielgruppe der versorgten Personen, Berücksichtigung von Setting-spezifischen Besonderheiten, fachliche Vorgaben zur Beziehungspflege; Strukturen/Prozesse; Evaluation müssen im hausinternen Qualitätsmanagement der Einrichtung festgelegt werden.
- Die Verstehenshypothese wird als Kernelement für das Verstehen des Menschen mit Demenz anerkannt und umgesetzt.
- Ferner sind Fallbesprechungen als »sinnhafte, logische Synthese der zur Verfügung stehenden Informationen« zur Person und zum Verhalten des

Menschen mit Demenz unerlässlich. Es muss versucht werden, die Sichtweise des Menschen mit Demenz zu verstehen: was tut er warum?
- Formulierungen und Sprache der Pflegenden müssen objektiver werden; das Verhalten des Menschen mit Demenz nicht als subjektive Aktion gegen den/die Pflegenden verstehen.
- Die Interpretation des Verhaltens des Menschen mit Demenz wird als Versuch der Problemlösung und Orientierung für die Pflegenden interpretiert und führt zu einem veränderten Verhalten (ggf. unbewusst) der Pflegekraft.
- Planung der beziehungsfördernden Maßnahmen auch anhand individueller Fluktuation der Zustände des Menschen mit Demenz (manchmal »klar«, manchmal »verwirrter«), die Maßnahmen werden in erster Linie innerhalb der eigenen Versorgungsstrukturen (z.B. Wohnbereich) geplant.

9.2.3 Ebene 3: Planung und Durchführung der Pflege und Betreuung

Pflegeeinrichtungen müssen die notwendigen Rahmenbedingungen schaffen, um Angehörige individuell informieren, anleiten und beraten zu können. Ziel dieser Maßnahme, die dokumentiert werden muss, ist es, dass die Angehörigen die Notwendigkeit und Bedeutung beziehungsfördernder und -gestaltender Maßnahmen kennen.

Das übergreifende Ziel ist die Stärkung und die aktive Begleitung der Menschen mit Demenz und deren Angehörigen. Ferner ist die Vermittlung der Fähigkeiten und Techniken zur Beratung, Gesprächsführung und Anleitung elementar wichtig, die Angebote werden Setting spezifisch durchgeführt. Durch die Einrichtung werden die räumlichen Voraussetzungen zur Verfügung gestellt.

Die Zielgruppen spezifische Informationsmaterialien werden für die Beratung und Erläuterung bereitgestellt. Auch werden die Vermittlung von speziellen Beratungsangeboten für die Angehörigen regional vermittelt (§ 45 SGB XI).

9.2.4 Ebene 4: Angebote gestalten, Maßnahmen

Den Pflegenden und Betreuenden werden die Fähigkeiten vermittelt, dass sie beziehungsfördernde Angebote kennen und (individuell) Setting-spezifisch gestalten werden, um die soziale Teilhabe der Menschen mit Demenz und deren Angehörigen zu ermöglichen, den Alltag lebendig gestalten zu können, die Eigenaktivitäten der Menschen mit Demenz und deren Angehörigen zu unterstützen, die Einrichtungen müssen das Personal hierfür befähigen und die erforderlichen Zeitressourcen zu Verfügung stellen (d. h. Handlungsspielräume für die Mitarbeitenden müssen geschaffen werden), die Mitarbeitenden benötigen eigene Unterstützungsangebote z. B. Fortbildungen und Supervision. Spezifische Maßnahme müssen durch die Einrichtung geschaffen werden (Lebensweltorientierung, Wahrnehmungsförderung, Wertschätzung und Zuwendung, spezifische Maßnahmen, z. B. Angebote der Weiterbildung zur Validation).

9.2.5 Ebene 5: Evaluation

Die Pflegefachkraft soll gemäß Expertenstandard laufend die Wirksamkeit der Maßnahmen überprüfen. Im Idealfall zeigt der Mensch mit Demenz Anzeichen für den Erhalt und die Förderung des Gefühls, dass er gehört, verstanden und angenommen wird. Die Verlaufsbeobachtungen müssen von den Pflegefachkräften nachvollziehbar dokumentiert werden.

Folgende Beobachtungskriterien sind notwendig: Stimmung und Affekt, Beziehung und Interaktion, Betätigung und Eingebunden sein, Gefühl von Sicherheit und Geborgenheit. Reflektion der Pflegenden und Betreuenden muss ermöglicht werden – Fallbesprechungen: Eigene Interpretation oder auch andere Verhaltenserwartungen gegen den Menschen mit Demenz können zur (unbewussten) Vernachlässigung der Person führen. Evaluation ist dauerhaft (täglich) erforderlich u. a. zur Stärkung der Verantwortung der (zuständigen) Pflegekraft

Wichtig **Dieser Expertenstandard definiert Pflege neu!**

Er stellt Pflege (wieder) dar als das dar, was sie eigentlich ist. Der Expertenstandard fordert umfassende Veränderungen in den Rahmenbedingungen und Vergütungs- und Prüfrichtlinien, um Beziehungsgestaltung umsetzen zu können. Die Kompetenz von Pflege- und Führungskräften muss (weiter-) entwickelt werden. Die Pflege bestimmt, was pflegerisch gut ist – auch im Rahmen der interdisziplinären Zusammenarbeit. Die Einrichtungen müssen die Entwicklung professioneller Strukturen in Umgang mit an Demenz Erkrankten ermöglichen, fördern und den (gesellschaftlichen) Stellenwert erkennen bzw. darstellen.

Durch die Implementierung des Expertenstandards »Beziehungsgestaltung in der Pflege von Menschen mit Demenz« werden die Einrichtungen befähigt, die vorgegebenen Ziele des Expertenstandards in die tägliche Pflege und Betreuung von Menschen mit Demenz umsetzen zu können.

Jeder pflegebedürftige Mensch mit Demenz erhält Angebote zur Beziehungsgestaltung, die das Gefühl, gehört, verstanden und angenommen zu werden, sowie mit anderen Personen verbunden zu sein erhalten oder fördern.

9.3 Ein Konzept zur Implementierung

Die Hochschule Osnabrück hat zusammen mit dem Deutschen Netzwerk für Qualitätsentwicklung in der Pflege (DNQP) zur Implementierung 2015 folgendes Konzept veröffentlicht[68], das für die Einrichtungen als Grundlage für die Einführung des Expertenstandards dienen kann:

- Phase I: Fortbildung: Informations- und Fortbildungsveranstaltungen zum Expertenstandard,
- Phase II: Konkretisierung: Inhaltliche Auseinandersetzung mit den Kriterienebenen des Expertenstands und Anpassung der Prozesse,
- Phase III: Einführung: Angeleitete und supervidierte Erprobung des Expertenstandards,
- Phase IV: Audit: Überprüfung der Umsetzung der Kriterien mit einem Audit-Instrument.

Für die Implementierung des Expertenstandrads sollte ein Zeitraum von 6–12 Monaten eingeplant werden. Im **Rahmen der Implementierung müssen folgende grundlegenden Kriterien** des Expertenstandards den Mitarbeitenden vermittelt werden:

- Die Mitarbeitenden müssen das erforderliche Wissen über die Formen der Demenzerkrankungen erhalten, sich der eigenen Haltung gegenüber Menschen mit Demenz klar sein, die Person mit Demenz im Zentrum der Pflege und Betreuung sehen, die Kompetenz zur Einschätzung von Unterstützungsbedarfen erhalten.
- Die Planung und Koordination beziehungsfördernder und gestaltender Maßnahmen (Bedeutung person-zentrierter Angebote und Betreuung) sollen vermittelt werden.

Im Rahmen der Personalentwicklung werden die Mitarbeitenden befähigt, die Menschen mit Demenz, deren Angehörigen und Zugehörigen zu informieren, anzuleiten und zu beraten.

---

[68] Stehling H, DNQP (2019): Die modellhafte Implementierung des Expertenstandards »Beziehungsgestaltung in der Pflege von Menschen mit Demenz« – Ergebnisse der wissenschaftlichen Begleitung. 21. DNQP-Netzwerkworkshop am 22. März 2019.

Die Mitarbeitenden müssen beziehungsfördernde und -gestaltende Angebote für den Mensch mit Demenz planen und durchführen können.

Im Rahmen der Evaluation der Pflege wird versucht zu überprüfen, ob der Mitarbeitende in der in der Lage ist, dem Mensch mit Demenz das Gefühl zu vermitteln, gehört, verstanden und angenommen zu sein.

Folgende Fragen sind **für die Implementierung von Bedeutung**:

- Wie können wir den Menschen mit Demenz verstehen lernen?
- Wie können wir dem Menschen mit Demenz die Unterstützung geben, die er braucht, um sich gehört, verstanden, angenommen und mit anderen Personen verbunden zu sein?
- Wie können wir uns sicher sein und sicherer werden, ob das, was wir für den Menschen mit Demenz tun das Richtige ist?
- Wie kann eine person-zentrierte Haltung bei den Pflegenden und innerhalb der Einrichtung gefördert und erhalten werden?

Die Aussagen der Pflegedokumentation zur individuellen Tagesgestaltung des Menschen mit Demenz bieten Hinweise zu den Beziehungsbedarfen.

Die systematische Erfassung von Lebenswelt und Biografie eröffnet den Zugang zum Menschen mit Demenz. Hier kann das Strukturmodell mit der strukturierten Informationssammlung von Nutzen sein.

Für die Entwicklung einer tragenden **Verstehenshypothese** zum Begreifen des Verhaltens des Menschen mit Demenz benötigen die Mitarbeitenden in allen Professionen Kenntnisse über die Fachlichkeit in der Pflege von Menschen mit Demenz, die Fähigkeit zur eigenen Reflektion und eine offene Kommunikationskultur der Teams.

Für die **Planung von Maßnahmen** zur Pflege und Betreuung von Menschen mit Demenz müssen wir weg von der defizitorientierten Pflegeplanung. Die Berücksichtigung der Fähigkeiten von Menschen mit Demenz erfordert auch den Wechsel in der Struktur der Pflegedokumentation. Ferner benötigen wir individuelle beziehungsfördernde und -gestaltende Angebote für den Menschen mit Demenz.

Die Umsetzung von geplanten individuellen beziehungsfördernden Maßnahmen sind ebenso wichtig wie die beziehungsfördernde Gestaltung jeder Handlung (z. B. Mahlzeitenversorgung, Hausreinigung).

Fallbesprechungen und Reflexionen müssen strukturiert und regelmäßig erfolgen. Hierzu muss eine koordinierende und moderierende Person den »Hut« aufsetzen. Eine weitere Möglichkeit stellt der kollegiale Austausch zwischen den Pflegenden dar. Der Austausch zwischen allen an der Pflege und Betreuung beteiligten Personen über den Menschen mit Demenz trägt zur Verstetigung bei.
Die Förderung der person-zentrierten Haltung gelingt, durch ein gelebtes Konzept zur person-zentrierten Pflege, durch gezielte Personalentwicklung und durch Teamentwicklungsprozesse.

Eine Wissensvermittlung allein reicht nicht aus; durch die Praxisbegleitung und den kollegialen Austausch werden die Erfolgschancen vergrößert. Ein Scheitern ist jedoch auch möglich.

Folgende **Faktoren wirken sich auf die erfolgreiche Umsetzung des Expertenstandards** aus:

- Vorhandensein eines lebendigen Konzepts zur Person - zentrierten Pflege von Menschen mit Demenz,
- Klarheit über den pflegerischen Auftrag und den Anlass der pflegerischen Versorgung,
- Personalqualifikation und die demenzbezogene Expertise von Mitarbeitern,
- Organisationsstruktur der Einrichtung und das Verständnis zur Pflege von Menschen mit Demenz,
- Unterstützung durch das Pflegemanagement.

Vor der Implementierung muss die Einrichtung folgende Grundsatzfragen klären:

- »Wie« entsteht eine dem Menschen mit Demenz zu gewandte und verstehende Haltung in der Pflege und Betreuung?
- Wie wird diese »dem Menschen mit Demenz zu gewandte und verstehende Haltung in der Pflege und Betreuung« im Alltag umgesetzt?

Die Implementierung des Expertenstandards ist von der Entscheidung des Trägers und der Einrichtungsleitung abhängig. Die Führungsebene muss die Einführung wollen und diese klar und deutlich den Mitarbeitenden kommunizieren.

Mit der **Projektsteuerung** sollte eine Projektgruppe beauftragt werden, der idealerweise die Einrichtungsleitung, Pflegedienstleitung, Vertreter der Hauswirtschaft, Verwaltung und Betreuung angehören.

Die notwendigen zeitlichen und wirtschaftlichen Ressourcen müssen zur Implementierung bereitgestellt werden.

Mit einer **»Kick-Off«-Veranstaltung** werden der/die Projektbeauftragten durch den Träger vorgestellt. In den nachfolgenden Teamsitzungen werden Informationen über den Expertenstandard und dessen Schwerpunkt – den Bewohner mit Demenz als eine Person mit Demenz zu sehen- vermittelt.

Mit der Analyse der in der Einrichtung umgesetzten Konzepte (Pflegekonzept, Betreuungskonzept) kann der Ist-Stand der Einrichtung zur person-zentrierten Haltung ermittelt werden. Die Inhalte des Expertenstandards werden den Projektgruppenmitgliedern nähergebracht. Alle Mitarbeitenden werden mit einbezogen und über die Einführung des Expertenstandards informiert.

Zur **fachlichen Annäherung** an den Inhalte des Expertenstandards bieten sich Fortbildungen zu integrativen Validation, Personenzentrierung, Demenz und Kommunikation, Verstehenshypothese, Auswertungsmöglichkeiten, weiter entwickelte Fallbesprechungen und Weiterbildungen im Rahmen von Personalentwicklung regelmäßig an.

Die konkrete Planung (Zeitplan, inhaltliche Gestaltung) wird in Teamsitzungen vorbereitet, die individuellen Tagesstrukturen werden überarbeitet und zur Anwendung der Verstehens Hypothese wird eine interne Vorgehensweise erarbeitet.

Die **Einführung** setzt sich mit der Umsetzung der person-zentrierten Tagesstruktur fort. Schulungen für Angehörige und Zugehörige werden angeboten und diese Personengruppe mit einbezogen. Ggf. schließt sich die Anpassung eines Spezialkonzeptes für bestimmte Bewohnergruppen mit Demenz an.

Das **erforderliche Audit** befasst sich mit der Weiterentwicklung/Anpassung der Dokumentation. Die Haltung der Mitarbeitenden zu Menschen mit Demenz und der Person zentrierten Einstellung werden hinterfragt. Der Stand der Einbindung der Angehörigen und Zugehörigen wird hinterfragt. Hierzu sind die erforderlichen Ressourcen einzuplanen.

Als zentrales Thema hat sich die **Personalentwicklung** herausgestellt. Diese beginnt bei jedem neuen Mitarbeitenden von vorn. Die Anforderungen im Einarbeitungskonzept mit Einarbeitungscheckliste sind zu überarbeiten. Die unterschiedlichen Sichtweisen der verschiedenen Professionen sind aufeinander abzustimmen.

Die Implementierung ist im Rahmen der QOR nachprüfbar. In der Strukturebene finden sich die persönliche und fachliche Geeignetheit der Mitarbeitenden.

Die Vermittlung der person-orientierten Sichtweise und deren Umsetzung in der Pflege und Betreuung von Menschen mit Demenz können der Prozessebene zugeordnet werden.

Die nachvollziehbare individuelle Tagesstruktur für den Menschen mit Demenz und auf seine Bedarfe abgestimmte Maßnahmenplanung versuchen die Person zentrierte Planungen umzusetzen und berührt aus Sicht des Menschen mit Demenz seine Ergebnis- und Lebensqualität.

Die Überprüfung der individuellen Maßnahmenplanung soll im wiederkehrenden PDCA-Zyklus des hausinternen QM verankert werden.

Durch die Implementierung werden die Einrichtungen befähigt, die vorgegebenen Ziele des Expertenstandards in die tägliche Pflege und Betreuung von Menschen mit Demenz umsetzen zu können:

Jeder pflegebedürftige Mensch mit Demenz erhält Angebote zur Beziehungsgestaltung, die das Gefühl, gehört, verstanden und angenommen zu werden, sowie mit anderen Personen verbunden zu sein erhalten oder fördern.

Die systematische Erfassung von Lebenswelt und Biografie eröffnet den Zugang zum Menschen mit Demenz.

Für die Entwicklung einer tragenden **Verstehenshypothese** zum Begreifen des Verhaltens des Menschen mit Demenz benötigen die Mitarbeitenden in allen Professionen Kenntnisse über die Fachlichkeit in der Pflege von Menschen mit Demenz, die Fähigkeit zur eigenen Reflektion und eine offene Kommunikationskultur der Teams.

Für die **Planung von Maßnahmen** zur Pflege und Betreuung von Menschen mit Demenz muss folgendes berücksichtigt werden:
- Wir müssen weg von der defizitorientierten Pflegeplanung.
- Die Berücksichtigung der Fähigkeiten von Menschen mit Demenz erfordert auch den Wechsel in der Pflegedokumentation.
- Wir brauchen individuelle beziehungsfördernde und -gestaltende Angebote für den Menschen mit Demenz.

Die Umsetzung von geplanten individuellen beziehungsfördernden Maßnahmen sind ebenso wichtig wie die beziehungsfördernde Gestaltung jeder Handlung (z. B. Mahlzeitenversorgung, Hausreinigung).

Fallbesprechungen und Reflexionen erfolgen regelmäßig und strukturiert. Hierzu muss eine koordinierende und moderierende Person den »Hut« aufhaben. Die Position des Projektsteuerers ist entscheidend für den Erfolg der Implementierung.

Eine weitere Möglichkeit stellt der kollegiale Austausch zwischen den Pflegenden dar. Der Austausch zwischen allen an der Pflege und Betreuung beteiligten Personen über den Menschen mit Demenz trägt zur Verstetigung bei.

Die Förderung der Person-zentrierten Haltung gelingt
- durch ein gelebtes Konzept zum Person-zentrierten Umgang (Pflegende zu Menschen mit Demenz, Arbeitgeber zu den Mitarbeitenden),
- durch gezielte Personalentwicklung,
- durch Teamentwicklungsprozesse.

Eine Wissensvermittlung allein reicht nicht aus; durch die Praxisbegleitung und den kollegialen Austausch werden die Erfolgschancen vergrößert. Beim Scheitern sind die Gründe zu erforschen und die Implementierung erneut anzugehen.

Folgende Faktoren wirken sich auf die **erfolgreiche Umsetzung des Expertenstandards** aus:
- Vorhandensein eines lebendigen Konzepts zur person-zentrierten Pflege von Menschen mit Demenz,
- pflegerische Auftrag und der Anlass der pflegerischen Versorgung,
- Personalqualifikation und die demenzbezogene Expertise von Mitarbeitern,
- Organisationsstruktur und das Pflegeverständnis,
- Unterstützung durch das Pflegemanagement.

Folgende **Grundsatzfragen** stellen sich und können durch die Einrichtung im hausinternen QM verankert werden:
- »Wie« entsteht eine dem Menschen mit Demenz zu gewandte und verstehende Haltung in der Pflege und Betreuung?
- Wie wird diese »dem Menschen mit Demenz zu gewandte und verstehende Haltung in der Pflege und Betreuung« im Alltag umgesetzt?

Die pflegebedürftige Person mit Demenz steht als Mensch im Mittelpunkt, die Demenzerkrankung wird nicht als medizinisches Problem wahrgenommen, sondern der Mensch mit Demenz als einzigartiges Subjekt mit individuellen Unterstützung- und Beziehungsbedarfen anerkannt. Bei der gelingenden Implementierung des Expertenstandards fühlt sich der Mensch mit Demenz gehört, verstanden und angenommen und ist mit anderen Personen verbunden. Die Pflegenden und der Mensch mit Demenz sind zufrieden mit der Pflege, empfindet Wohlbefinden und Lebensqualität. Die Einrichtung muss in ihrem Konzept die Person zentrierte Haltung vorgeben und den Mitarbeitenden durch Qualifizierung und Weiterentwicklung vermitteln.

Die Leitungsebene muss nach der erfolgreichen Einführung in regelmäßigen zeitlichen Intervallen, die Umsetzung überprüfen. Die Personalentwicklung muss als kontinuierlicher Prozess verstanden und im hauseigenen QM verankert werden. Die Verzahnung der Versorgungsbereiche muss gelebt werden. Wiederkehrende Auffrischung von Fachwissen und der Haltung zu Menschen mit Demenz müssen als fester Bestandteil des hausinternen PDCA-Zyklus im fortlaufenden Qualitätsentwicklungsprozess etabliert werden.

Bewohner ohne Demenz profitieren ebenfalls von der Implementierung.

Fazit **Nach der Implementierung: der PDCA-Zyklus**

Mit der Implementierung des Expertenstandards Beziehungsgestaltung in der Pflege von Menschen mit Demenz beginnt in der Einrichtung im PDCA-Zyklus die fortlaufende Überprüfung des Anspruchs aus der angepassten Einrichtungskonzeption, den Menschen mit Demenz als einzigartige Persönlichkeit zu sehen.

9

Literatur

Baer U (2017): Das Herz wird nicht dement. Beltz Verlag, Weinheim.

Bartholomeyczik S (2006): Rahmenempfehlungen zum Umgang mit herausforderndem Verhalten bei Menschen mit Demenz in der stationären Altenhilfe. Bundesministerium für Familie, Senioren, Frauen und Jugend (2006): Aktuelle Forschung und Projekte zum Thema Demenz.

Bienstein C, Fröhlich A (2016): Basale Stimulation® in der Pflege. Die Grundlagen. 8. Auflage. Hogrefe AG, Göttingen.

Böhm E (2011): Verwirrt nicht die Verwirrten. Neue Ansätze geriatrischer Krankenpflege. Psychiatrie Verlag, Köln.

Brisch KH (2020): Bindungsstörungen: Von der Bindungstheorie zur Therapie. 17. Aufl. Klett Cotta, Stuttgart.

Buber M (1999): Das dialogische Prinzip. 10. Aufl. Gütersloher Verlagshaus, Gütersloh.

DNQP (2018): Expertenstandard Beziehungsgestaltung in der Pflege von Menschen mit Demenz. Osnabrück.

Eigenberz I, Kröhnert-Nachtigall A (2014): Torte geht immer. Handbuch Ernährung bei Demenz. Vincentz Network, Hannover.

Eisenherz I, Kröhnert-Nachtigall A (2014): Torte geht immer: Handbuch Ernährung bei Demenz. Vincentz Verlag, Hannover.

Förster M, Peterson F (2014): Patienten mit Demenz im Krankenhaus behandeln. Hamburger Ärzteblatt 03/2014.

Förstl H (2011): Demenzen in Theorie und Praxis. Springer Verlag, Heidelberg Geiger A (2011): Der alte König in seinem Exil. Carl Hanser Verlag, München.

Gerdes M, Leuderalbert B (2018): Wie gelingt die Beziehung? Altenheim 12/018, Vincentz Network Hannover, S. 52 ff.

Grobholz K, Buschert V, Kuss A, Benninghoff J (2019): Gerontopsychiatrie – highlighted. Bayerisches Ärzteblatt 9/2019, S. 410 ff..

Hametner I (2020): Demenz, Delir, Depression. Schlütersche Verlagsgesellschaft, Hannover.

Hammerla M (2003): Häusliche Pflege von dementen Angehörigen und Möglichkeiten der Entlastung in der Stadt Rödental für pflegende Angehörige, Facharbeit.

Hammerla M (2003): Häusliche Pflege von Menschen mit Demenz und Entlastungsmöglichkeiten in Rödental. Selbstverlag.

Hammerla M (2011): Beziehungsgestaltung bei Menschen mit Demenz. Einführung in den weißen Raum. Bad Rodach, Wehrfritz.

Hammerla M, Keller C (2012): Seniorenaktivierung kompakt. Schlütersche Verlagsgesellschaft, Hannover.

Hammerla M (2014): 100 Tipps zur Mund- und Zahnpflege bei Pflegebedürftigen. Brigitte Kunz Verlag, Hannover.

Hammerla M (2015): 100 Tipps zur Mund- und Zahnpflege. Brigitte Kunz Verlag, Hannover.

Hammerla M (2016): Bewegen ist Leben. Schlütersche Verlagsgesellschaft, Hannover.

Hammerla M (2017): Beziehungsgestaltung bei Menschen mit Demenz. Pflegeheime in der vierten Generation. Skript Fortbildung München FQA.

Hammerla M (2019): Beziehungsgestaltung bei Menschen mit Demenz. Arbeitshilfe Konzepterstellung-Hessen, Weiterbildung Lauingen.

Hammerla M (2019): Der Alltag mit demenzerkrankten Menschen. BOD.

Hammerla M (2020): Beziehungsgestaltung bei Menschen mit Demenz Kunst und Kultur-Alzheimer Gesellschaft Baden Württemberg e.V. Selbsthilfe Demenz.

Hammerla M (2020): Beziehungsgestaltung bei Menschen mit Demenz. Medizinischer Dienst des Spitzenverbandes Bund der Krankenkassen e.V. Essen.

Hannes W (2019): Qualitätsprüfungen vollstationärer Pflegeeinrichtungen nach der neuen QPR. MDK Baden-Württemberg.

Hindrichs S (2018): Expertenstandards praktisch anwenden. Vincentz Verlag, Hannover.

Institut für Gerontologie der Universität Heidelberg & Sektion Gerontopsychiatrie an der Psychiatrischen Universitätsklinik Heidelberg (2006): Projekt »Identifizierung bzw. Entwicklung von Instrumenten zur Erfassung von Lebensqualität gerontopsychiatrisch erkrankter Menschen in stationären Einrichtungen der Altenhilfe« – H.I.L.D.E. Abschlussbericht.

Kirchhof-Rode E (2013): Wohlbefinden und Lebensqualität bei Demenzbetroffenen. ALeWo – das praxisnahe Assessmentinstrument für Pflegekräfte. Brigitte Kunz Verlag, Hannover.

Kitwood TM (2008): Demenz. Der person-zentrierte Ansatz im Umgang mit verwirrten Menschen. Huber Verlag, Bern.

König J, Raiß M (2019): Qualitätsindikatoren und -aspekte für die Altenpflege. Schlütersche Verlagsgesellschaft, Hannover.

Lamb I (2010): Umsorgt sterben: Menschen mit Demenz in ihrer letzten Lebensphase begleiten. Kohlhammer Verlag, Stuttgart.

Langer B (2020): Beziehungsgestaltung in der Pflege von Menschen mit Demenz. Springer Verlag, Heidelberg.

MDS (2019): Qualitätsprüfungs-Richtlinien für die vollstationäre Pflege (QPR vollstationär). https://www.mds-ev.de/richtlinien-publikationen/pflegeversicherung/qualitaetspruefungen-rechtliche-grundlagen.html

MDS (2019): Grundsatzstellungnahme »Menschen mit Demenz – Begleitung, Pflege und Therapie«. https://www.mds-ev.de/richtlinien-publikationen/pflegeversicherung/pflegefachliche-ratgeber-grundsatzstellungnahmen.html

MDS (2019): Hinweise zur Umsetzung des Strukturmodells zur Effizienzsteigerung der Pflegedokumentation im Zusammenhang mit Qualitätsprüfungen in Pflegeeinrichtungen nach den Qualitätsprüfungs-Richtlinien. https://www.mds-ev.de/themen-des-mds/pflegequalitaet/entbuerokratisierung.html

Mertens K (2004): Snoezelen. Verlag modernes lernen, Dortmund.

Möllering N (2012): Umgang mit herausforderndem Verhalten bei Menschen mit Demenz. Der person-zentrierte Ansatz von Tom Kitwood. Handout. FH Münster. https://www.dgpalliativmedizin.de/pflege/weitere-downloads.html

Pastoors KH (2006):Verrückte Qualität. Zukunftsweisende Strategie zur Qualitätssicherung in der spezialisierten Dementenbetreuung, DED Druck.

Richard N (2004): Kommunikation und Körpersprache mit Menschen mit Demenz – die Integrative Validation (IVA). Pflege 5/2004, https://www.integrative-validation.de/literatur/

Richard N (2016): Die Integrative Validation nach Richard@. 2. Aufl. Eigenverlag Institut für Integrative Validation GBR, Bollendorf.

Riesner C (Hrsg.) (2014): Dementia Care Mapping (DCM): Evaluation und Anwendung im deutschsprachigen Raum. Huber Verlag, Bern.

Schmidt-Hackenberg U (1996): Wahrnehmen und motivieren. Vincentz Verlag, Hannover.

Schmidt-Hackenberg U (2013): 10-Minuten-Aktivierung als Methode: Ergänzt um die Körpersprache der Dementen. Vincentz Network, Hannover.

Schmidt-Sausen N (2015): Andere Wege gehen. Versorgung von Menschen mit Demenz im Klinikbereich. Deutsches Ärzteblatt, Jg. 112, Heft 7, 13. Februar 2015, S. 267–271.

Sträßner E (1997): Mensch sein. Mensch bleiben. Alzheimer Gesellschaft Mittelhessen.

Sulzbacher M (2015): Emotionale Intelligenz und autobiographisches Gedächtnis. Akademiker Verlag, Riga.

Wolthaus H (2020): Kritische Betrachtung der indikatorengestützten Qualitätsbewertung am Beispiel einer spezialisierten Einrichtung der stationären Altenhilfe. BoD.

Wojnar J (2004): Lebensqualität Demenzkranker und betreuender Angehöriger. Jahrbuch für Kritische Medizin und Gesundheitswissenschaften. Band 40 – Demenz als Versorgungsproblem.

Musik und Liedtexte

Alzheimer Gesellschaft Mittelhessen e. V.
Tagespflege am Geiersberg, Geiersberg 15, 35578 Wetzlar

Register